Christine Kaufmann

Meine Schönheitsgeheimnisse

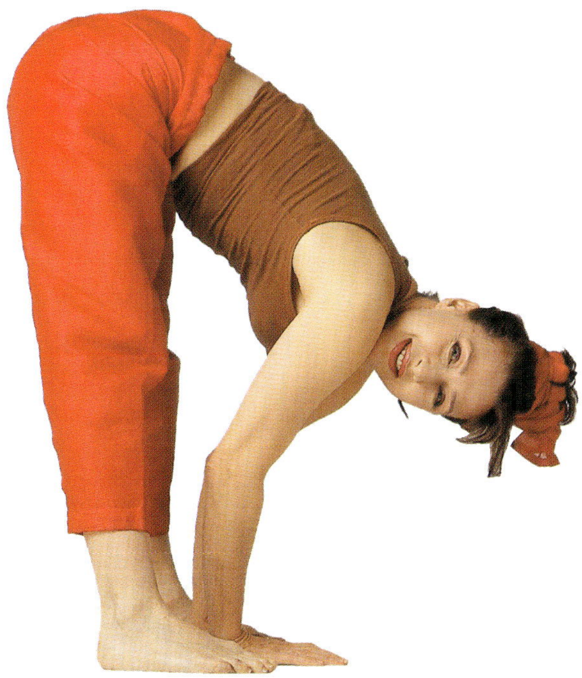

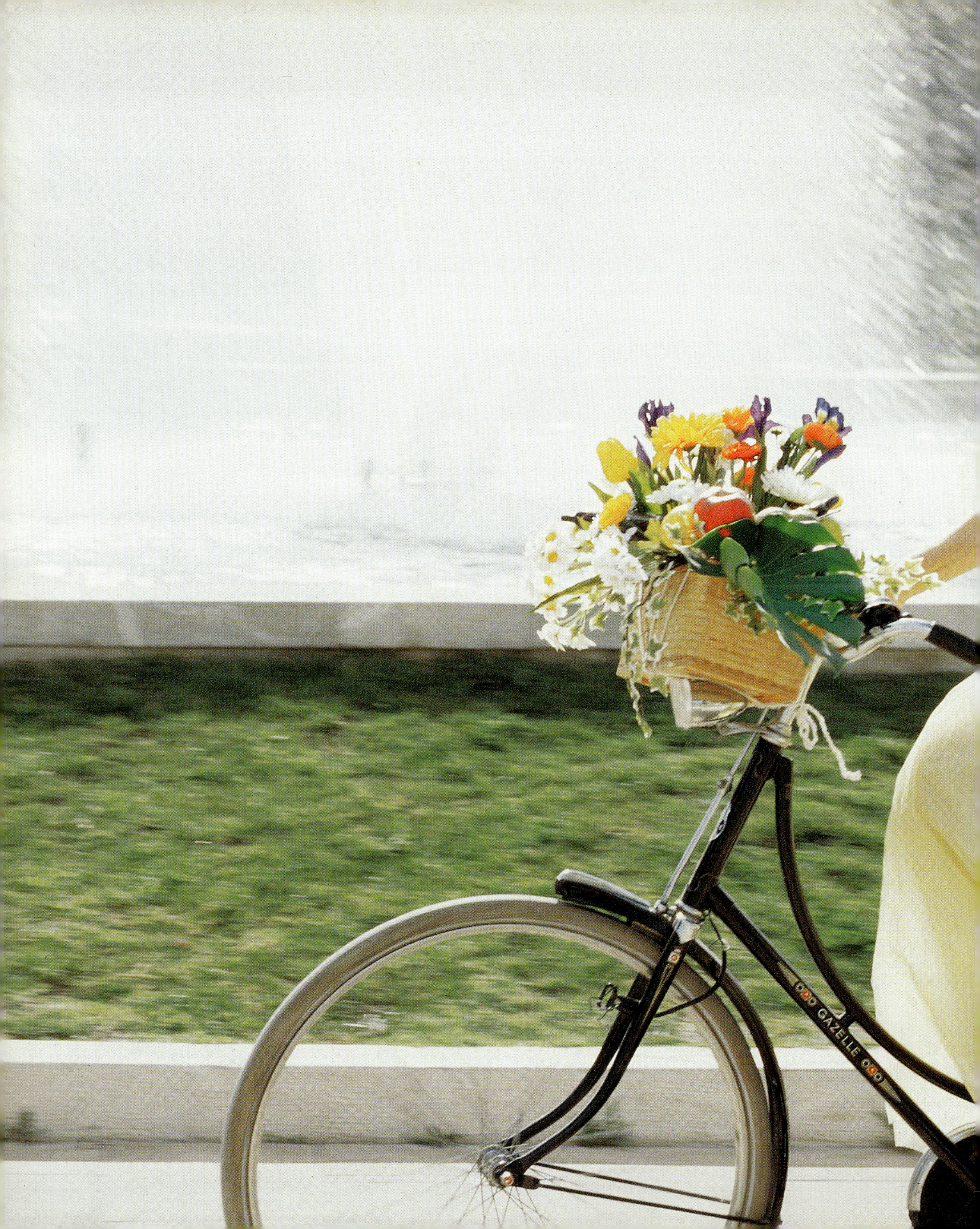
GAZELLE

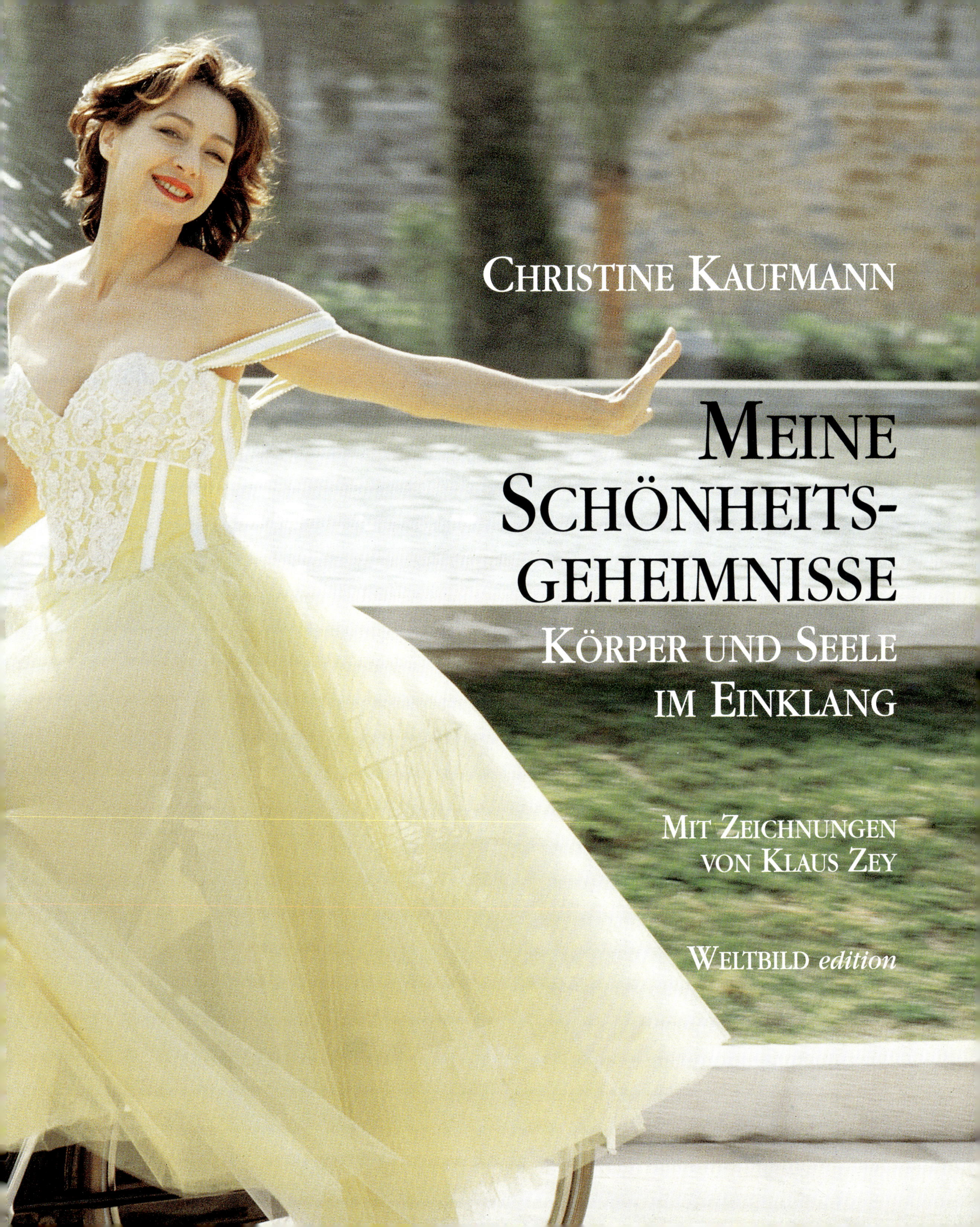

Christine Kaufmann

Meine Schönheits-geheimnisse

Körper und Seele im Einklang

Mit Zeichnungen von Klaus Zey

Weltbild *edition*

Inhalt

WAS HEISST HIER „GANZHEITLICH“?

Die Überinformation unserer Zeit macht uns zu „Halbwissenden“. Man belegt sich mit Kristallen und denkt gleichzeitig übers Liften nach! Östliche Gesundheitsweisheiten konkurrieren mit der herkömmlichen Schulmedizin. Dabei sind die Möglichkeiten der Schönheitspflege heute geradezu phantastisch. Freilich nur dann, wenn man diesen Wust an Wissen ein wenig ordnet. Was wären wir ohne die moderne Zahnheilkunde? Wieviel ärmer wäre unser Körperverständnis ohne die Lehren aus fernen Ländern? Und wieviel vielfältiger sind die Möglichkeiten der Entspannung geworden, seit wir uns per Knopfdruck (auf CD-Spieler oder Radio) von einer süßen Stimme die Regentage erhellen lassen können!

Es gibt nur eine kleine Hürde, die genommen werden muß: Wir müssen lernen, die Informationen zu verknüpfen und daraus einfache Routinen zu entwickeln. Ziel des ganzen ist, unterscheiden zu lernen, was einem gut tut – und was nicht, und sich bei dieser Unterscheidungsfähigkeit nicht nur des Verstandes zu bedienen. Der „gesunde Menschenverstand“ ist das denkende Herz. Dort spielen auch Gefühle eine Rolle. Man kann lernen zu empfinden, ob Produkte einem schaden oder nicht. Das ist zur angstfreien Pflege der Gesundheit nötig. Einer Pflege mit der Perspektive des Wachsens – nicht ein vergeblicher Versuch, das Rad der Zeit festzuhalten.

Der modernen, kauffähigen Frau werden zwei Steine in den Weg gelegt. Erstens: Es fehlen realistische Vorbilder und Perspektiven. (Die Models in den Zeitschriften sind doch fast Embryos!) Zweitens: Wichtige, elementare Ursachen werden esoterisch aufbereitet, entrückt, um sie mystifiziert zu verkaufen. Gerade wegen der wunderbaren Bereicherung unserer Pflegemöglichkeiten ist es schade, daß „Bauernfänger“ es schaffen (zum Glück in schwindendem Maße), indische und andere Heilslehren so darzustellen, daß man hinterher tatsächlich dümmer ist als vorher.

Ich möchte – mit nunmehr über dreißig Jahren guter Erfahrung mit verschiedenen ganzheitlichen Behandlungsmethoden – versuchen, die feinstofflichen und fernöstlichen Einflüsse bodenständig zu erklären. Ich selbst bin nämlich nicht besonders leichtgläubig – aber von großer Neugierde. Was ich nicht verstehe, laß' ich nicht zu, weder als Medikament noch als Heilmethode. Glücklicherweise haben sich die meisten Menschen, denen ich im Laufe meines weltumspannenden Lebens aus Neugierde Löcher in den Bauch gefragt habe, als geduldig erwiesen. Ich habe viele Antworten bekommen, manchmal jedoch auch solche, die eher frustrierten und mich kaum klüger werden ließen. Doch es ist verständlich. Viele Therapeuten verstehen ihr Handwerk aus dem Bauch heraus, mit der Seele und mit Einfühlungsvermögen. Der Intellekt erzählt einem dann Dinge wie: Farben haben verschiedene Schwingungen! Oder: Die Niere hat mit der Angst zu tun! Für mein mitteleuropäisches Hirn brauche ich aber ein Minimum an Verständnis. In diesem Buch habe ich mich bemüht, zumindest für gewisse fundamentale Dinge die Ursachen verständlich zu machen.

Ich hoffe, Sie nehmen es mir nicht übel, wenn ich manche (oder sogar die meisten) Dinge sehr im Alltag angesiedelt habe – und zum Beispiel Ihre werten Verdauungskanäle mit einem Küchenabfluß vergleiche. Überhaupt gehe ich manchmal recht derb an die Sachen heran. Aber, ehrlich gesagt, mich macht die mystische Verzückung rasend, mit

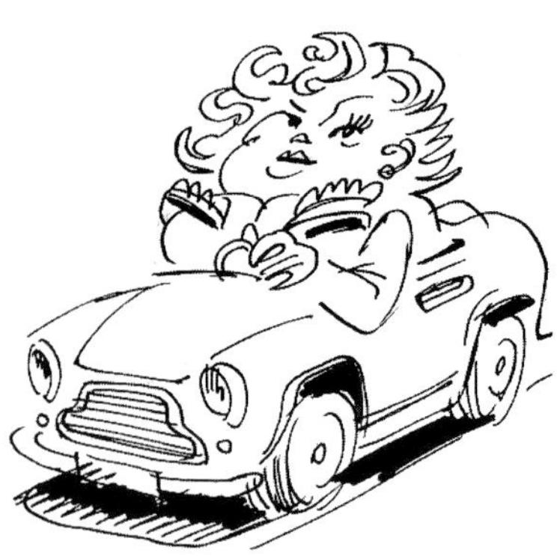

der so oft über die feinstofflichen (aber doch ganz schön bodenständigen) Auswirkungen unserer Natur geschwafelt wird. Vielleicht will ich mit dieser Vorgehensweise aber auch nur die hartnäckige Behauptung widerlegen, ich wäre esoterisch angehaucht. (Das liegt nur an meinem langen Hals. Ich seh' halt so aus.)

Der Schriftsteller Ephraim Kishon hat mir einmal erzählt, daß er an seinen Büchern immer nur dann schreibt, wenn er sich geärgert hat. Mir geht es genauso.

Wahrscheinlich wäre ich nie auf die Idee gekommen, zu Papier und Schreibmaschine zu greifen, wenn ich ein Buch wie dieses in einer Buchhandlung gefunden hätte. Aber: Es gibt keines. Natürlich gibt es Schönheitsbücher – kiloweise, und genauso selbstverständlich kann man mit den Gesundheitsbüchern dieser Welt Gebirgsketten nachbauen. Aber eine Kombination aus beiden? Fehlanzeige! Dabei ist es eine so simple Grundwahrheit: Wer gesund ist und mit sich selbst im reinen, der ist auch schön.

Mit über einem halben Jahrhundert Lebenserfahrung hinter mir möchte ich versuchen, viele Dinge mit Humor zu vermitteln, denn eines steht fest: Gerade beim Wunsch, biegsam und widerstandsfähig zu werden und zu bleiben (und nichts anderes sollte man unter gesunder Schönheit verstehen), ist die Fähigkeit zu lachen wohl der erste Schritt.

Schönheitskummer – und seine ganzheitliche Lösung

Ich will Ihnen an einem – typisch weiblichen – Beispiel erklären, was Frauen immer wieder passiert:

Das Ereignis: Ihr Mann erzählt Ihnen, daß er Sie wegen der peroxyd-blonden Kellnerin (Mitte 20) verlassen wird.

Die Reaktion: Ihnen gefriert das Blut in den Adern. Sie können nicht mehr atmen, Sie sind verzweifelt und Ihr „Chi" (das chinesische Wort für Lebensfluß) gerät ins Stocken. Die Chinesen verbinden die Niere mit der Angst, und auch bei uns heißt es: „Das geht mir an die Nieren."

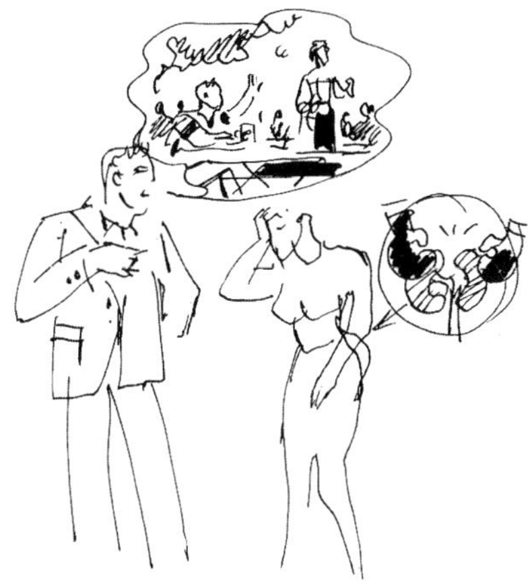

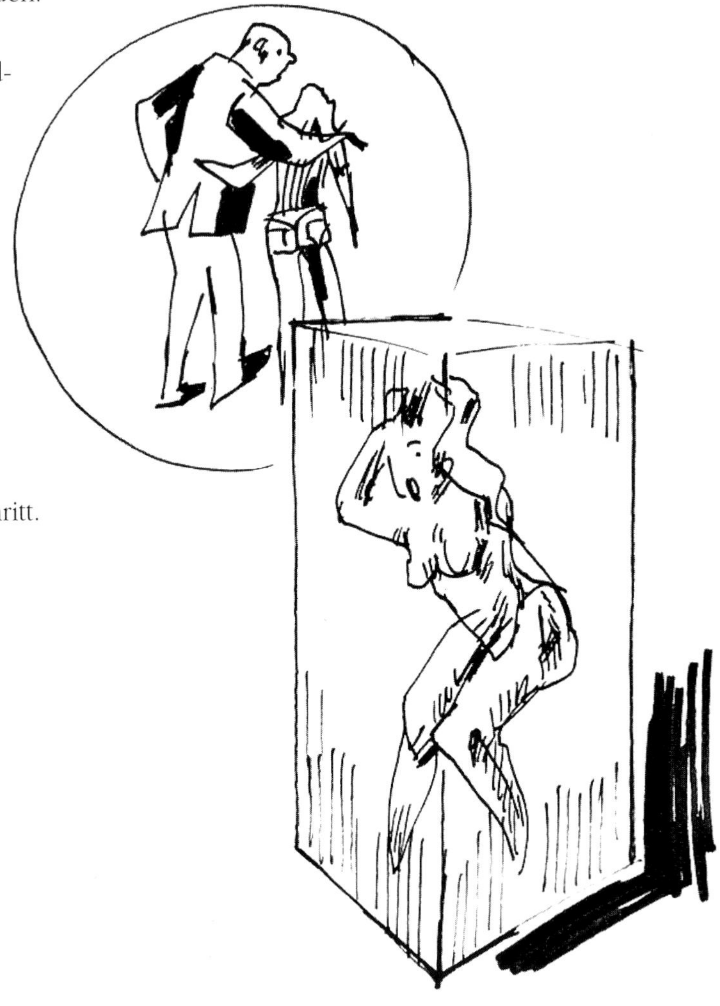

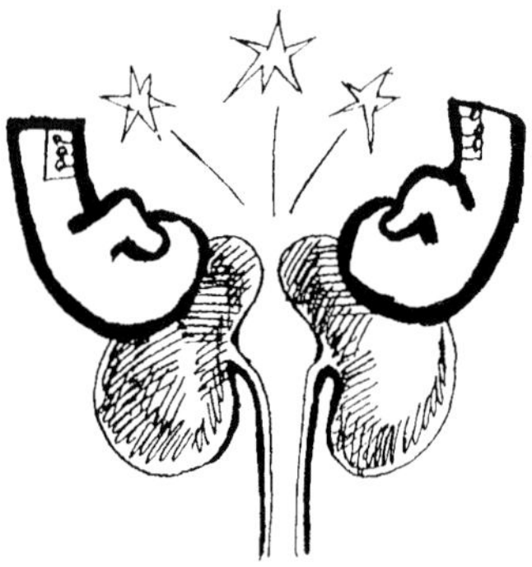

Die Folge: Ihre Niere bekommt keine Energie, keine Wärme, keine Durchblutung mehr (und Sie wahrscheinlich keinen Sex). Ihre Niere vermickert. Und das zeigt sich so:

Sie kaufen sich eine teure Augencreme nach der anderen, die alle nichts helfen. Sie fühlen sich häßlich, hören auf, sich mehr als notwendig zu bewegen, sitzen frustriert vor dem Fernseher und essen nur noch Verpacktes. Ihre Nieren stellen die Funktion von Tag zu Tag mehr ein. Sie bekommen Cellulite, kaufen weitere Cremes, die nichts nützen. Schließlich gehen Sie zum Arzt, der Ihnen Entwässerungstabletten und Valium verschreibt, und damit bricht dann Ihr Ökosystem gänzlich zusammen.

Schrecklich, nicht wahr? – So, jetzt spielen wir es ganzheitlich durch:

Sie erfahren besagte Nachricht. Ihre Niere erfährt den gleichen Schock. (Wem würde bei dieser Nachricht nicht das Blut in den Adern gefrieren, wem würde das „Chi" nicht stocken?)

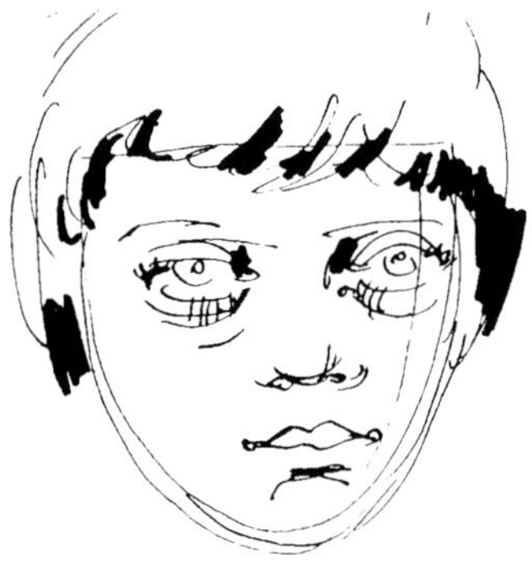

Am nächsten Morgen sehen Sie Ihren Mann nicht mehr, dafür im Spiegel Ringe unter den Augen.

(Übrigens könnte das gleiche auch einem Mann passieren: Auch ihm würden die Nieren auf Grundeis gehen, wenn die Frau ihn wegen der Kellnerin verläßt. Doch da dieses Buch in erster Linie ein Frauenbuch ist, belassen wir es bei dem einen Beispiel.)

Der Unterschied: Sie gehen zu einem ganzheitlich orientierten Arzt, der sie wieder „auftaut".

❍ Sie stellen fest, welche Organe durch den Schock in ihren Grundfesten erschüttert beziehungsweise in Mitleidenschaft gezogen worden sind.
❍ Sie lassen sich akupunktieren.
❍ Sie stellen sich Ihr eigenes Ernährungsprogramm zusammen. (Jetzt, wo Sie nicht mehr für *Ihn* kochen müssen!) Hören Sie auf, die Reste zu verzehren, die Sie für Ihre Kinder gekocht haben!
❍ Sie bauen sich ein neues Programm für Ihre Zukunft. Dieses Programm besteht nicht aus Racheakten (die Realität ist oft Rache genug), sondern Sie fangen an, sich selbst zu bemuttern (aber wie eine Mutter, die Ihr Kind in die Selbständigkeit entläßt).
❍ Sie machen jeden Morgen Gymnastik.
❍ Sie steigen auf ganzheitliche Kosmetik um.
❍ Sie pflegen Freundschaften und streichen die Wohnung neu.
❍ Sie lernen, sich selbst neu zu gestalten.
❍ Sie lernen aus dem Verlust.
❍ Sie bringen sich neu auf die Welt.

Übrigens: Sollten Sie Ihrem Mann begegnen, seien Sie freundlich. Verzeihen ist die beste Rache…

Christine Kaufmann
Im Januar 1997

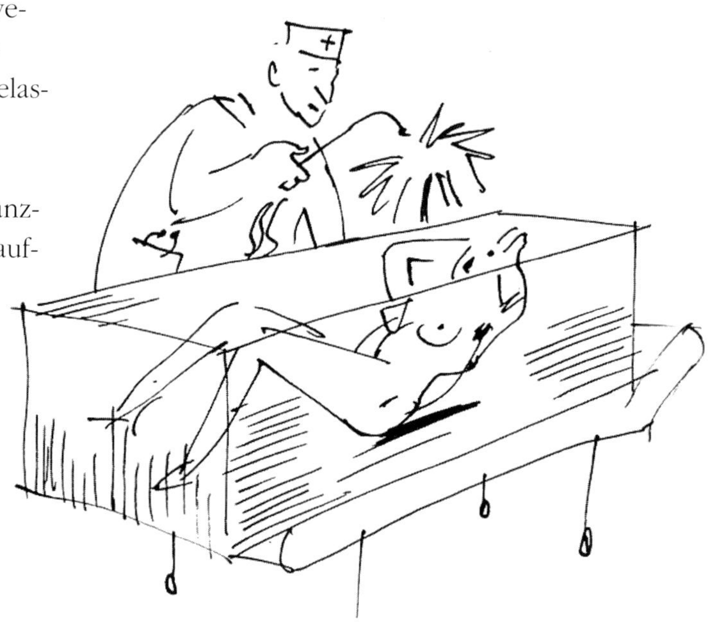

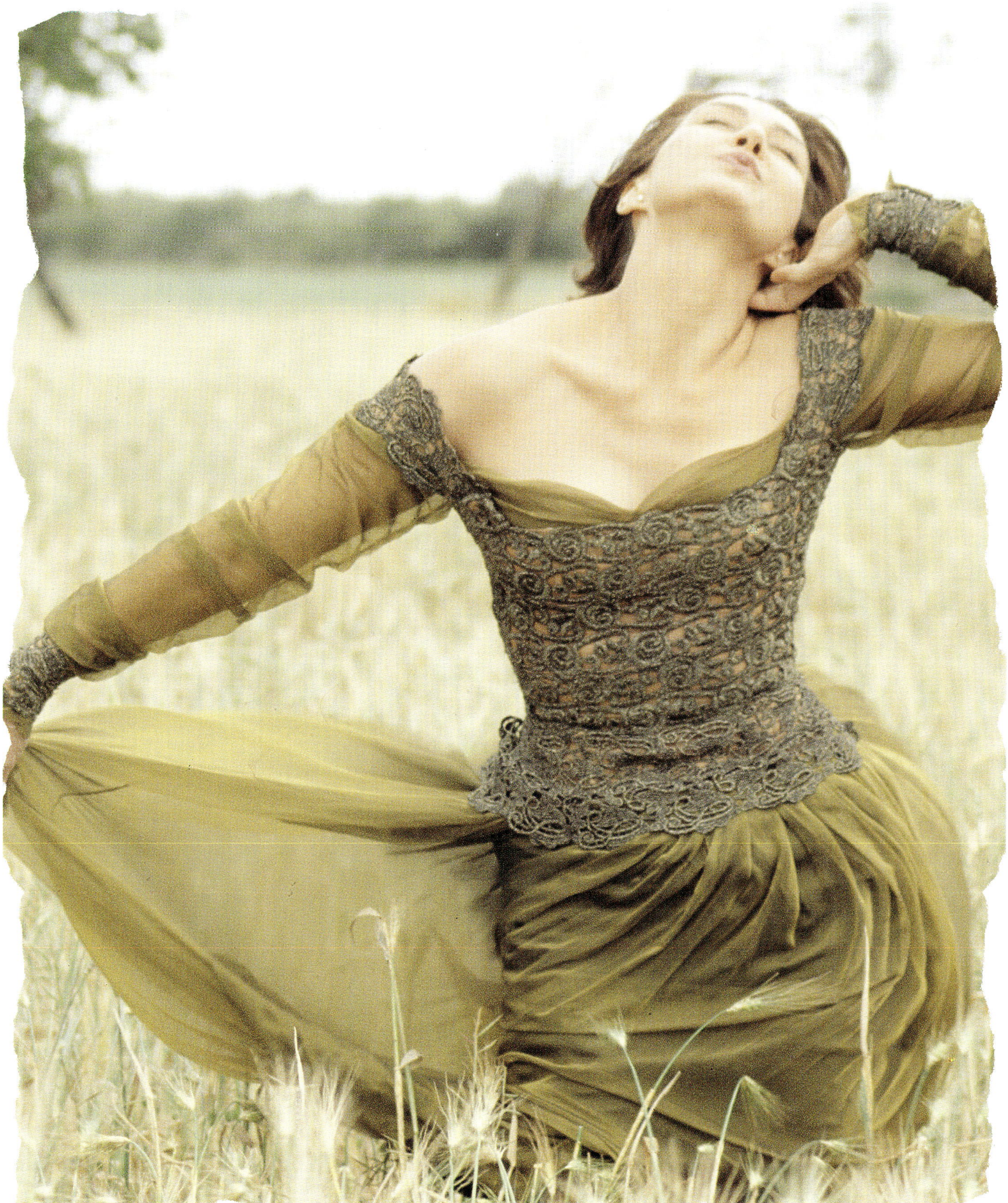

Die Klugheit der Sinne

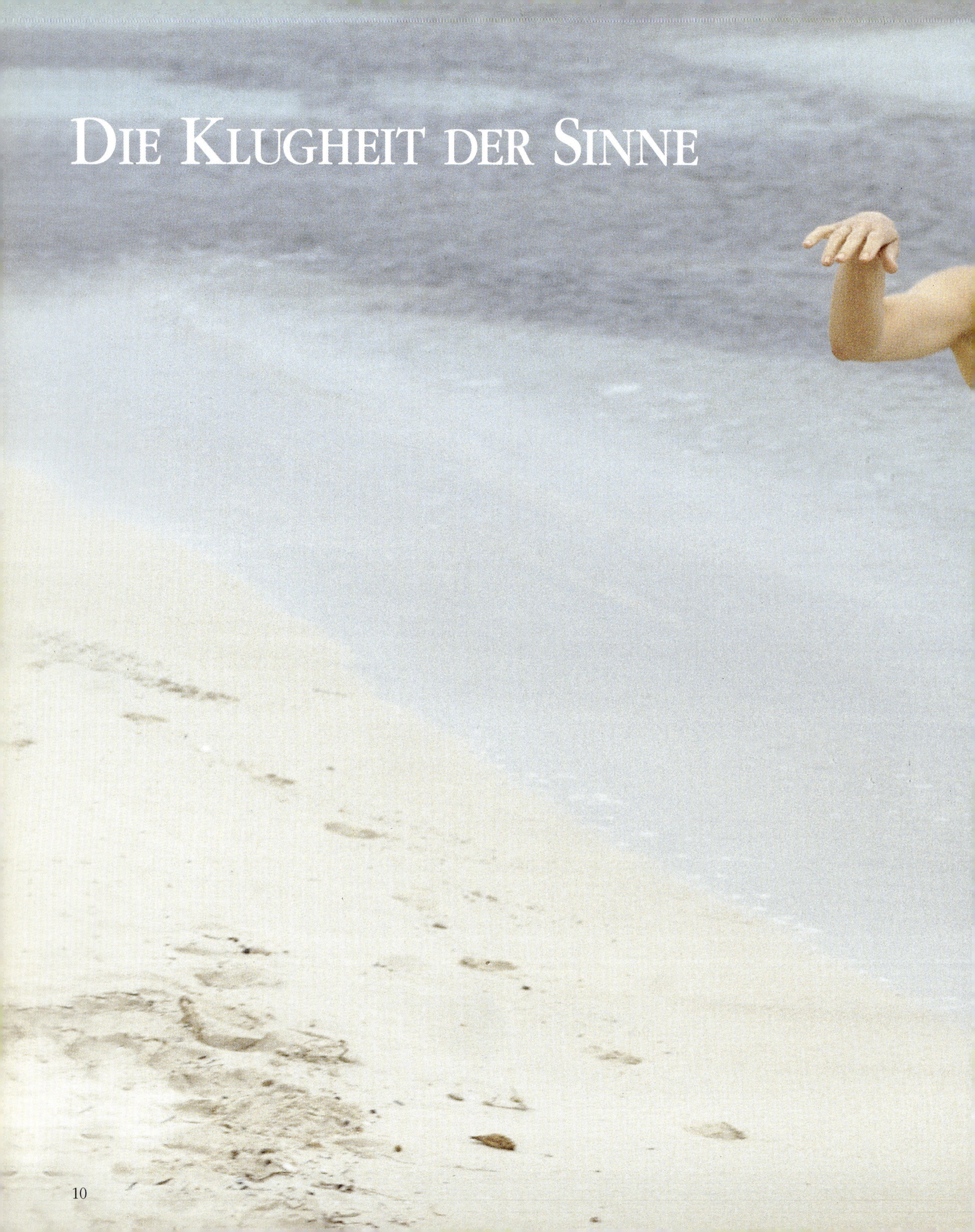

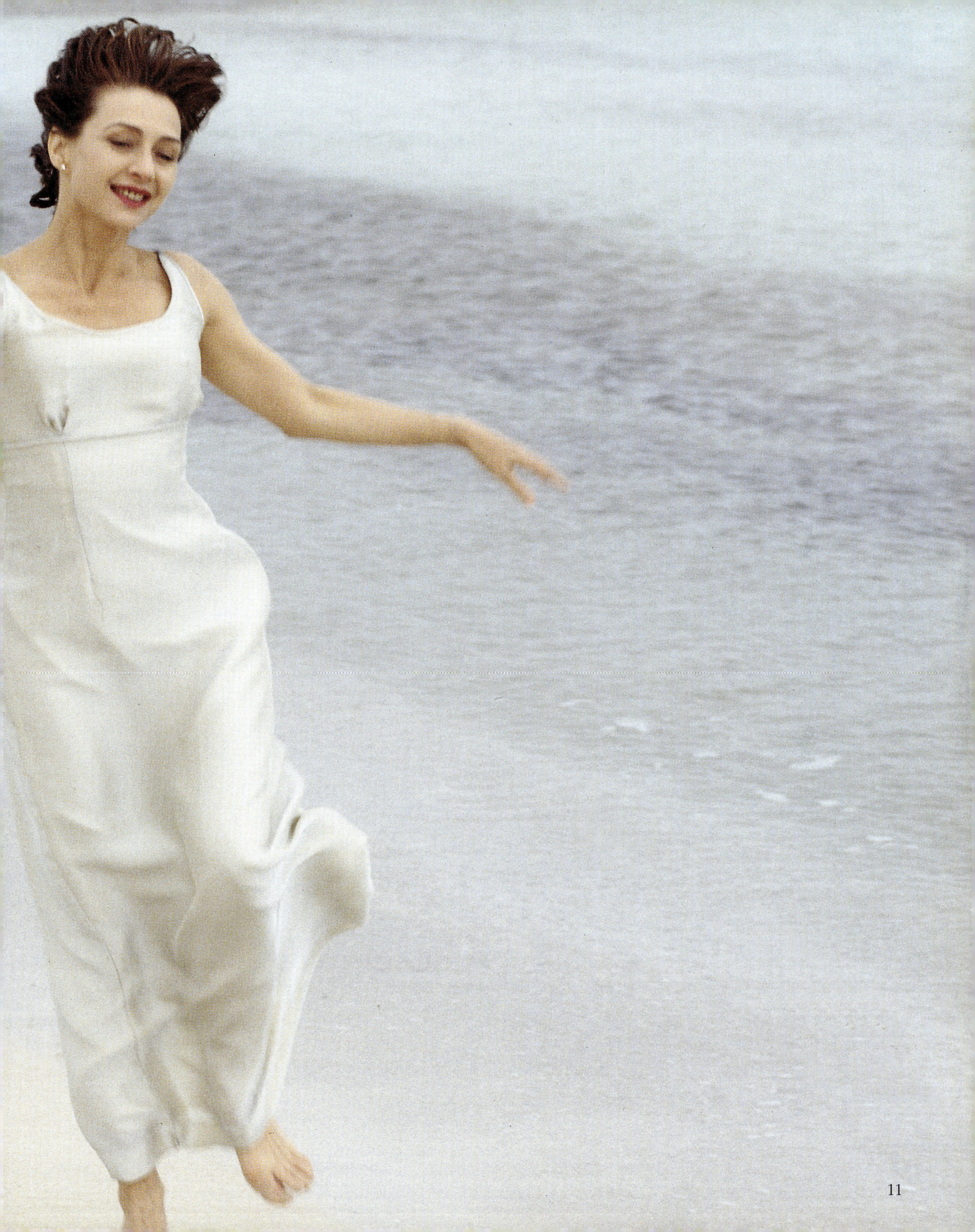

Die feinstofflichen Bausteine des Wohlbefindens

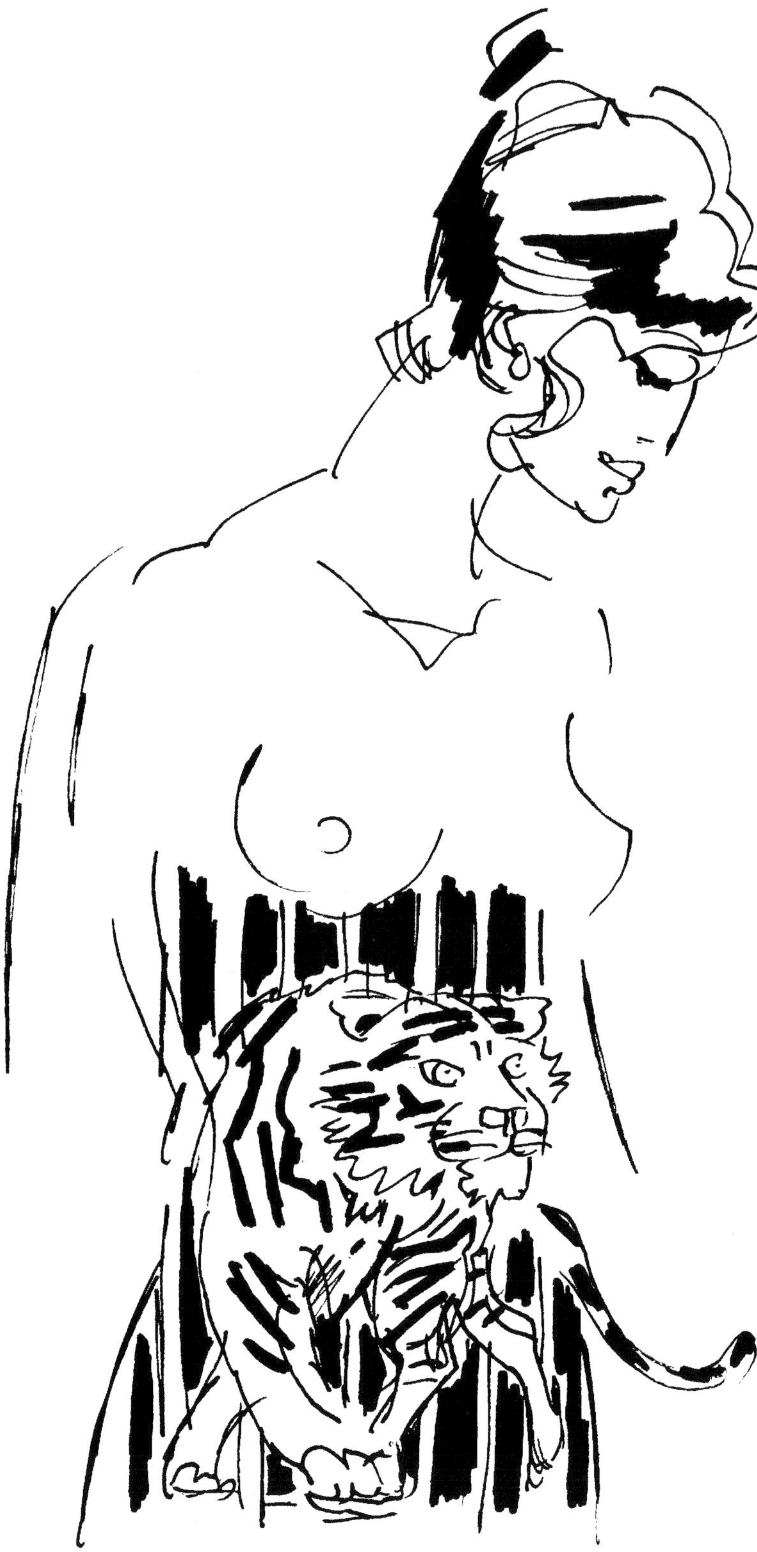

Upps, irgend etwas stimmt nicht mehr mit unserer Wahrnehmungsfähigkeit. Wir haben wohl das Kind mit dem Bade ausgeschüttet. Mit der Entfernung von Stallmist und Unterarmausdünstungen (nebst Achselhaar), dem Verbannen der heulenden Wölfe von der Schlafstätte, dem Aufbleiben bei elektrischem Licht statt dem Zubettgehen, wenn die Sonne untergeht, kurz: mit dem Ignorieren aller natürlichen Beigaben unseres Lebensraumes haben wir mehr verloren als nur Angst, Gestank und Abhängigkeit von kosmischen Rhythmen. Viele unserer biochemischen Kettenreaktionen sind damit ebenfalls erlahmt. Man könnte sogar behaupten, daß unsere sinnliche Wahrnehmungsfähigkeit derart verarmt ist, daß wir in Sachen Körperklugheit geradezu als Idioten gelten.

Irgendwann in der Zukunft könnte in einer Ausstellungshalle unter einem Glaskasten mit dem Schild „HOMO MODERNUS" folgendes stehen: „Ausgestorben, weil körperverblödet. Immer hübsch frisiert, deodoriert und synthetisch parfümiert, konnte er sich nicht mehr über seine Sinne orientieren, weder riechen, schmecken, noch sich anständig reproduzieren. Am Ende seiner Evolution lag dieser Typus nur noch vor dem Fernseher, schnüffelte synthetische Sexualhormone und betrachtete Supermodels und Rockgruppen. Männchen und Weibchen hörten auf, sich für die Wirklichkeit zu interessieren. Sie waren jedoch bis zum Schluß immer hübsch gegelt."

Sie merken schon, ich möchte mit diesem Buch einen kleinen Beitrag dazu leisten, daß wir nicht im „Musée de Homme" landen. Trotz meines ironischen Einstiegs ist der Verlust einer ganzen Palette unserer sinnlichen Wahrnehmungsfähigkeit nicht wirklich amüsant.

Unsere Sinne haben sich in langer, langer Zeit so entwickelt, daß unsere Fähigkeit, sich zu orientieren, als raffiniertes Überlebenssystem gelten kann. Nicht nur entscheiden die Sinne, was eßbar ist und was nicht, wann man sich paaren kann und wann nicht. Die Kettenreaktionen unserer Sinne werden erst jetzt wieder mit Erstaunen wissenschaftlich überprüft. Verhaltensweisen und Orientierungen, die man schlichtweg als „niedrig und überflüssig" abgetan hat, sind es keineswegs. Die Sinne sind klüger, als wir denken. Es ist allerdings kein Wunder, daß der Mensch das Vertrauen zu seinen Sinnen verliert, wenn man von früh bis spät nur von Zeichen und Signalen umgeben ist, die andeuten, wie wenig liebenswert man im Naturzustand ist, wenn man nicht die richtigen Cremes, Düfte – oder Autos kauft.

Eine „Gestylte" Katastrophe

Mit diesem Kapitel möchte ich nicht zur Verwilderung aufrufen (obwohl uns ein bißchen ganz gut tun würde), sondern einfach auf die Ursachen aufmerksam machen, die – wie gesagt im Namen des Fortschritts und des ungezügelten Konsums – all jene feinen biochemischen Prozesse zerstören, die die Geist-Körper-Einheit Mensch für eine gesunde Weiterentwicklung braucht. Wir können nämlich davon ausgehen, daß der Mensch mit dem Verlust seiner ganzheitlichen Sinneswahrnehmung zu einem unmenschlichen Wesen wird. Zu einem Zwitter aus Roboter und Tier – und von beidem leider nur das Schlechteste!

Wer über seine Sinne nicht mehr genug wahrnimmt, muß mit einem Zusammenbruch des eigenen inneren Ökosystems rechnen. Das heißt: Depressionen, frühzeitige Wechseljahre, Übergewicht und andere Unerfreulichkeiten. Wenn man bedenkt, daß ein kleines Kind seine Mutter hauptsächlich am Geruch erkennt und sich dadurch Geborgenheit verschafft, fragt man sich, ob eine synthetisch riechende Mutter nicht schon von der frühesten Kindheit an für Verwirrung sorgt. Die Orientierungslosigkeit unserer Zeit ist *das* absolute Hauptproblem. Die Verwirrung auf sinnlicher Ebene ist sozusagen eine „gestylte" Katastrophe. Wir werden krank, wenn wir uns zu weit von der Natur entfernen, von ihrem Anblick, ihren Gerüchen, Tönen, Lichtstimmungen und der Vielfältigkeit der Berührungen. Es ist die grandiose Wechselhaftigkeit der Natur, an der man sich reibt, die uns lebendig und vital hält.

Absicherung und Schutz gegen die Natur in Ehren, doch jede absolute Verbannung läßt uns in den Tiefen unserer Zellen erstarren, Lebendigkeit verlieren und damit zum Feind eines essentiellen Lebensgenusses werden. Der Versuch, sich für diesen Mangel an Natur schadlos zu halten, indem man sich mit umweltverpestenden Transportmitteln zwei Wochen lang einer Überdosis von „Natur" (Sand, Strand, Meer, Palmen) aussetzt, ist ein denkbar schlechter Ausgleich.

Die „Entsinnlichung" des modernen Lebens hat Konsequenzen, die auf den folgenden Seiten mit Ratschlägen zur Verbesserung von In- und Umwelt ausführlich beschrieben werden. Es ist wichtig, daß Sie sich – entgegen aller Werbeslogans – immer wieder versichern: Sie sind fähig, sich auf Ihren gesunden Menschenverstand zu verlassen, solange Sie sich erinnern, daß dieser Verstand abhängig ist von den Informationen, die ihm über die Sinne zugetragen werden.

LUFT-CHAMPAGNER ATMEN

In einer Welt voll käuflicher Schönheit und Gesundheitsmitteln wird das Wesentliche leicht vergessen. Und nicht nur das: Es verdichtet sich beim Konsumenten – aufgrund der überall stattfindenden Gehirnwäsche – wohl der Eindruck, daß Dinge, die nichts kosten, auch wertlos sein müssen. Das Gegenteil ist wahr. Trotz des gigantischen Angebotes an Mittelchen für die schnelle Schönheit ist das Wichtigste noch immer ein Geschenk des Himmels: Es ist die Luft zum Atmen!

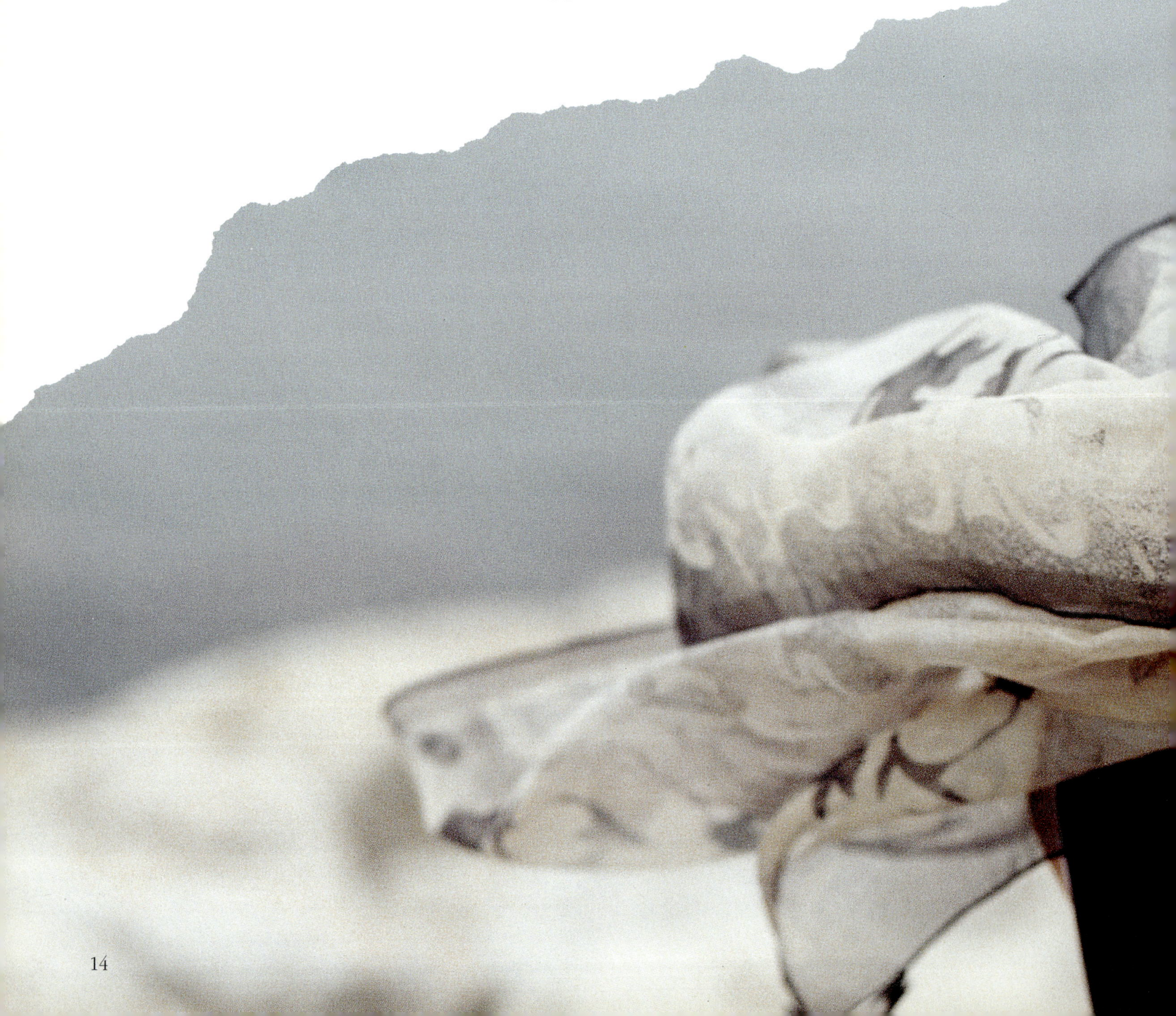

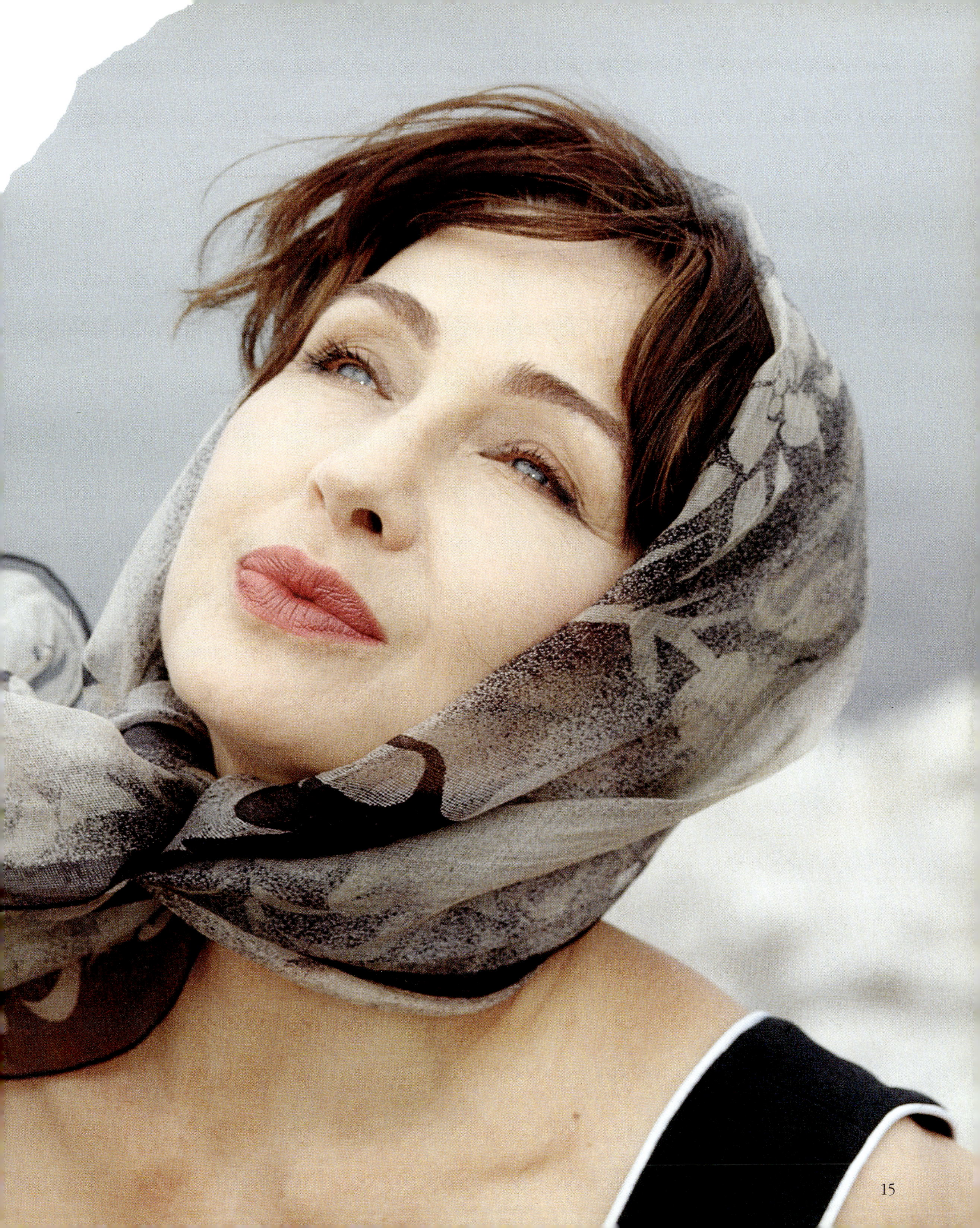

Wer je im vierten Stock ohne Aufzug gelebt hat, verliert das Verständnis für kurzatmige Mitmenschen.

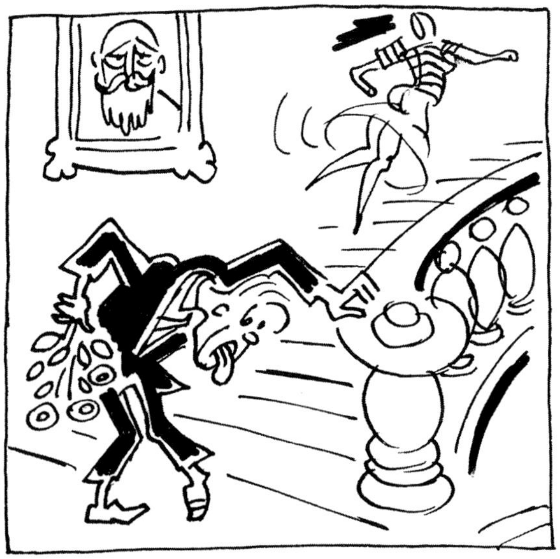

Ohne Luft geht gar nichts. Das weiß jeder, doch nur die wenigsten verwenden dieses Wissen. Atmen ist immer noch umsonst, auch wenn es bereits – absurderweise – Kosmetik gibt, die den „Sauerstoffgehalt" der Haut erhöht. Spazierengehen ist effektiver und kostet nichts! Und noch hat der zivilisierte Mensch das Atmen nicht ganz verlernt. Leider werden das bewußte Atmen und die Atemlehre in unserer Kultur heute meist „yogifiziert" verkauft. Damit erschwert sich das wirkliche Verständnis dafür, was mit dem Atmen alles geheilt, kuriert und verjüngt werden kann.

Ein Wechselspiel von Eroberung und Hingabe

Die Atemlosigkeit unserer Zeit hat übrigens gute Gründe. Sie hängt mit der Entwicklung des Komforts zusammen und hat sich sozusagen als Begleiterscheinung der Lebenserleichterungen ergeben, auf die wohl keiner verzichten möchte – Transportmittel aller Art, Waschmaschinen, Aufzüge. Jeder Mensch, der schon einmal im vierten Stock ohne Aufzug gelebt hat, bermerkt drei Dinge: Man lernt, sich Zettel zu machen, hat straffe Schenkel und atmet mehrmals am Tag tief durch. Unweigerlich fehlt nach einem Jahr jegliches Verständnis dafür, warum Person X beim gemeinsamen Treppensteigen schon im zweiten Stock zu keuchen beginnt. Um sich die weiteren Folgen des flachen Atmens zu verbildlichen, braucht man sich nur das Wohnen im obersten Stock eines Hochhauses vorzustellen – und das verhaltene Atmen im Aufzug Fremden gegenüber. Immer schön flach und ja niemanden ansehen, Spannung auf dem Solarplexus! Und tief aufatmen, wenn der andere endlich aussteigt!

Das sind typische Situationen aus dem modernen Alltag. Natürlich wünscht sich kein vernünftiger Mensch die Zeit ohne Waschmaschine, ohne Aufzüge und ohne moderne Zahnheilkunde zurück – gerade deshalb muß man sich mit den Folgen der modernen Atemlosigkeit auseinandersetzen.

Das bewußte Atmen ist ein inneres Schild gegen viele Disharmonien. Allen voran bewirkt es jedoch das, was man altmodischerweise „gute Laune" nennt – oder neudeutsch: „gut drauf sein". Gefühl und Atmen sind die allererste Lebensverbindung: Ein Wechselspiel von Eroberung und Hingabe. Um sich dieses Auf und Ab, das Hin und Her der Gefühle vorzustellen, braucht man sich nur das eigene Atemverhalten in den verschiedenen Stadien von Leidenschaft, Angst oder Erleichterung zu vergegenwärtigen. Je glücklicher man ist, desto tiefer geht der Atem. Der Umgang mit den verschiedenen Emotionen ist bei Menschen derart unterschiedlich, daß bei den einen tiefes Einatmen mit Liebe verbunden ist, andere werden dann extrem kurzatmig. Bei Wut ist es genauso: Ich kann, wenn ich richtig wütend bin, tief durchatmen, anderen bleibt regelrecht die Luft weg.

Den Tag mit einem bestimmten Plan, einem Gebet oder einer Meditation zu beginnen, ohne dies mit einer bewußten Atmung zu verbinden, ist als ob man sich die Zähne ohne Zahnpasta putzt. Nicht nur sind Atemübungen ein Wegbereiter für eine spannende, energiegeladene Harmonie, sie machen es auch möglich, sich später gegen Alltagsärgernisse zu wappnen: Tiefes Durchatmen hilft gegen Wut bei rüpelhaftem Verhalten anderer Autofahrer, man entspannt sich; auch bei Diskussionen kann man sich durchs Atmen Kraft holen, um nicht piepsig zu klingen. Jede Konfrontation ist in erster Linie mit der Fähigkeit zu beheben, sich Kraft aus der Luft zu holen. Und diese Luft ist für jeden verfügbar. Sie ist ein Himmelsgeschenk.

Heilatmen gegen innere Blockaden

Meine Atemübungen beschreibe ich im Anschluß an dieses Kapitel, obwohl sie quasi ein Abschluß aller vier „feinstofflichen Bausteine des Wohlbefindens" sind, weil sie sich am besten unter dem Aspekt der Ganzheitlichkeit ausüben lassen. Doch bevor man sich an das Atmen in schöner Umgebung macht, umgeben von Wohlgerüchen, ansprechenden Tönen und Farben, tut als Basis eine Atemreise durch den Körper gut. Sie werden feststellen, daß Sie an gewissen Stellen Blockaden haben, „Straßensperren" sozusagen. Diese Sperren entstehen durch alte Gefühle der Angst oder des Sich-Versperrens. Sicher ist, daß sich diese Dinge leichter durch Heilatmen auflösen lassen als durch jahrelange Therapien. Ich habe diese Erfahrung selbst sehr intensiv gemacht: Durch die Hilfe eines Atemlehrers hat sich meine Stimme mit dem richtigen Atmen verändert. Seit dieser Zeit kann ich Theater spielen, ohne heiser zu werden. Das Stimmvolumen vergrößert sich in dem Maße, wie man sich das Recht auf tiefes Atmen zugesteht.

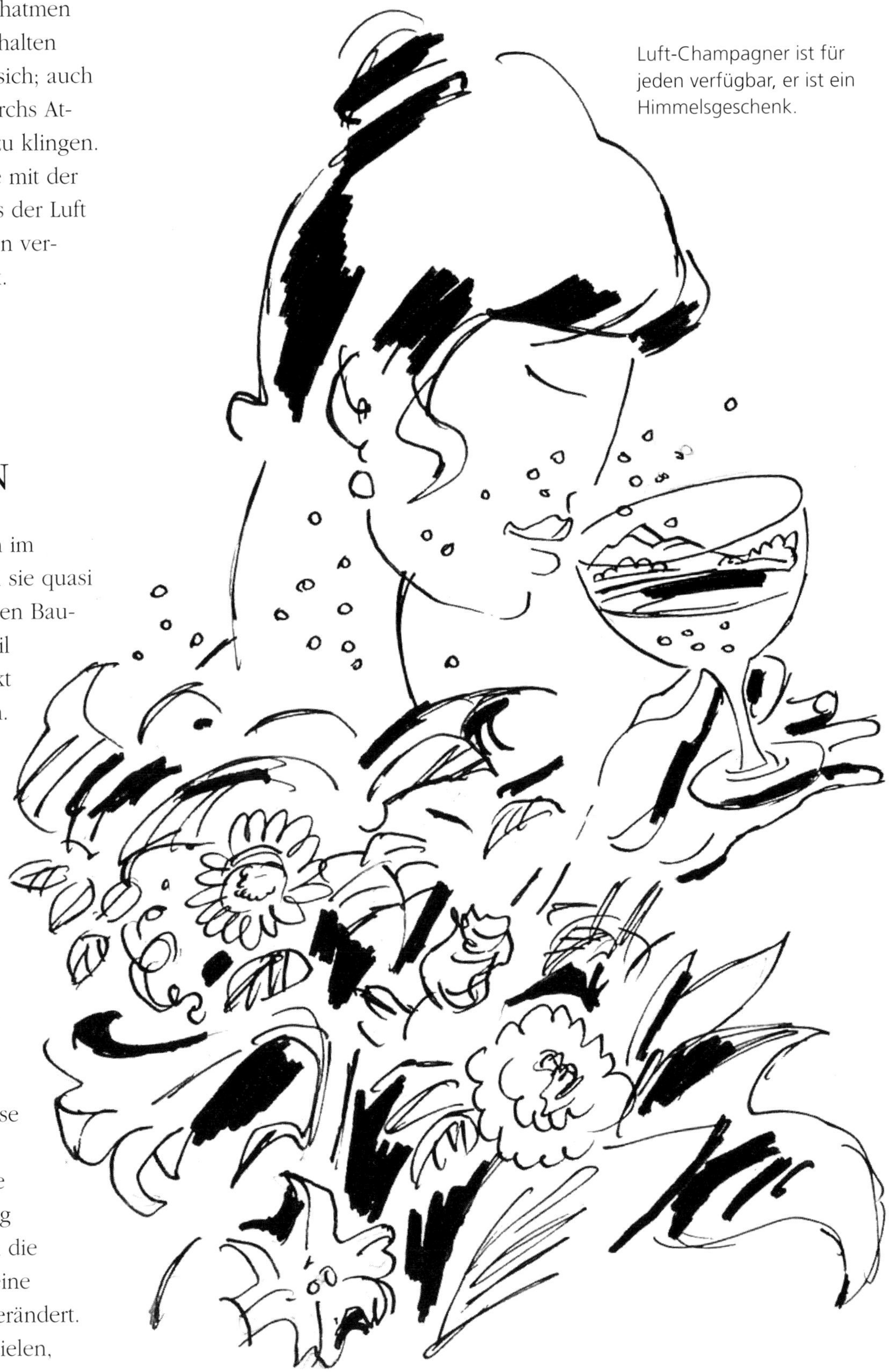

Luft-Champagner ist für jeden verfügbar, er ist ein Himmelsgeschenk.

Die Atem-Acht

Eine Atemreise durch den eigenen Körper – der Weg vom „Ich“ zum „Es“

Ziel dieser Übung ist es, das eigene Atmen zu erfühlen, zu lernen, daß man nicht nur in die Lunge atmet, sondern in jeden einzelnen Körperteil. Ich habe Ewigkeiten gegrübelt, wie ich Ihnen diesen subtilen Prozeß vermitteln kann. In einer Atemtherapie bekommt man nämlich einfach vom Atemlehrer die Hand auf die Stelle gelegt, wo man reinatmen soll. Das Problem ist, daß ich Ihnen aus dem Buch heraus nicht die Hand auflegen kann. Erst im Gespräch mit meiner geduldigen Freundin Elizabeth ist mir eine Lösung eingefallen: Reiben Sie sich die Stelle, die Sie „beatmen“ wollen, mit einem ätherischen Öl oder einer anderen duftenden Essenz ein. Besonders „prickelnd“ auf der Haut fühlt sich Pfefferminzöl an. Die Haut wird angenehm gekühlt, und Sie bekommen ein Gefühl für den richtigen Ort – und müssen nicht verkrampft vor sich hinmurmeln: „Ich atme jetzt in den Bauch, den Unterarm…“

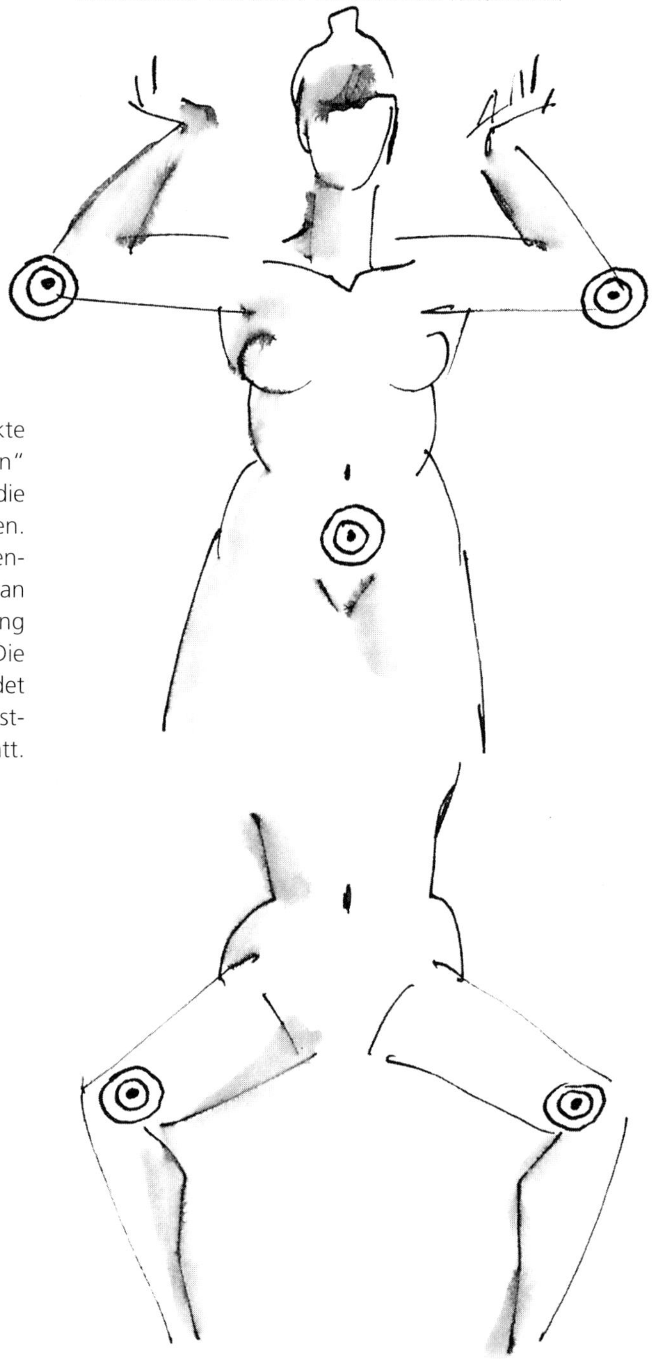

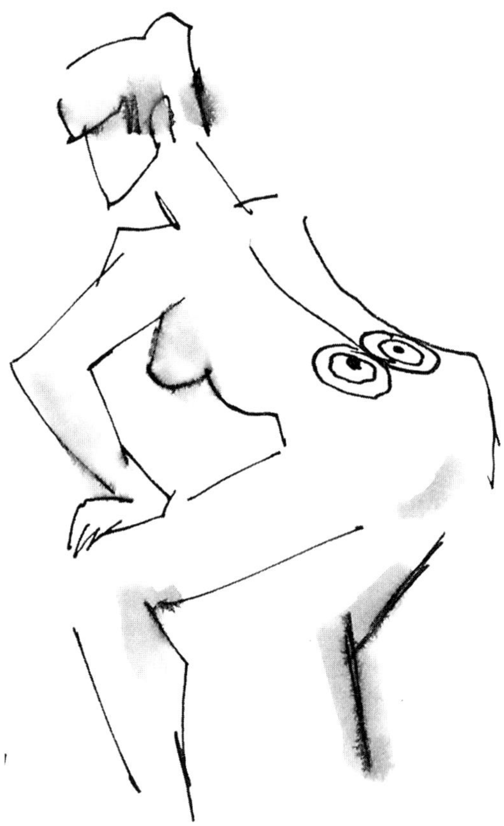

Reiben Sie diese Punkte mit einem „bitzeligen“ Öl ein und lassen Sie die Luft dorthin einströmen. Durch diese Gedankenübung überschreitet man die normale Auffassung der Atemgrenze. Die Folge: Die Atmung findet nicht mehr nur im Brustbereich statt.

Ganz wichtig: Atmen besteht nicht nur aus Ein und Aus. Es handelt sich nicht um einen Wasserhahn, sondern um eine Schleife, eine Acht, wenn man so will. Dem Höhepunkt des Einatmens folgt das Ausatmen, dem Höhepunkt des Ausatmens folgt das erneute Einatmen.

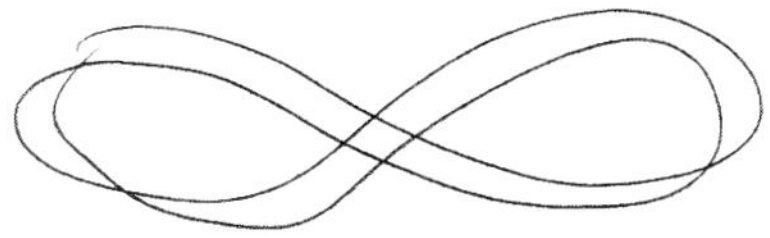

Um zu vermeiden, daß Sie beim Atmen denken (und damit ins Stocken kommen), müssen Sie etwas ganz Natürliches empfinden, was aber in unserer „Vergnügungsdrill"-Gesellschaft abhanden gekommen ist: Das Vergnügen am eigenen Körper, an der anmutigen Bewegung. Nehmen Sie bei den Atemübungen Ihren Oberkörper, die Schultern, die Arme mit. Zeichnen Sie mit der Hand die Atemschleife in die Luft!

Egal wie bewußt oder willensstark Sie sind, hier wird Ihr Wille abgelöst! Sich dieser Reise innerlich hinzugeben, ist eine einzigartige Erfahrung: Nicht Sie selbst atmen, sondern „Es" atmet mit Ihnen. Beim Atmen nehmen Sie Verbindung mit dem Universum auf, Sie spüren das All und befinden sich praktisch an der Stelle, an der auf feinster Ebene der Planet eingeatmet wird.

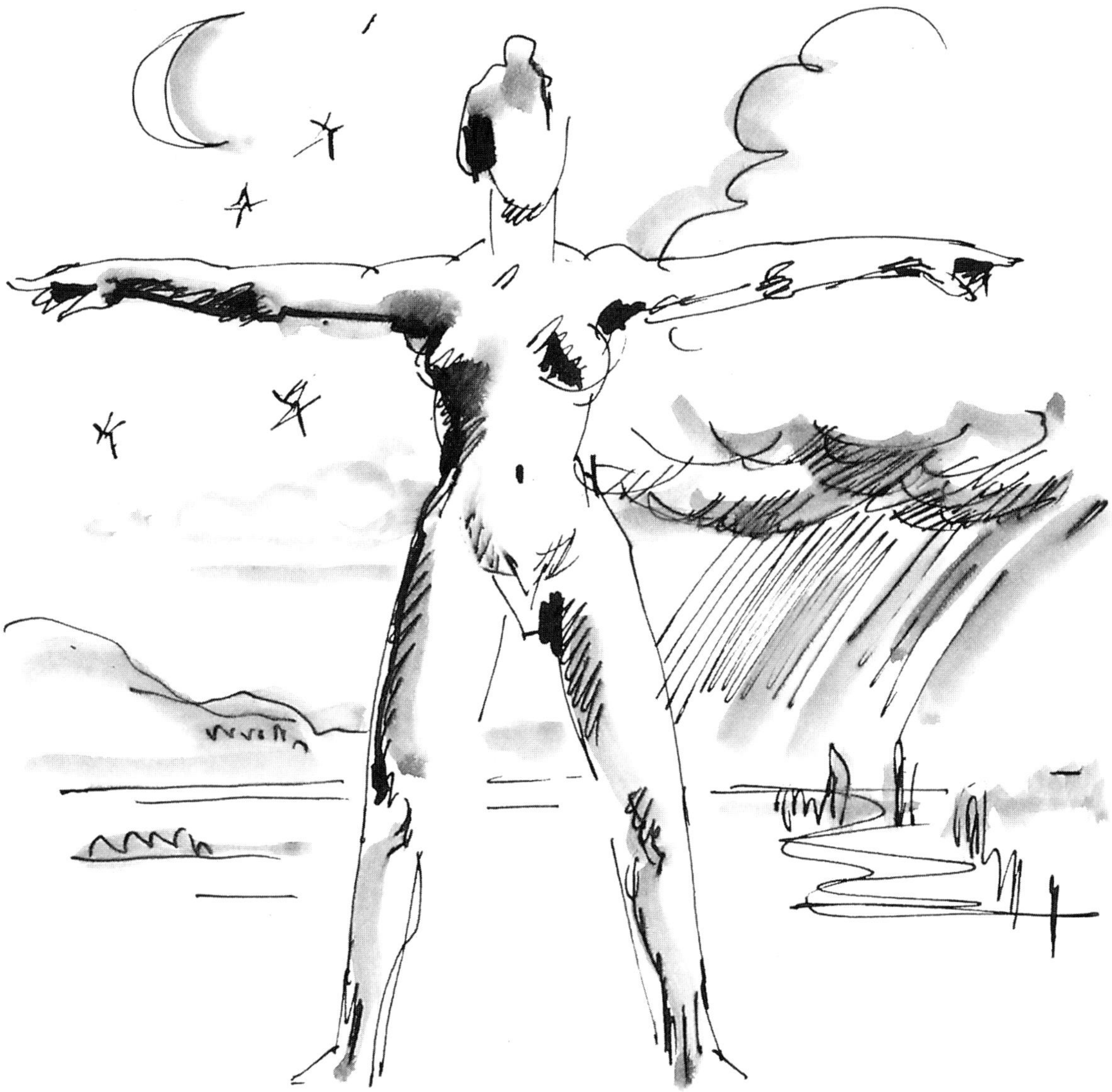

Versuchen Sie, sich beim Atmen eine schöne Landschaft vorzustellen, eine Verbindung zur Erde und zum Weltall. Sie werden sehen, die Atmung bereichert sich, auch wenn Mauern trennen, auch in einem tristen Hotelzimmer. Ihre Vorstellung ist grenzenlos, und man kann sich beim Atmen kosmisch „anschließen".

Atem-Acht-Übung 1: Atmende Mitte

Beginnen Sie mit dem Ausatmen, durch das Hereinlassen der Luft füllt sich der Bauch mit Luft-Champagner. Diese Übung dient in erster Linie dem Vertrautmachen mit dem Bauch, der atmenden Mitte, die einen zuverlässig vom Anfang bis zum Ende des Lebens begleitet. Genießen Sie diese feinste Speise. Sie ist die wichtigste Nahrung.

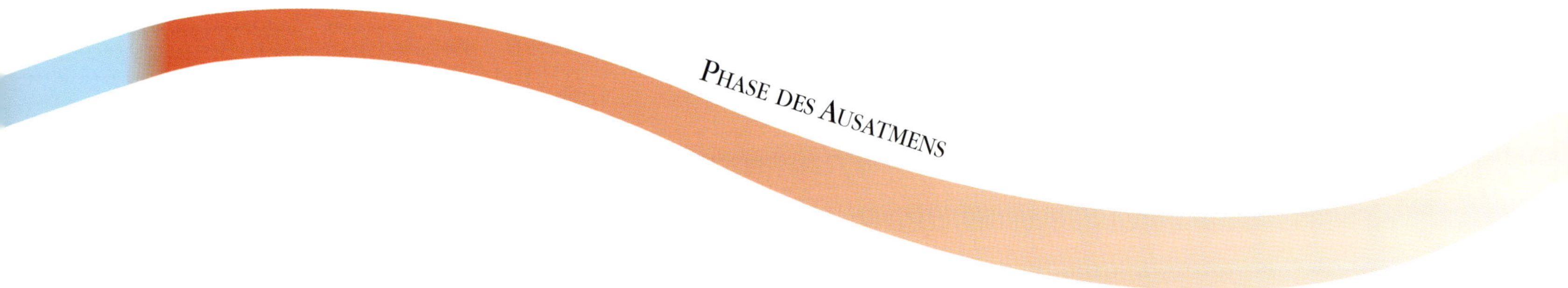

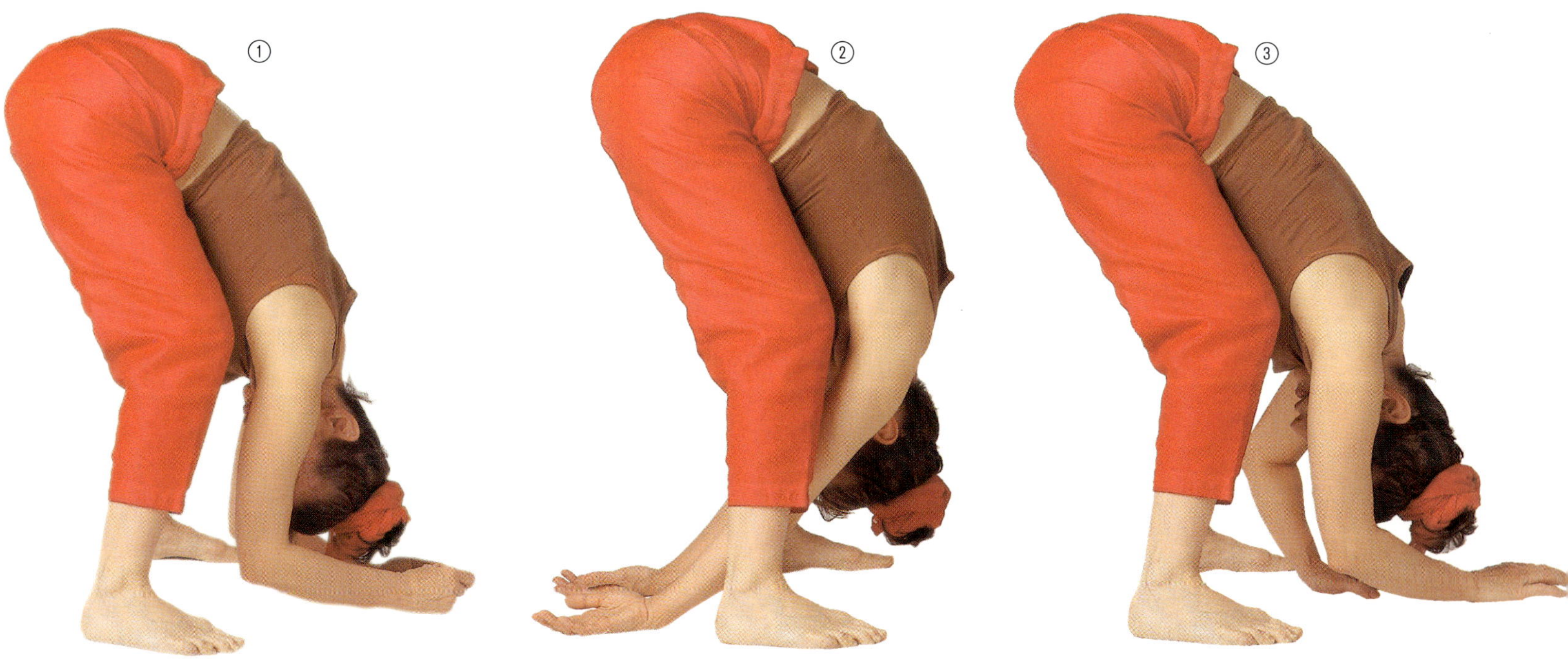

Die Biegsamkeit der Wirbelsäule ist für das Erhalten jeder Art von Lebendigkeit wichtig. Die Fähigkeit, sich weit vorzubeugen, ist wie eine kosmetische Behandlung von innen. Die Haut wird durch die Durchblutung gereinigt und genährt – und damit schöner.

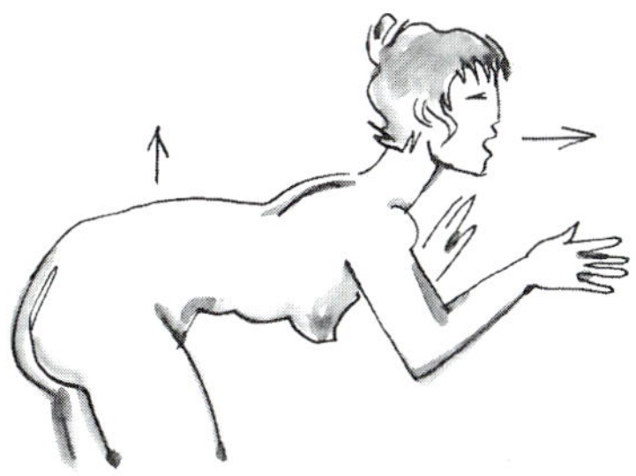

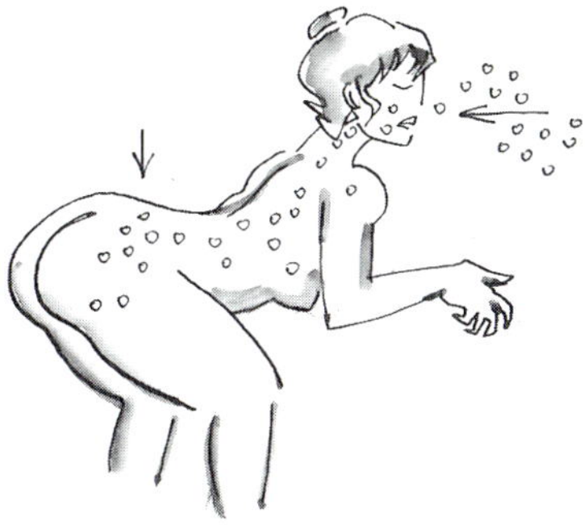

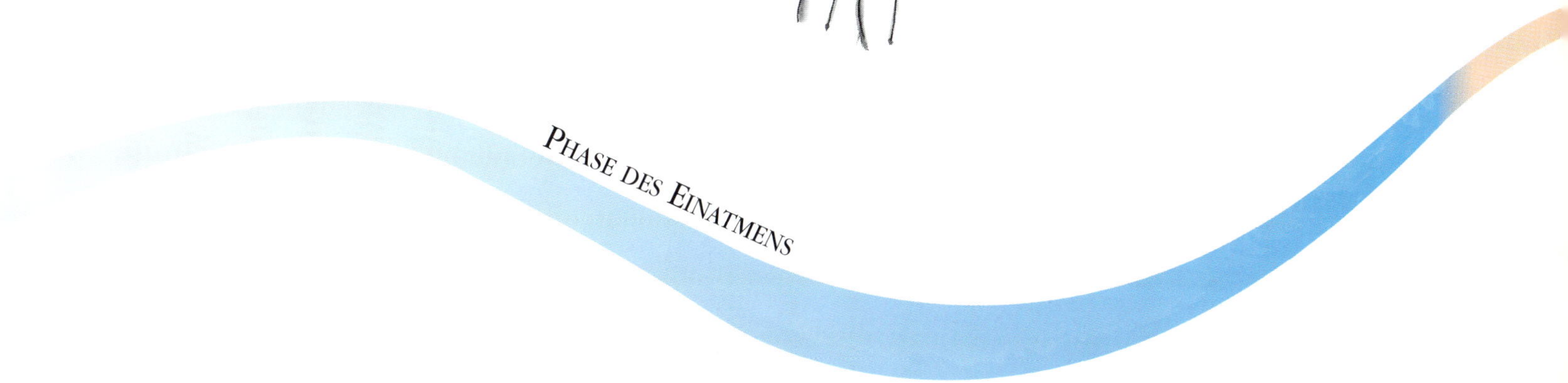

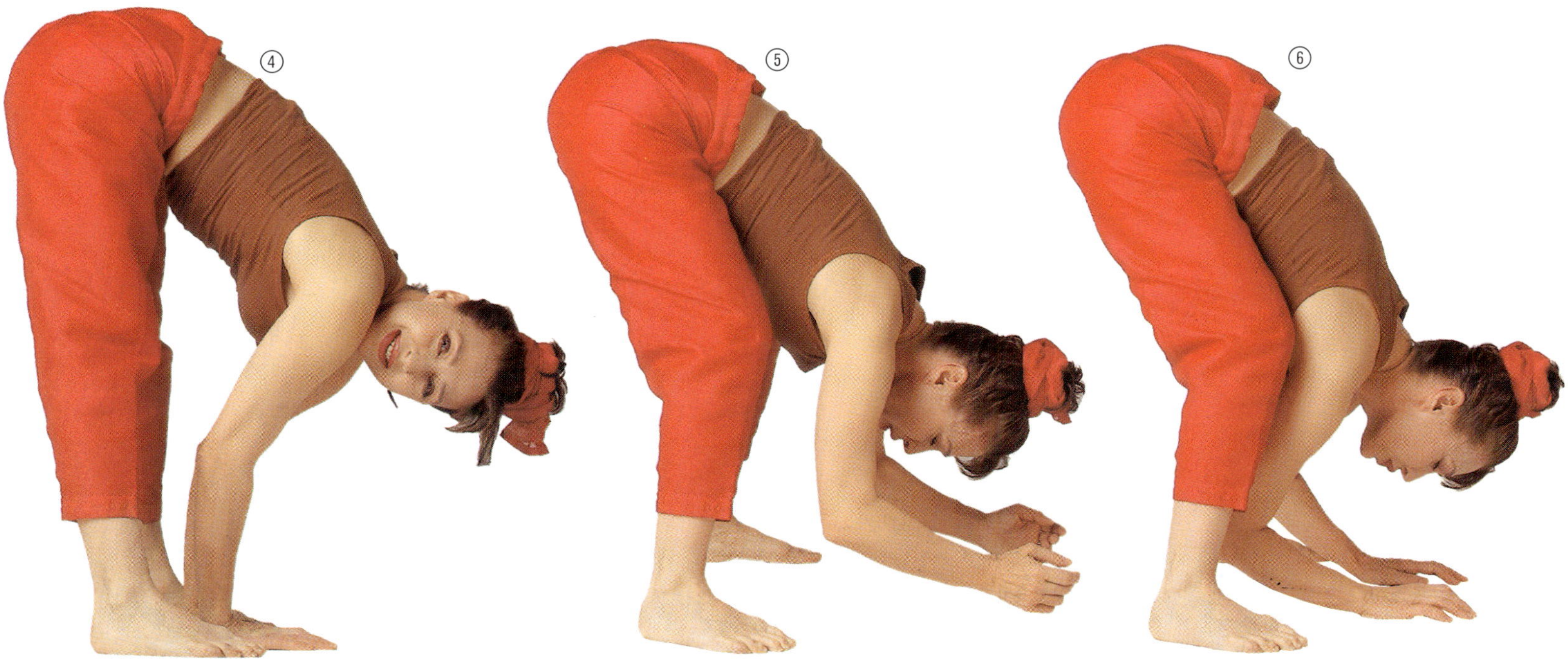

Atem-Acht-Übung 2: Vorgebeugt

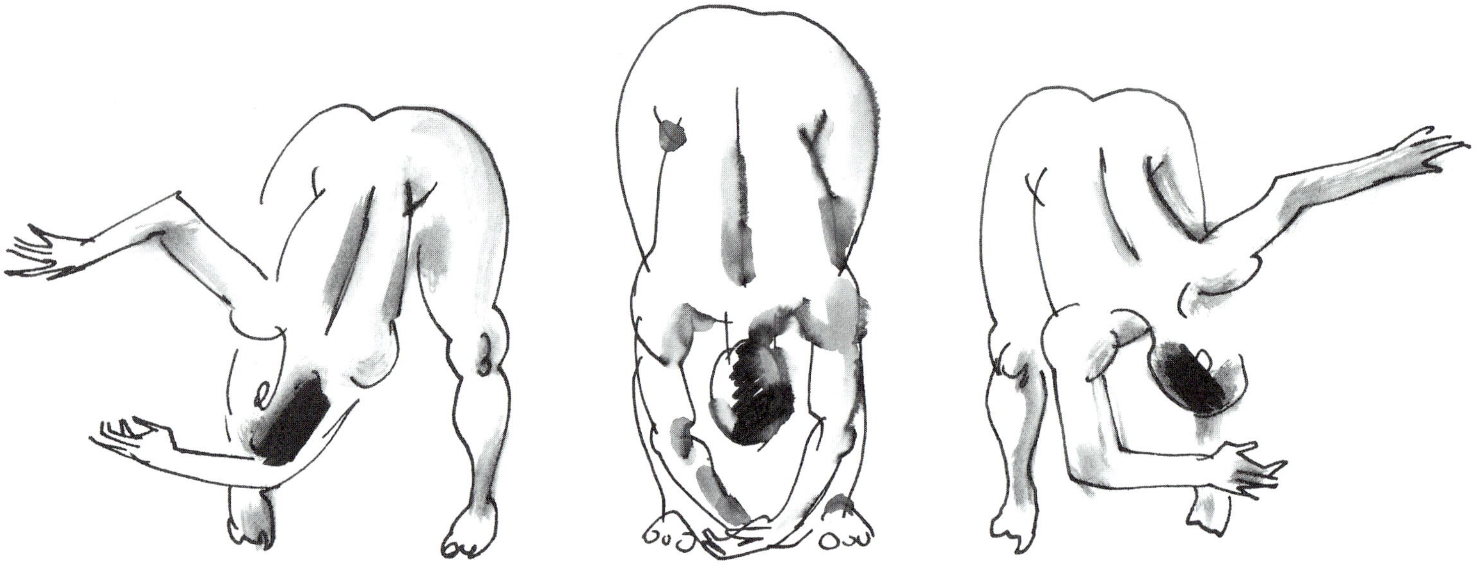

① ② ③

Ausatmen

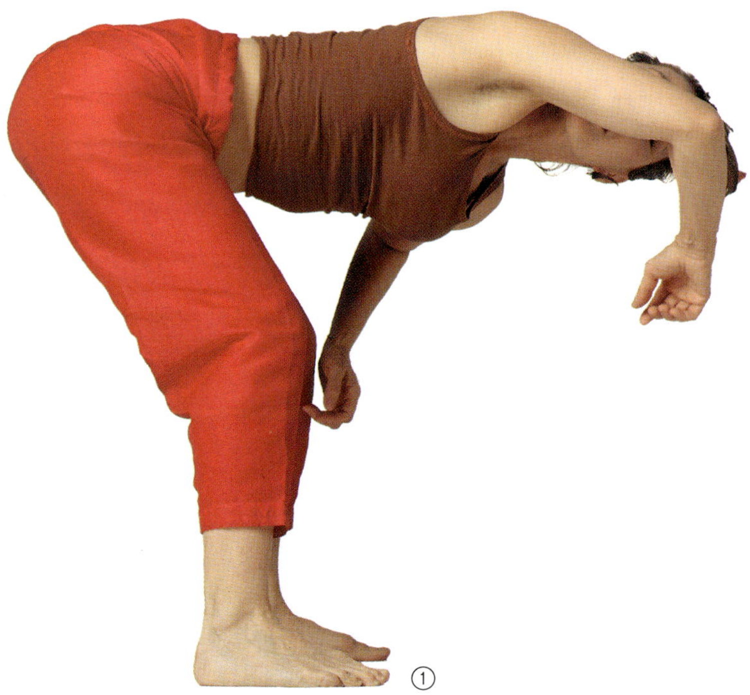

①

Mit dieser seitlichen Bewegung trainieren Sie vor allem die Bauchmuskulatur. Das Ausatmen wird von einer seitlichen Schwingung begleitet. Es sieht sehr einfach aus, und erst die Zeit zeigt, wie effektiv diese Übung für Schultern, Bauch, Beine und Hüften ist.

Aber daran sollten Sie während der Gymnastik überhaupt nicht denken. Lassen Sie sich einfach schön entspannt schwingen.

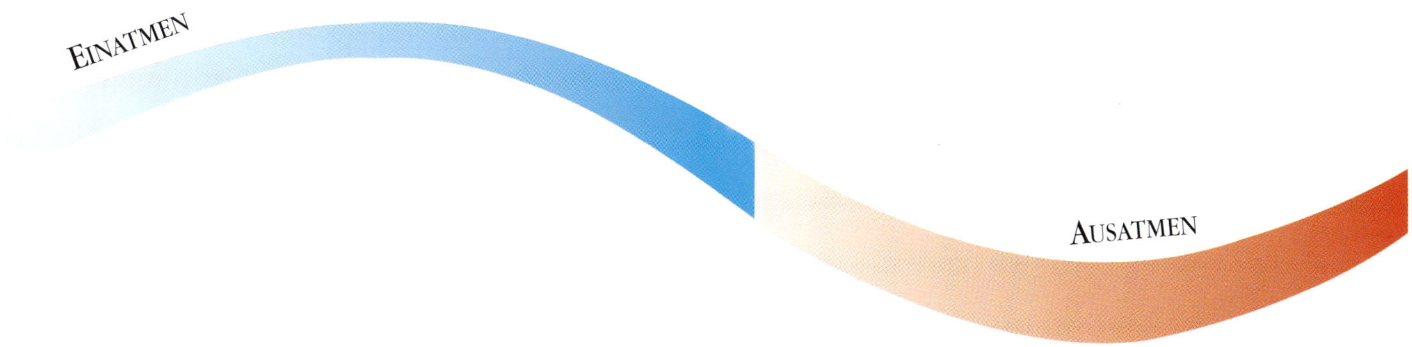

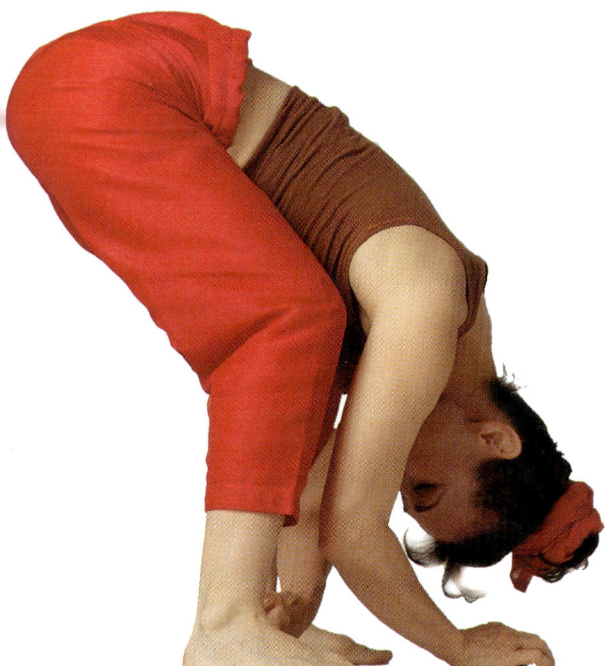

②

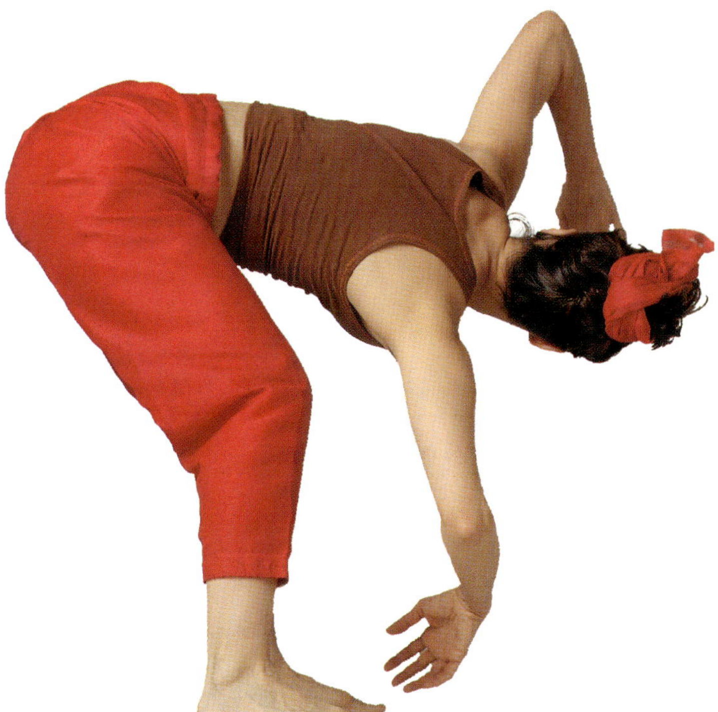

③

Atem-Acht-Übung 3: Stehend

Die Atmung verfolgt immer das gleiche Ziel: kreativ ausatmen, die Luft einfließen lassen. Im Stehen ist es jedoch wichtig, dem Einatmen mit dem Po Nachdruck zu verleihen. Dieser Nachdruck wird Ihren Allerwertesten straffen. Doch darum geht es nur in zweiter Linie. Es geht immer vor allem darum, die Atmung mit dem ganzen Körper zu erspüren.

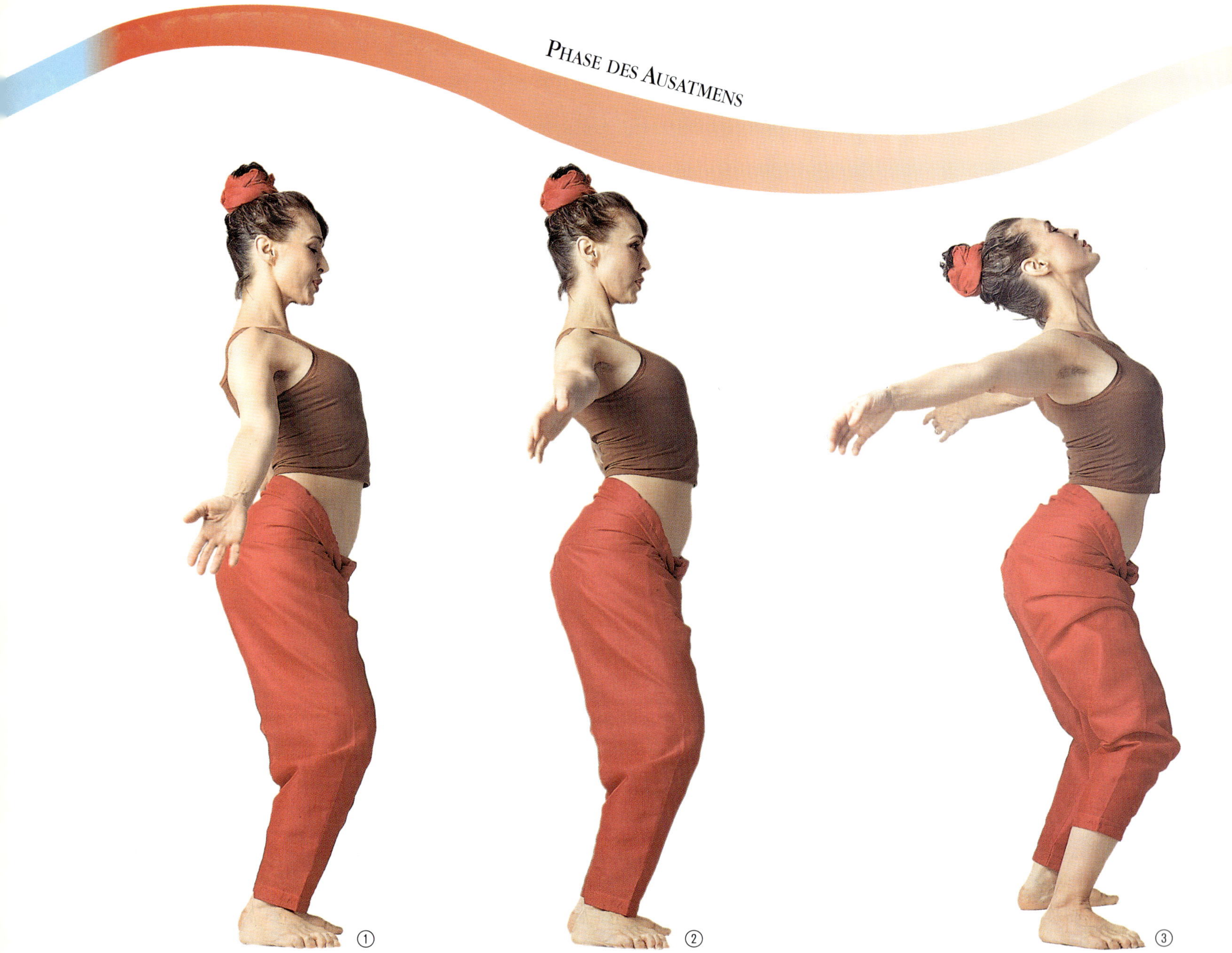

Wenn Sie Atmung mit Bewegung verbinden, ist diese Übung eine sehr effektive Art, den Körper zu straffen, ohne dabei unnötige Muskulatur zu entwickeln.

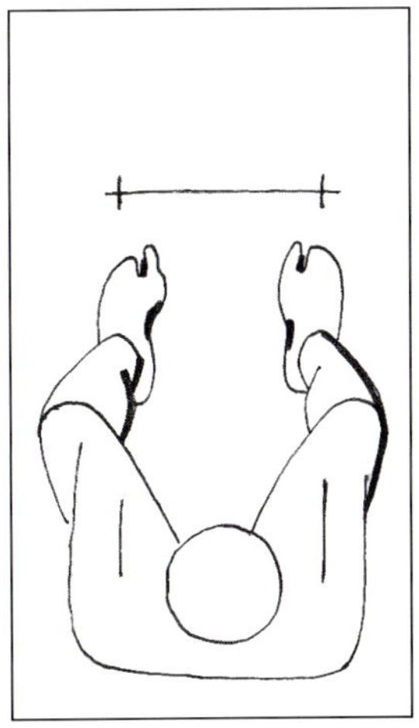

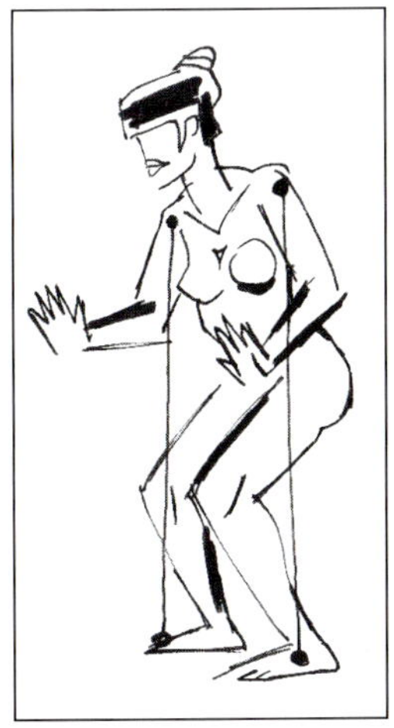

Die Füße sollten gerade ausgerichtet werden und nicht nach außen zeigen.

Stellen Sie die Füße etwa in Schulterbreite.

PHASE DES EINATMENS

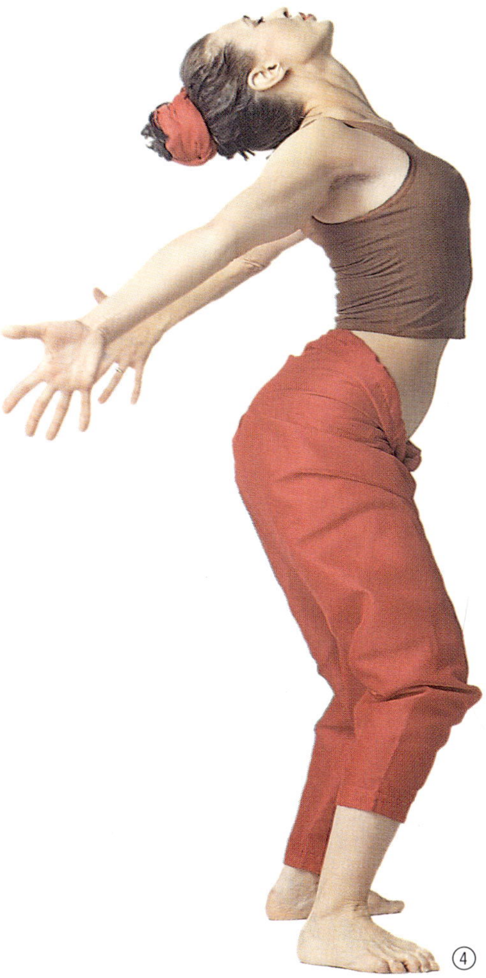

④

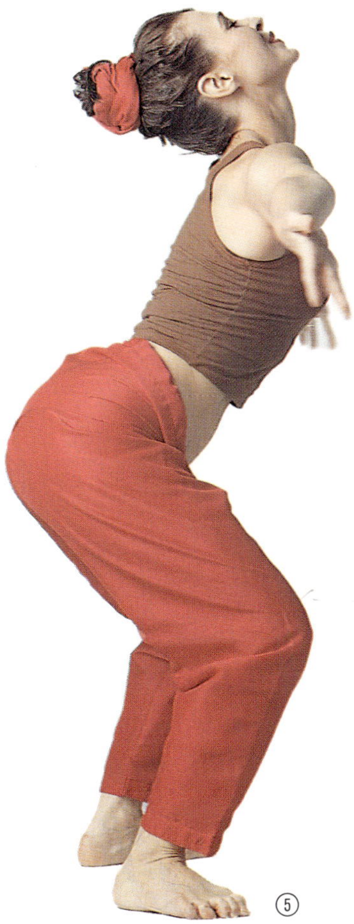

⑤

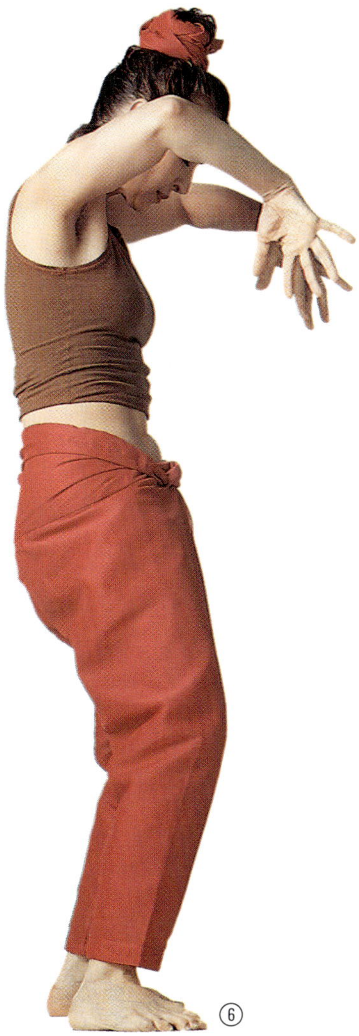

⑥

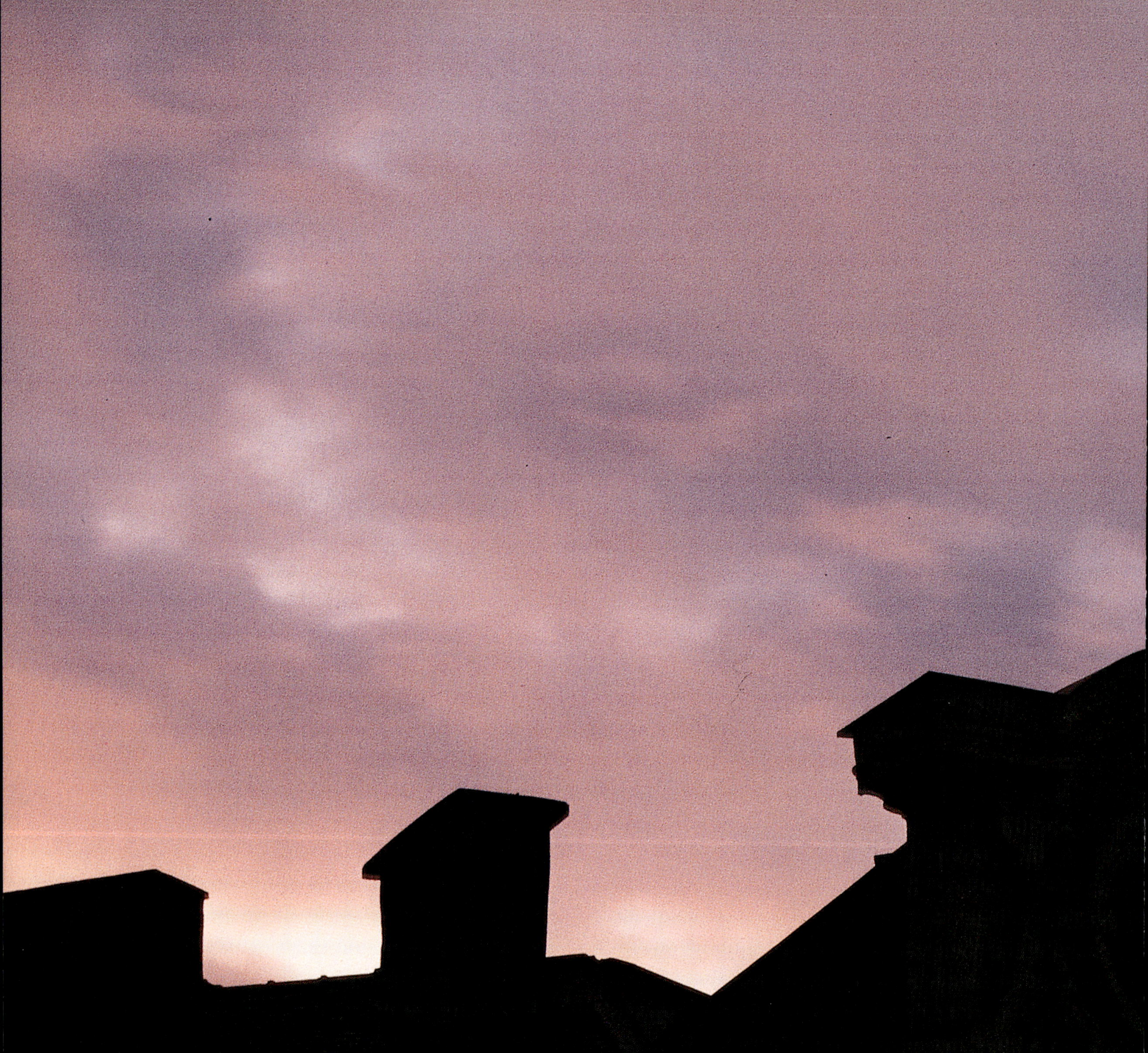

Farbe – Das Auge isst mit

Alle Welt weiß, wie „fahl" man sich fühlt, wenn der Himmel bedeckt ist. Die Auswirkung des Lichts auf das Wohlbefinden erlebt jeder mit den ersten Frühlingsstrahlen. Und das liegt nicht nur am Licht, sondern auch daran, daß mit der „Befreiung des Himmels" von den Wolken die Farben wieder lebendig werden. Die Mischung aus Licht und Farbe weckt Frühlingsgefühle. Man fühlt sich beschwingt und kriegt Farbe ins Gesicht.

Doch die Einflüsse sind vielfältiger, als man denkt. Während das allgemeine Wissen über die Kraft des Lichts gefestigt ist (sie reicht von Frühlingsgefühlen bis zur sekundenschnellen Entfernung einer Warze mit Laserstrahlen), ist es mit der Kenntnis von Farbbeeinflussung nicht weit her. Das „Farbangebot" unseres modernen Lebens ist überwältigend – und aufdringlich. Die Möglichkeit, seinen persönlichen Lebensraum (und sich selbst) farbig zu gestalten, ist so groß, daß man – wie beim Hantieren mit einer Kreissäge – genau wissen sollte, was man tut. Man bedenkt bei Farben meist nur, wie man „darin" aussieht, und nur selten, wie es durch die Farben „in einem selbst" aussieht.

Tatsache ist, daß man sich durch die Verwendung einer gesunden Farbe auch vor jenen Dingen schützen kann, die unabänderlich scheinen, nämlich den Auswirkungen des Winters – dem sogenannten „Winterblues". Dazu eine persönliche Erfahrung: Im Winter 95/96 lag über Mitteleuropa – mit minimalen Unterbrechungen – monatelang eine schwere, graue Wolkendecke. Am ersten Tag ohne dieses „Großraumbürolicht" hörte ich von allen Seiten Aussprüche des Wohlbefindens: „Wie anders man sich doch fühlt, wenn die Sonne endlich wieder scheint! Heute geht's mir richtig gut!" Ich selbst war zu dieser Zeit

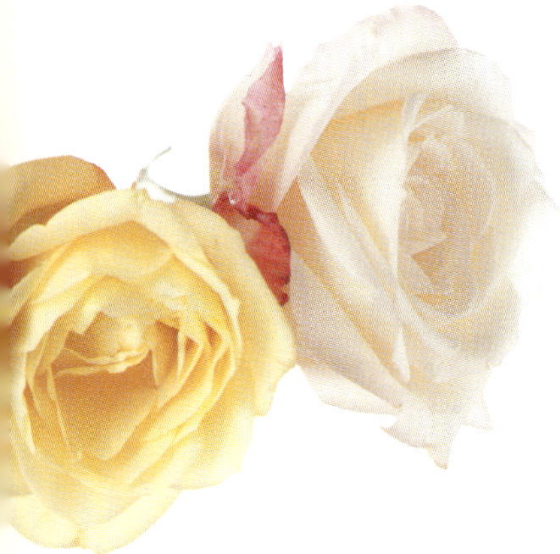

gerade auf Theatertournee, und mir schlug das traurige Wetter kein bißchen aufs Gemüt. Eine alte Gewohnheit hatte mich davor geschützt: Seit Jahren nehme ich auf Reisen meine eigene transportable Farb- und Duftwelt mit. Diese Welt besteht hauptsächlich aus leichten weichen Tüchern und Decken, meinem Kissen und verschiedenen Duftkerzen. Die Tücher haben immer helle Farben (aber nicht zu grell): butterfarben oder creme (nie weiß), bananengelb oder apricot. In diese Welt eingehüllt, fiel mir das bedrückende Grau gar nicht so auf. Ich saß in Bus, Hotel oder der Garderobe ohnehin immer im „Sonnenlicht". Dafür hatten meine Decken gesorgt. Die Fähigkeit, ohne viel Geld und nur mit ein paar Handgriffen eine eigene Stimmungswelt zu schaffen, kann man im Theater lernen. Der Bühnenbildner kann als Magier oder Medizinmann wirken – oder als Medizinfrau in meinem Fall. Wenn ich mich auch nicht auf alles an mir selbst verlassen kann, auf die Klugheit meiner Sinne schon! Anscheinend gibt es Menschen, bei denen diese Empfindsamkeit stärker ausgeprägt ist (dafür fehlt es natürlich oft woanders).

Körperschutz durch Licht und Farbe

Die Möglichkeiten, sich durch Verwendung von Licht und Farbe zu schützen, sind wunderbar. Vor allem, wenn man diese „wunderbaren" Zusammenhänge versteht. Da sieht's allerdings oft düster aus. Die Erklärungen der selbsternannten Fachleute sind manchmal geradezu abenteuerlich. Das Heilen durch Farben wird gern verklärt: „Du, das paßt zu deiner Aura." Das ist keine Erklärung und verwirrt nur. Dabei gibt es phantastische Produkte, die Kosmetik mit Farbe verbinden. Nicht viel hilfreicher sind Fachartikel in wissenschaftlicher Literatur, dort wird das Thema Farbe oft bis zur Unkenntlichkeit verwissenschaftlicht. Das liest sich dann ungefähr so: „Aufgrund der vielfältigen Verflechtungen und unter Ausnutzung der komplexen Kreisläufe steuern Licht und Farben via Hypothalamus über das autonome Nervensystem und über das endokrine System fast alle lebenswichtigen Vorgänge im Körper. Mehr als hundert periodische Körperfunktionen orientieren sich am kosmischen Rhythmus von Tag und Nacht…"

Schwer beeindruckend. Doch leider auch schwer verständlich, wenn man bedenkt, wie wahnsinnig breit das Spektrum der Farbheilung ist. Dabei wäre es doch für jeden Menschen, der sich mit diesen feinstofflichen Mitteln gesund und schön halten will, wichtig, den Wirkungsprozeß handfest zu verstehen. Deshalb möchte ich Ihnen meine eigene Erklärung anbieten. Sie setzt im Kosmos an und hört in der Küche auf; aber es geht ganz schnell und ist bodenständig.

Alles, was auf diesem Planeten lebt, ist über Jahrmillionen aus der gleichen Grundsubstanz gewachsen. Das reicht vom Grob- bis zum Feinstofflichen. Alles basiert auf Austausch. Alles ist Nahrung (auch man selbst unter gewissen Umständen). Licht und Farben sind das Futter für die Zelle, das den schnellsten Weg nimmt – über die Augen statt über den Mund. Nicht umsonst gibt es den Spruch: „Das Auge ißt mit." Farbheiltechnisch müßte es heißen: „Unsere Lichtzelle ißt mit." Die Idee von Farbe und Licht als Futter funktioniert auch in einem anderen Sinn des Wortes. Bunte Farben füttern unsere Zellen (ähnlich wie ein Mantelfutter) und machen sie immun gegen die Tristesse um uns herum.

Wie man sich an fester Nahrung „überfressen" kann, so kann man auch durch Farben überreizt werden. Sich unvorsichtig immer der gleichen Farbe auszusetzen, ist ungesund. So ungesund, wie jeden Tag das Gleiche zu essen. In der Natur gibt es nichts Eintöniges. Die Möglichkeit, sich mit einer Farbe „vollzustopfen", ist eine Errungenschaft der

Moderne. Farben – ebenso Düfte und Musik – werden noch nicht so furchtbar lange in hoher Auflage produziert. Das hängt mit der Möglichkeit zusammen, Farben und Düfte aus anderen als organischen Grundstoffen herzustellen.

Bis zum Ende des 18. Jahrhunderts wurden ausschließlich organische Farben verwendet. Rot wurde zum Beispiel aus der Meeresschnecke gewonnen. Es war so kostbar, daß allein die Farbe den Träger als etwas Besonderes markierte. Den Bürgern von Nantes und Rouen war es bei Geldstrafe verboten, Rot zu tragen. Das war den Aristokraten vorbehalten. Erst die Verwendung von Mineralfarben und spätere synthetische Farben aus Steinkohlenteer machten es möglich, Farben für einen größeren Teil der Bevölkerung herzustellen.

Um die Jahrhundertwende begann man, sich mit der Chromotherapie zu befassen, das heißt, es in unserem Sinne wissenschaftlich zu studieren und damit zu heilen. Das Wissen von den Wirkungen der Farben ist allerdings viel älter. So kann man in der Kamasutra erfahren, daß ein Paar bei rotem Licht eine schönere Liebesvereinigung erreichen kann. Rot ist vielleicht auch deshalb in fast allen Kulturen mit Sexualität verbunden, weil eine stärkere Durchblutung und bei hellhäutigen Menschen auch das Erröten mit den verschiedenen Formen von Verliebtheit und Liebe einhergehen.

Farben und Emotionen werden auch sprachlich miteinander verbunden. Man ärgert sich grün, wird gelb vor Neid und trinkt sich blau. Die Verbindung von Farben und Gesundheitszuständen ist selbst für Laien offensichtlich. Wer oft blau ist, bekommt à la longue eben diese Farbe. Auch die Bezeichnung „gelb vor Neid“ ist interessant: In vielen Studien wird die Leber als Organ der Emotion bezeichnet. Vor allem der in Frankreich und Amerika sehr geschätzte Arzt Raimond Dextreit hält die Leber für das Organ, das über Wohlergehen und damit über die Schönheit entscheidet. Man ist so schön, wie die Leber aktiv ist. Eine kranke Leber macht gelb, also ist „gelb vor Neid“ eine klare Beobachtung der äußerlichen Auswirkung innerlicher Prozesse.

Die Behandlung der inneren Organe mit der Chromotherapie wird in Frankreich schon lange als Teil einer raffinierten Schönheitspflege betrieben. Die Franzosen waren von jeher Vorreiter im Hervorzaubern von Schönheit über den Weg der Gesundheit. Die Auswirkung von Farben auf das sichtbare Wohlbefinden – und nichts anderes ist Schönheit – ist wie ein schnellwirkendes Vitamin, das eben über andere Kanäle eingeschleust wird. Ebenso wie bestimmte Vitamine kann man auch Farben überdosieren. Die delikate Harmonisierung über Farben gehört sicher in die Hand von Fachleuten. Doch ebenso, wie die richtige Verwendung von Kosmetik für den Hausgebrauch erlernbar ist, gibt es auch eine wichtige Regel für den richtigen Umgang mit Farben: Folgen Sie Ihren Sinnen. Vertrauen Sie Ihren eigenen Gefühlen und erspüren Sie, wie eine Farbe Sie aufblühen läßt.

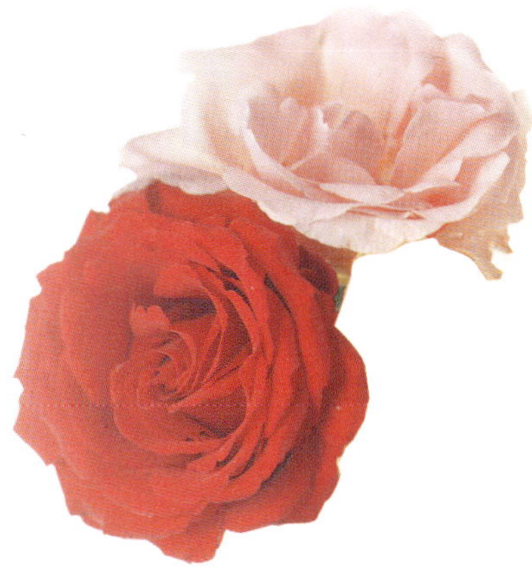

Wiederbelebung der sinnlichen Klugheit

Die Farbheilung ist noch relativ jung, ihre Wirkung jedoch unbestritten. Für den Privatgebrauch ist es wichtig, mit einer Wiederbelebung der sinnlichen Klugheit zu arbeiten. Das heißt, sich auf die Farben einzulassen, ohne darüber nachzudenken. Ich finde, daß – statt eintöniger Farbtafeln – Bilder aus der Natur geeigneter sind. In der Natur gibt es keine eintönigen Dinge, alles flimmert, wiegt und bewegt sich. Betrachten Sie die Farbbilder auf den folgenden Seiten und lassen Sie sich auf ihre Farbresonanz, auf das „Feedback“ ein. Verweilen Sie bei dem Bild, das Sie harmonisiert, es gibt sicher eines, das Sie bei Müdigkeit anregt und eines, das Sie bei Aufregung beruhigt.

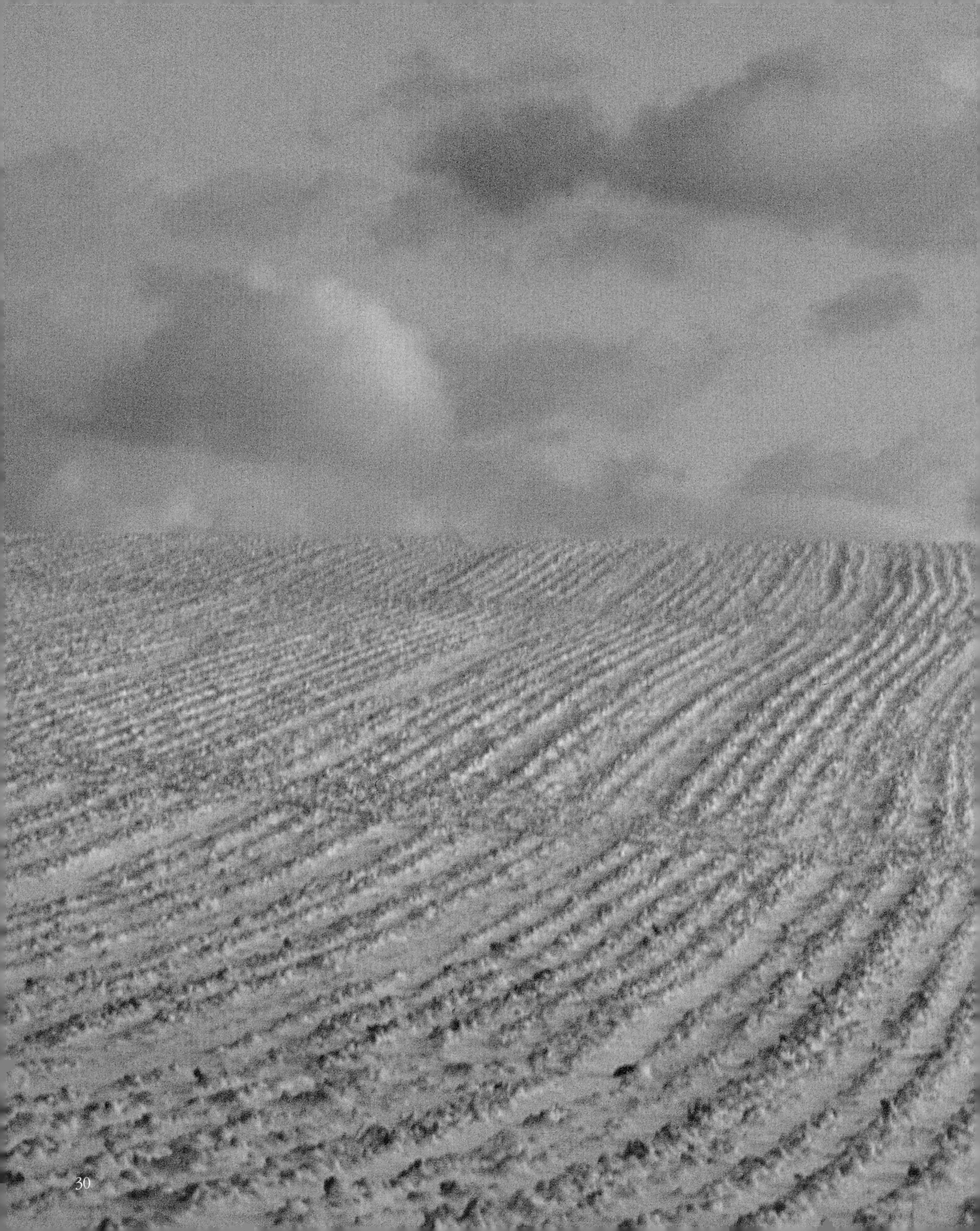

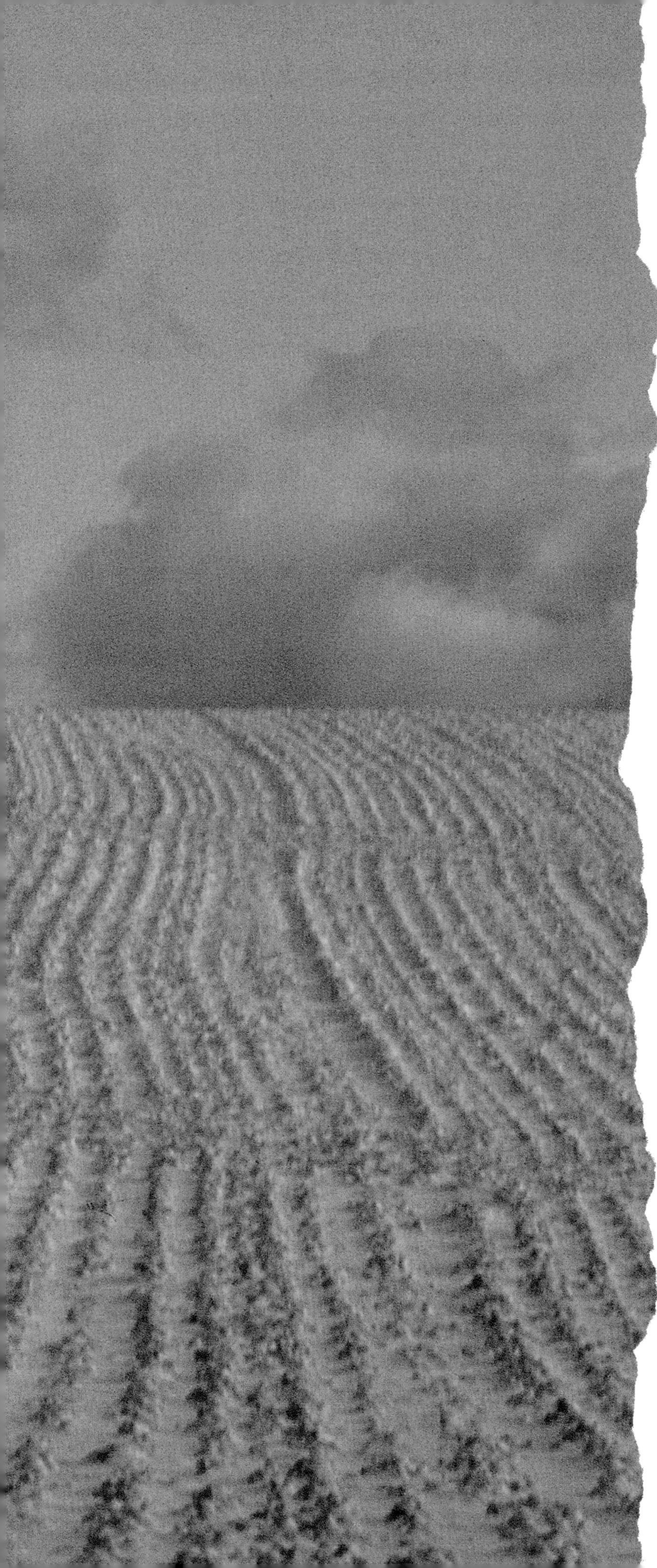

Jemand berührte vorsichtig Potapow an der Schulter. Er sah sich um. Hinter ihm stand eine junge Frau mit blassem, strengem Gesicht, ein warmes Tuch um den Kopf. Schweigend schaute sie Potapow mit dunklen, aufmerksamen Augen an. Auf ihren Wimpern und Wangen taute Schnee, der wohl von einem Zweig herabgefallen war. „Setzen Sie doch die Mütze auf", sagte die Frau leise, „Sie erkälten sich. Und kommen Sie mit ins Haus. Sie brauchen hier nicht stehenzubleiben."

Konstantin Paustowskij

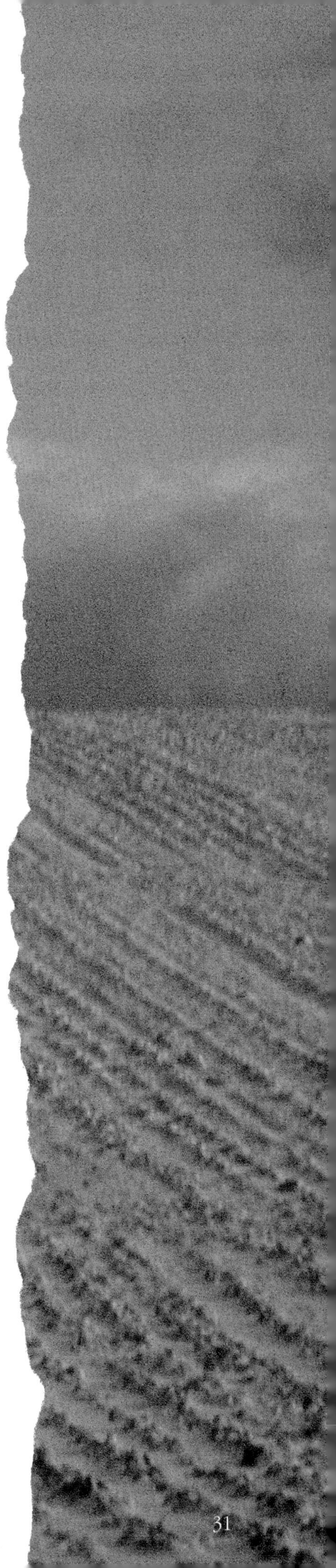

Auf weiche, weiße Seide malte der Künstler ihr Bild
aus seiner Erinnerung, helläugig wie ein Vogel,
biegsam wie ein Bambus, strahlend wie ein Tennin
in ihren goldgestickten Seidengewändern.

LAFCADIO HEARN

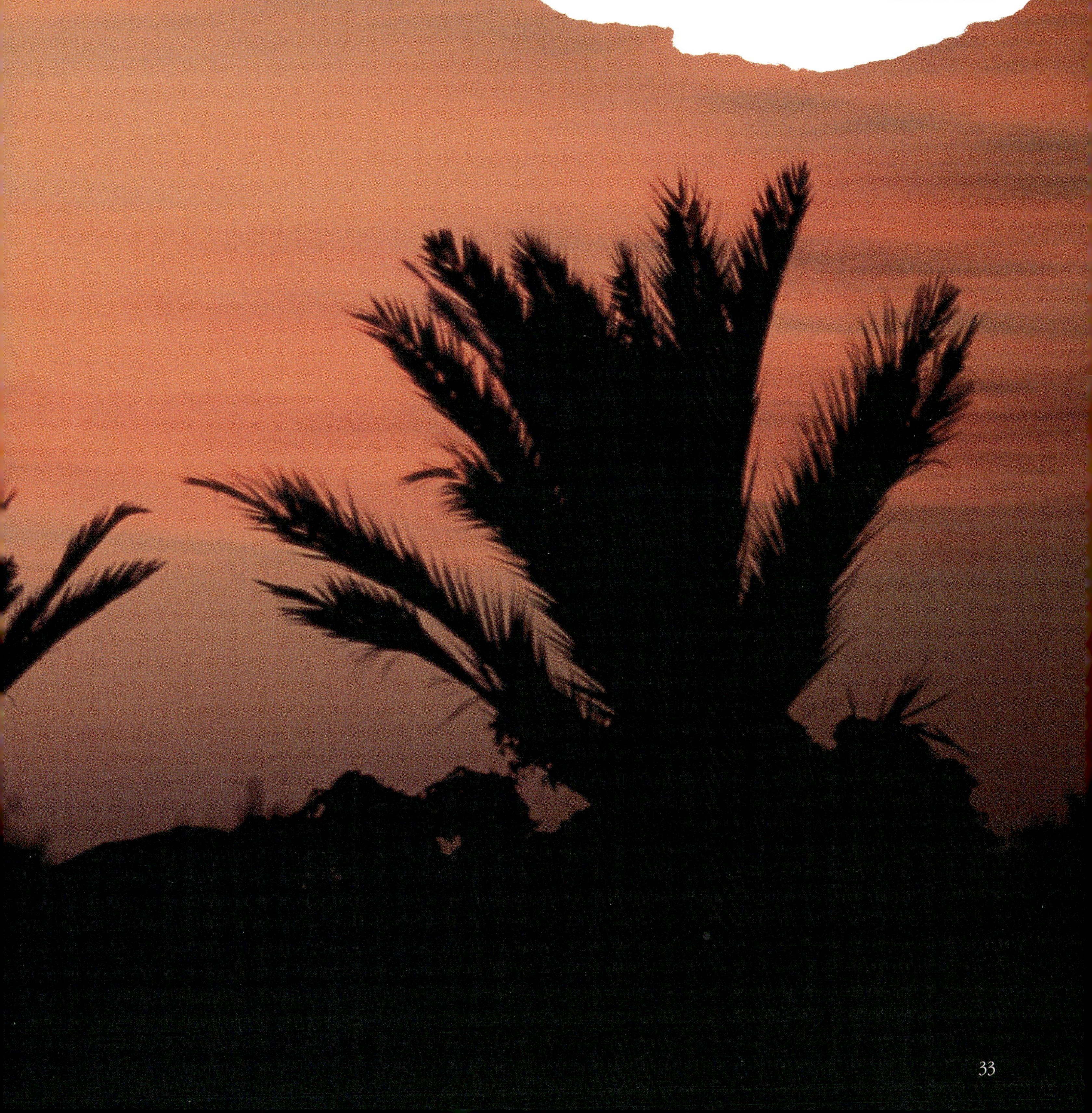

Der Kaiser legt an seinem Geburtstag ein überaus kostbares, golddurchwirktes Gewand an, und bei dieser Gelegenheit werden 20 000 Fürsten, Edle und Oberhauptleute von ihm mit Gewändern bekleidet, die dem seinen in Farbe und Form ähnlich sind. Ihr Stoff ist zwar nicht so prächtig, doch sind sie aus Seide und von goldschimmernder Farbe, und gleichzeitig mit dem Gewand erhalten sie einen Gürtel aus gelbem Leder sowie ein Paar Stiefel.

Marco Polo

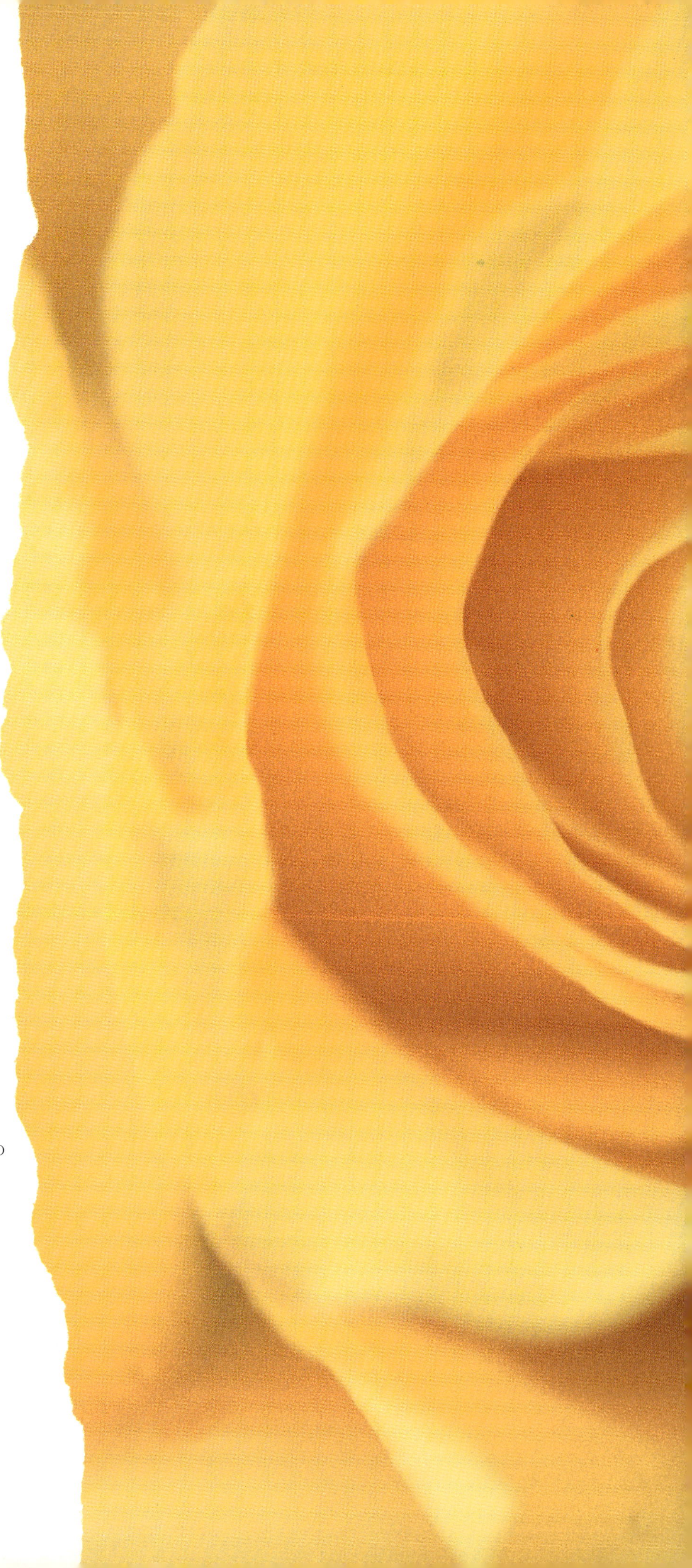

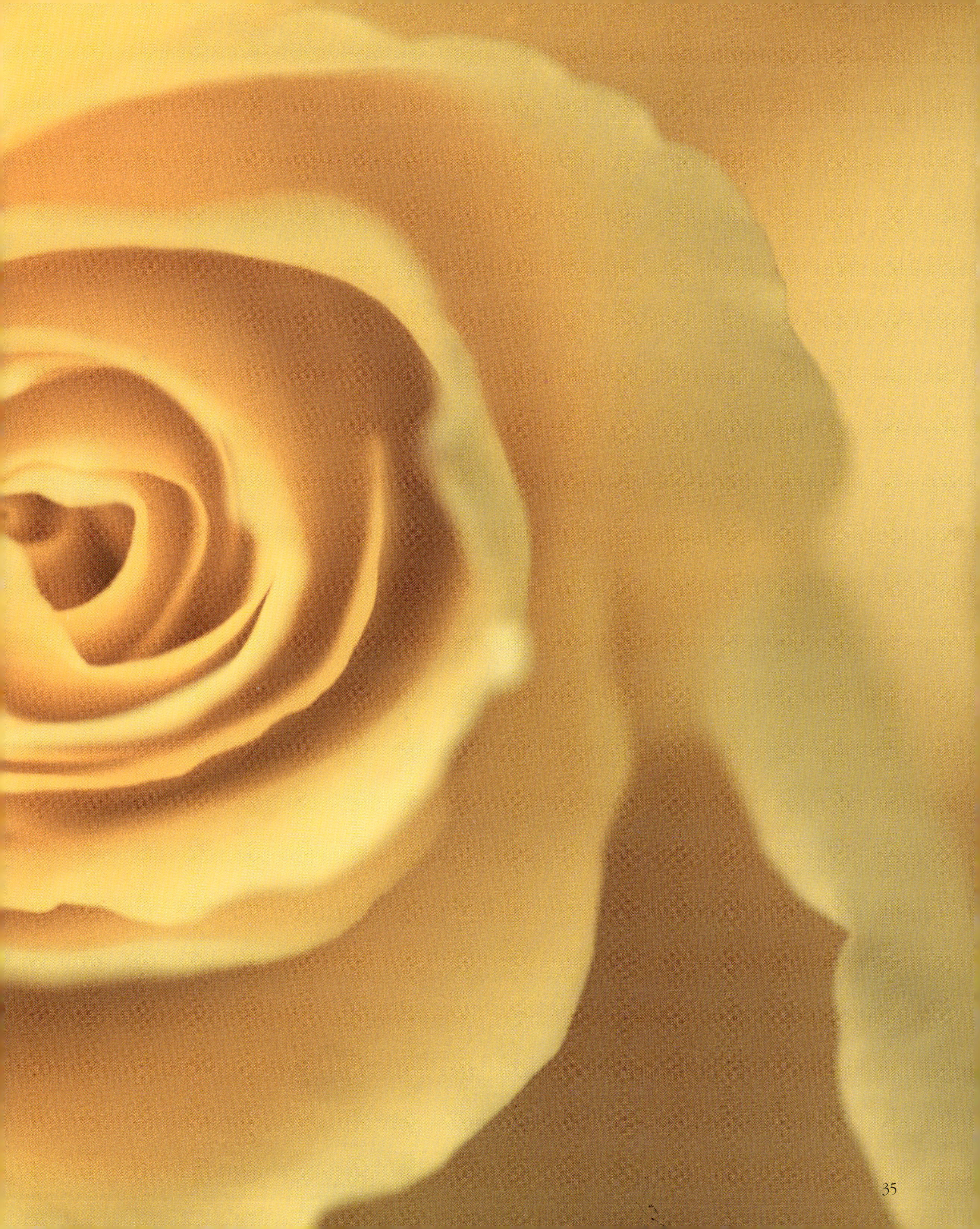

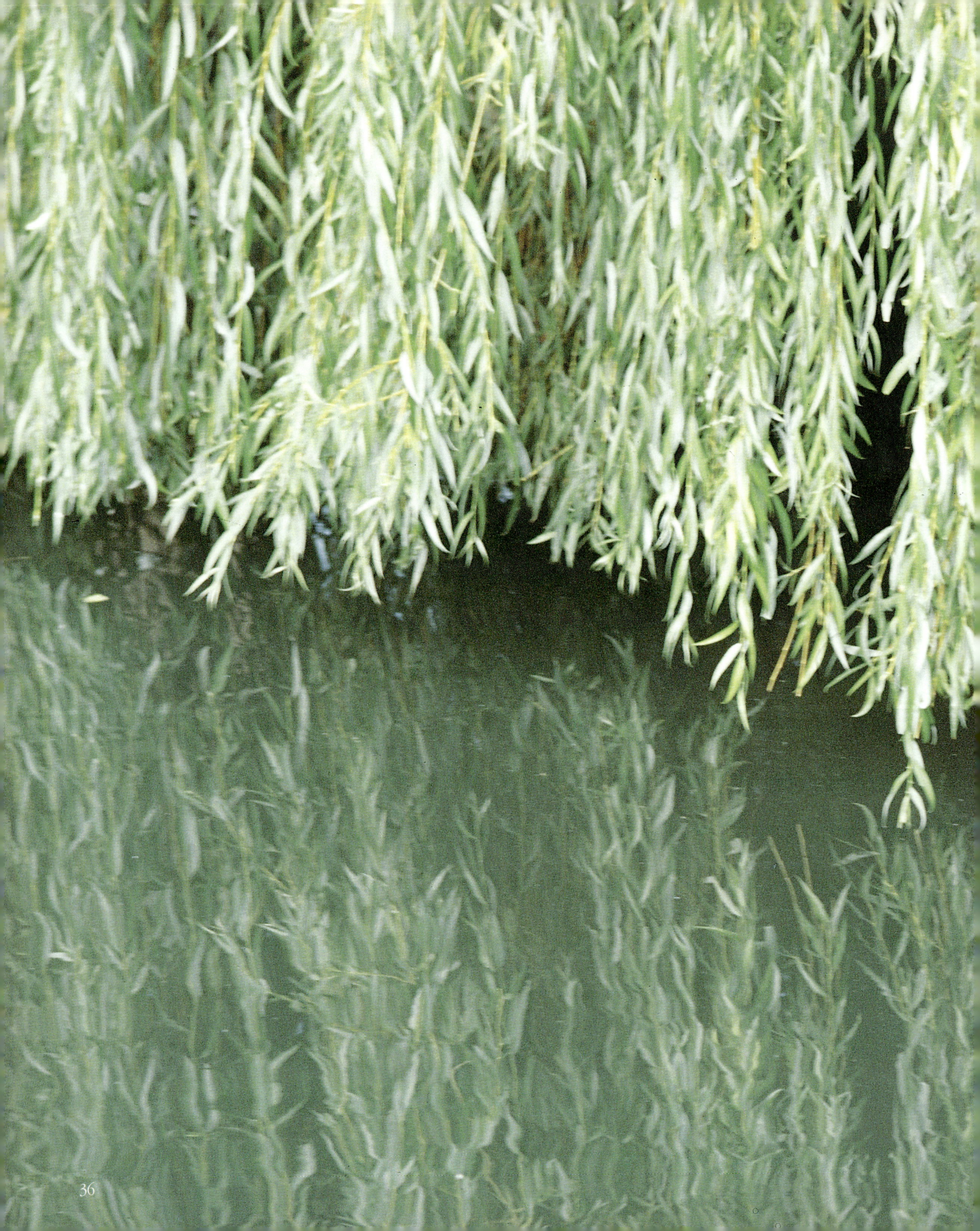

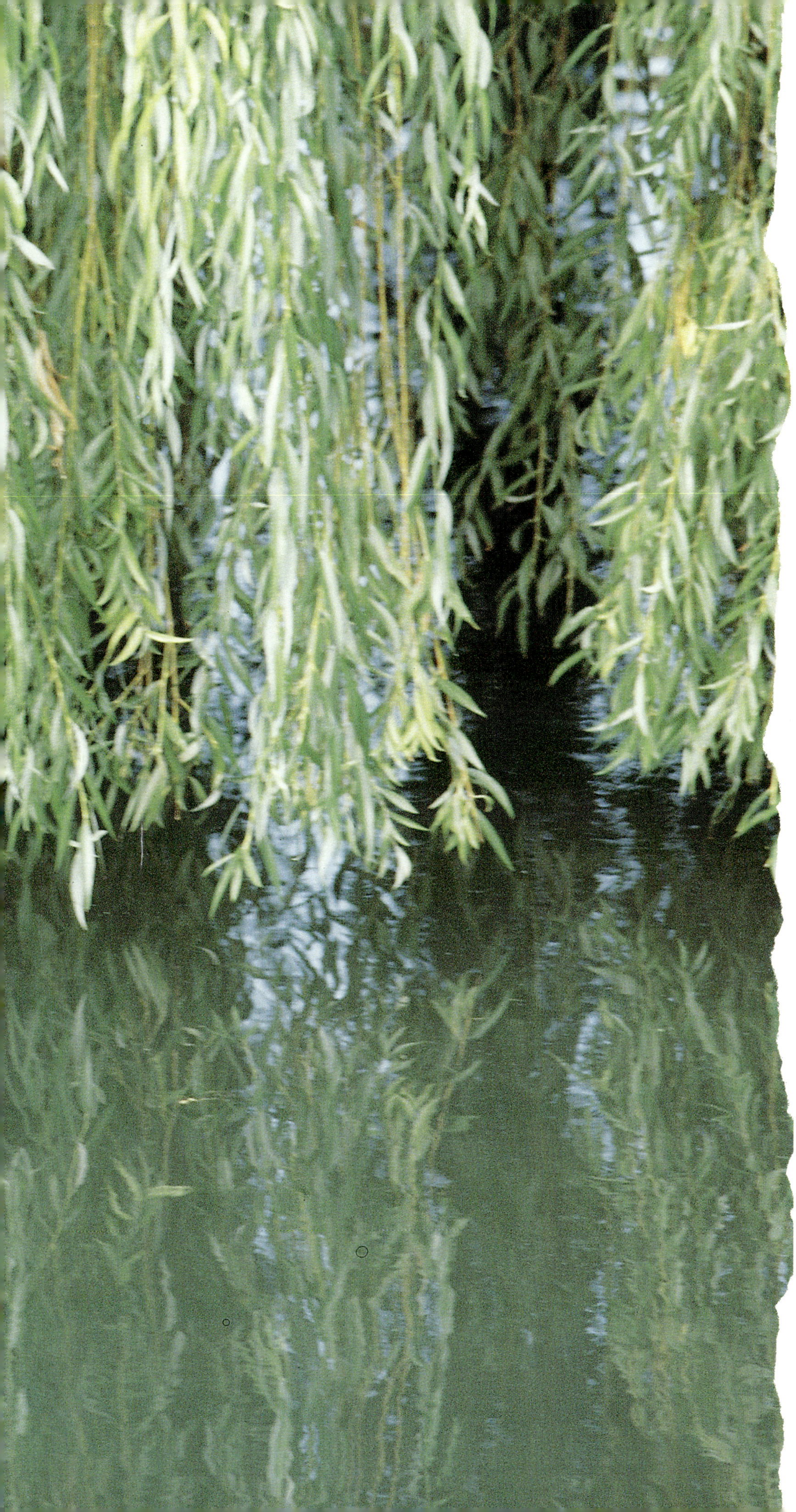

Die Farben schienen besonders weich wegen des herbstlichen Dunstes, der unbeweglich in der Luft hing. Und als die Regen kamen, wich das Weiche der Farben dem Glanz: der Himmel, bedeckt mit Wolken, gab noch genügend Licht, daß die feuchten Wälder in der Ferne aufleuchten konnten wie eine rote Feuersbrunst.

KONSTANTIN PAUSTOWSKIJ

Duft – Riechen und Gerochenwerden

Bei der Bändigung unseres instinktiven Verhaltens haben wir einen der wichtigsten Überlebensmechanismen zum größten Teil eingebüßt: das Riechen und das Gerochenwerden. Natürlich ist man dankbar, in der U-Bahn nicht die Unterarmausdünstungen des Nachbarn einatmen zu müssen, weil er ein Deodorant verwendet und damit den Naturgerüchen ein Riegel vorgeschoben wurde. Auf der anderen Seite hat unsere geruchsverarmte Welt verhängnisvolle Folgen. Man darf nicht vergessen, daß die Natur klug ist (wenn auch gerade die Menschheit kein schlagender Beweis dafür zu sein scheint). Es gibt in der Natur nichts Sinnloses.

Deshalb ist die Nase auch nicht dafür da, die Mitte des Gesichtes zu markieren, sondern, um über den Geruchssinn zu signalisieren, was eßbar, liebenswert, gesund oder gefährlich ist. Was sich aufgrund der Orientierungslosigkeit unserer Zeit an Ungesundem alles ergeben hat, ist noch gar nicht abzusehen.

Daß man durch Eingeatmetes krank werden oder gar sterben kann, ist allgemein bekannt. Eine andere Sache vergißt man gern: Der Geruchssinn dient auch der Eigenwahrnehmung. Wenn man nach der Dusche mit Deo und Parfüm sämtliche Eigengerüche Schachmatt setzt, kann man nicht mehr riechen, wie es einem wirklich geht. Mit der Nase läßt sich der Gesundheitszustand sehr genau einschätzen, vorausgesetzt, man hat diese Fähigkeit noch nicht eingebüßt.

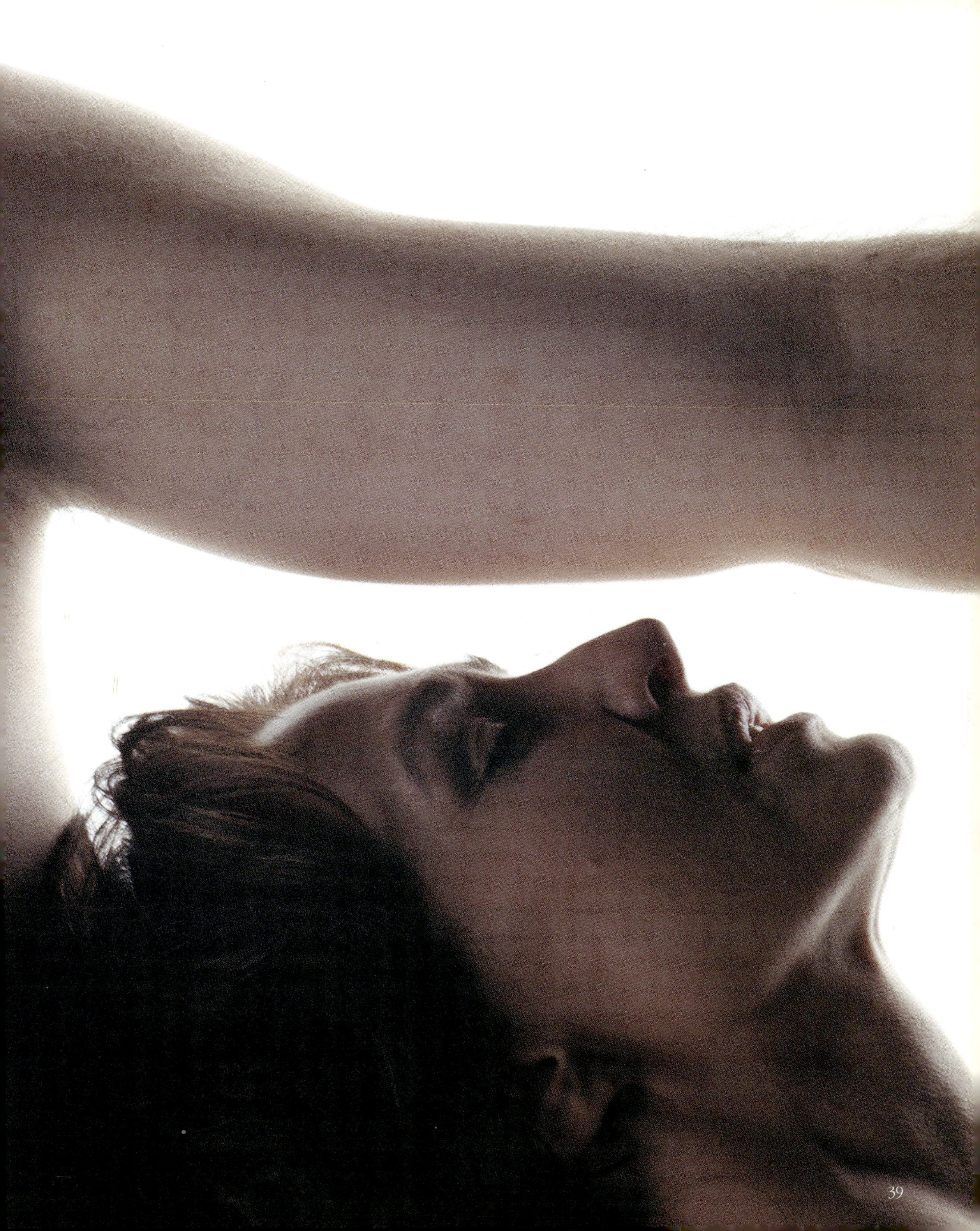

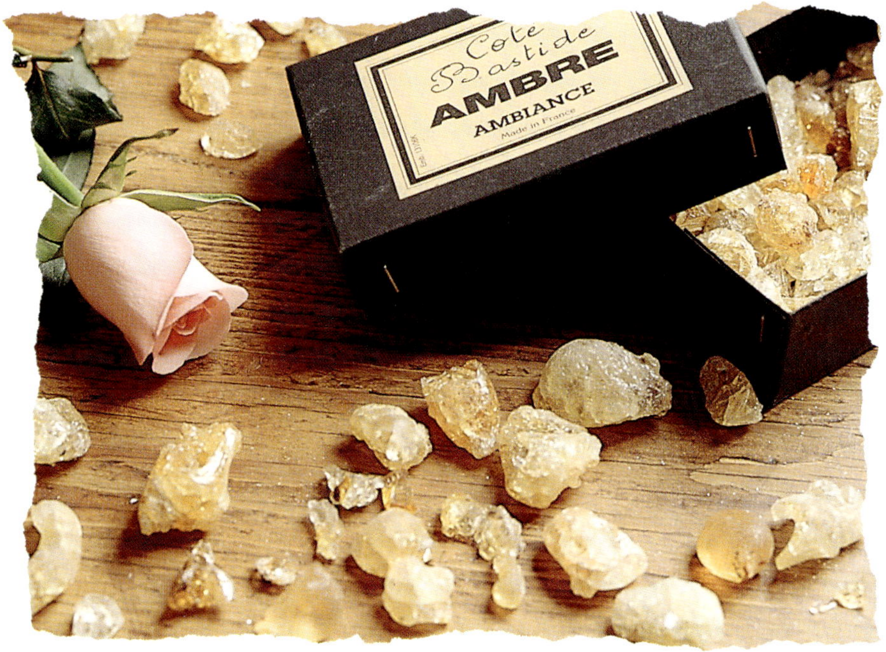

Über das Raffinement unserer körpereigenen Biochemie kann man sich nur immer wieder bewundernd freuen. Deswegen ist der allgemeine Trend zu Duftlampen, ätherischen Ölen und Aromatherapie nichts anderes als eine Rückkehr zu den Wurzeln, das heißt zu den Gerüchen, mit denen unsere Spezies über Jahrmillionen „erwachsen geworden ist" (symbiotische Evolution). Dazu gehört auch, daß man nicht prinzipiell alle natürlichen, starken Gerüche verdammt. Starke Gerüche können wichtige Körperfunktionen in Schwung bringen, wenn man sie nicht von vornherein ablehnt.

Diese Zwiespältigkeit bei der Wahrnehmung von Gerüchen hat mir meine Enkeltochter Dido sehr schön veranschaulicht. Wir fuhren frühmorgens mit dem Fahrrad durch Wien. Als wir an einem Kutschenstand in der Innenstadt vorbeikamen, roch es nach Pferden. Dido zupfte mich am Hemd und sagte verschmitzt: „Es riecht schlecht, aber ich mag es." – Es gibt Gerüche, die nicht zu den sogenannten angenehmen Düften gehören und uns trotzdem anziehen.

Daß die Informationen über die Nase ungeheuer wichtig sind, wurde jetzt in Amerika – einem chronisch geruchsarmen Land – im „Smell and Taste Treatment Center" (Chicago) wissenschaftlich bewiesen. Eine Erkenntnis, die weniger Deo-orientierte Länder zumindest als Erinnerung noch in der Nase haben. Geruch bestimmt über Sexualität, hormonelle Kettenreaktionen und Gewicht. Wohlriechendes Essen macht eher satt und bereitet mehr Freude. Außerdem gibt es eine unglaubliche Vielzahl von geruchsbestimmten Affinitäten, von denen wir zwar vom Verstand her wenig wissen; aber allein der Satz, „ich kann jemanden nicht riechen", beweist die Klugheit unserer Sinne.

Geruch und Sexualität

Die Verbindung von Geruch und Sexualität wird im Buch „Die Alchemie von Liebe und Lust" von Theresa Crenshaw ausführlich und interessant beschrieben. Doch es läßt sich auch in wenigen Sätzen sagen, und jede sensible Frau hat es längst am eigenen Leib erfahren: Während der Ovulation ist man begehrlicher und wird auch stärker begehrt. Der männliche Körper weiß (ohne daß der Kopf darüber nachdenkt) dank gewisser Düfte der weiblichen Achselhöhle, ob eine Frau paarungsbereit ist.

Einer der Gründe (wir kennen sicher nicht alle) liegt in der Erhöhung der Östrogene, damit erhöht sich wohl auch die Duftnote. Das Molekül PEA ist ebenfalls nicht ganz unschuldig: Man nimmt an, daß es auf visueller Ebene wirkt. Es zaubert Frauen einen rosigen Schimmer auf die Haut – und dieser Schimmer zieht Männer an. In fast allen Kulturen ist Rouge ein Bestandteil des Make-ups. Ich möchte allerdings darauf hinweisen, daß ein rosiges Gesicht vor allem ein Zeichen für Gesundheit ist, für eine vitale Verbindung mit dem Leben. Auch bei einem älteren Professor kann man bei einem spannenden Vortrag diese Errötung bemerken. (Albert Einstein war bis ins hohe Alter ein ausgesprochen anziehender Mensch.)

Und das muß nicht unbedingt mit Sex zu tun haben. Unsere Kultur ist – auch was das betrifft – von einer unglaublichen Öde. Das Erotische hat mit der Freude am Leben zu tun. Dabei ist der Geruch elementar. Stellen Sie sich nur ein Essen, eine Blume, eine Waldlandschaft ohne Duft vor. Man kommt sich vor wie im Kino, es fehlt etwas – und zwar etwas sehr Wesentliches: Die wahrhaftige Kommunikation auf allen Ebenen – vor allem der Hormone.

Wenn man sich seinem Partner liebevoll zuwenden möchte und dabei leider nicht in einem orientalischen Garten im Mondschein liegen kann, können aromatherapeutische Essenzen helfen. Dabei reicht es sicher nicht nur, ein Duftlämpchen anzuzünden. Auch das liebevolle Massieren und Streicheln – was man ohnehin tut – ist mit Duft ein Wegbereiter für feinere Ebenen, da in der Liebe im Idealfall ja auch eine geistige und feinstoffliche Paarung stattfindet.

Geruch und Gewicht

In diesem Zusammenhang ein paar wissenschaftliche Erkenntnisse, die einen zu Biobauern und in Naturkostläden treiben sollten, also dorthin, wo die Waren noch echt riechen. Man hat festgestellt, daß der Geruch von Speisen nicht nur sättigt, sondern auch abnehmen läßt. Eine Erfahrung, die ich immer mache, wenn ich die Gelegenheit habe, eigenes biologisches Essen zu kochen. (Das heißt: häßliche Tomaten mit schönem Geruch!) Ich bin dann immer am besten drauf – schlank, aber gut genährt. Der bloße Geruch sättigt und befriedigt wesentlich mehr als eine ganze Mahlzeit, die verkocht ist und aus künstlich hochgepäppelten Waren besteht. Es ist wich-

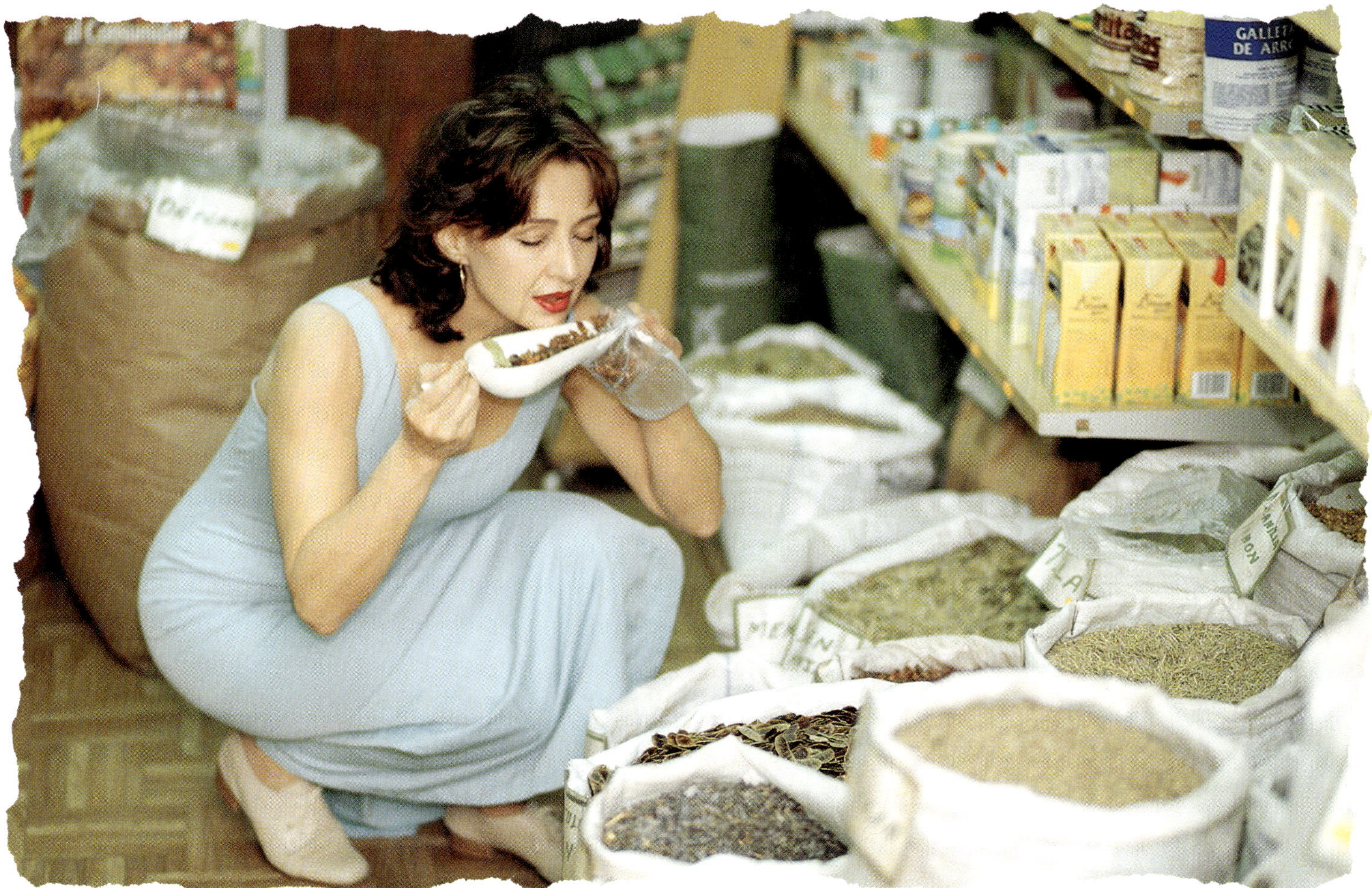

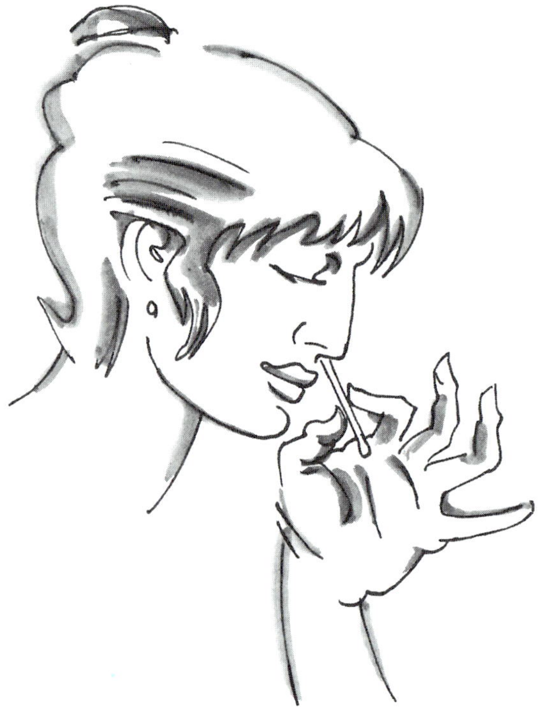

tig, die eigene zaghafte Verärgerung über geschmackloses Essen ernstzunehmen. Und jene Bauern zu unterstützen, die naturnah anbauen. Das Argument, deren Produkte wären zu teuer, stimmt schon deshalb nicht, weil hochwertige Pflanzen mehr Nährstoffe haben. Deshalb ist weniger Quantität wegen der guten Qualität ein offensichtlicher Gewinn. – Der Geruch ist ein Indiz dafür.

Geruch und Eigenwahrnehmung

Ein gern totgeschwiegenes Kapitel dieses Themas ist der Geruch auf der Toilette: Er darf auf keinen Fall so sein, daß man fliehen muß. Der Geruch im Badezimmer sagt einiges über unseren Gesundheitszustand, über Ernährung und Verwertung der Nahrung. Diese Erkenntnisse sind ein Wegbereiter für Gesundheit. Eines ist sicher: Menschen, die nicht zuviel Fleisch essen, hinterlassen auch keine ätzenden Gerüche auf der Toilette. Ein guter Indikator, ob man sich richtig ernährt, ist die Eile, mit der man den „Tatort“ verläßt.

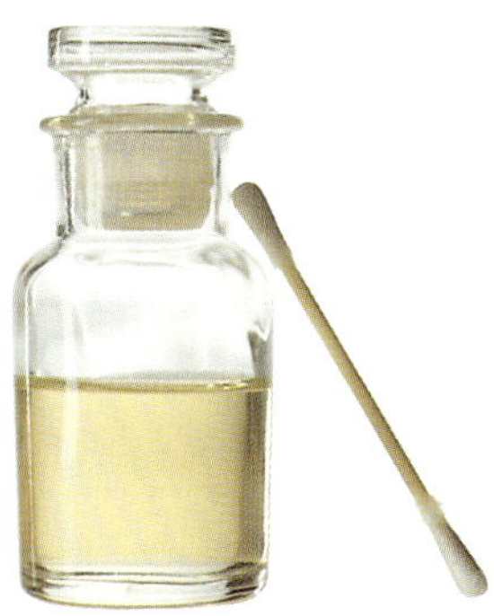

Ob es einem gefällt oder nicht: Der schlechte Geruch aus dem Darm ist auch aus einem anderen Verdauungskanal zu riechen – dem Mund. Auch Koffein und Nikotin können für Mundgeruch verantwortlich sein.

Turnübungen der Nase

Ein wirklich kluger Aspekt der ayurvedischen Gesundheitsrituale (eine indische Heilslehre) ist die Nasenreinigung. Das, was wir unter „Naseputzen“ verstehen, ist meist nichts anderes als ein Neuverteilen der Unreinheiten. Dabei sollte die Nase – genauso wie die Zähne – zweimal am Tag gesäubert werden. Dazu werden Salzwasser oder ein spezielles Nasenöl auf ein Wattestäbchen geträufelt und vorsichtig in die Nasenöffnung eingeführt.

Wichtig ist es auch, die Nase zu trainieren. Am angenehmsten geht das in einer „Duftbar“, wie man sie in vielen Bioläden und Apotheken findet.

Man darf nicht vergessen, daß Gerüche Empfindungen auslösen. Die Fähigkeit zu empfinden, macht uns menschlich. Wenn man so will, läßt die Geruchsarmut das Menschliche abflachen.

Duft und Wohlbefinden

Immer der Nase nach, ist bei der Wahl der Duftstoffe ein ernstzunehmender Rat, allerdings sollte man sich beim Kauf der recht teuren, echten Essenzen genau überlegen, in welche Richtung uns die Düfte bestärken sollen. Obwohl das Thema Duft und Aromatherapie sicher ein lebenslanges Studium erfordert, reicht es für den Laien aus zu wissen, daß es im Prinzip (wie beim Atmen) nur zwei

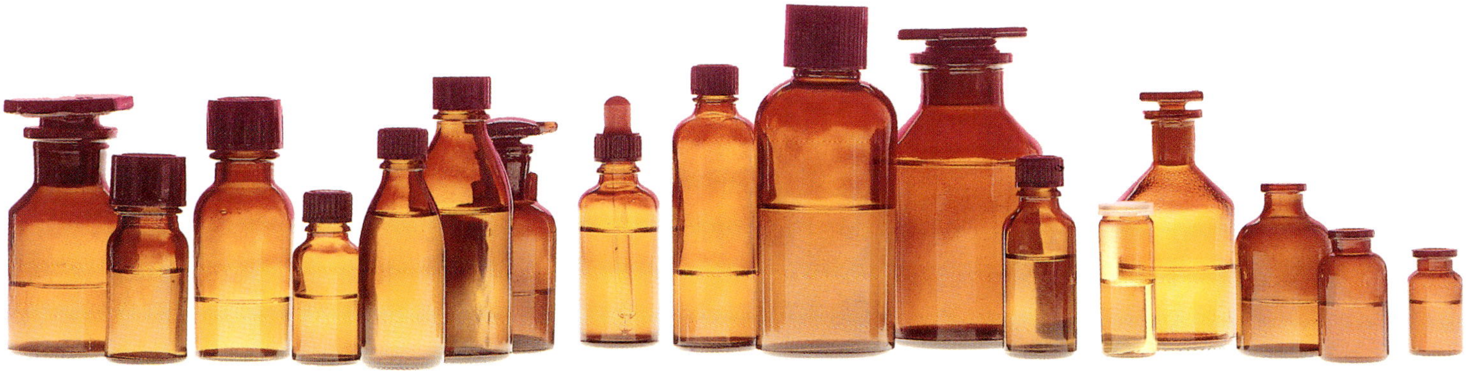

Richtungen gibt: Düfte beruhigen – oder sie beleben.

Da Gerüche in jeder Form erotisieren, kommt oft das Mißverständnis auf, Düfte würden generell sexualisieren. Mitnichten. Es gibt sogar Stoffe, die traditionell als Keuschheitsdüfte verwendet werden. Man könnte sagen, daß sie vergeistigen oder, wenn man so will, die Sehnsucht in andere Regionen heben. Nicht schlecht, wenn man im Büro einen aufdringlichen Chef hat.

Auch sonst kann eine Duftlampe am Schreibtisch wahre Wunder wirken, denn viele Krankheiten am Arbeitsplatz kommen nicht von ungefähr. Schlechte Laune und Erschöpfung sind ein Teil des Problems, und auch da spielt der Duft eine Rolle. Ohne Zweifel wird die Atmosphäre für alle Beteiligten angenehmer, wenn ein belebender Geruch in der Luft ist. Eine Duftkerze oder eine Duftlampe mit aromatherapeutischer Wirkung können ein wichtiger Bestandteil eines gut funktionierenden Büros sein. Es empfiehlt sich zum Beispiel die Verwendung von Zitrone und Orangenblüten. Schwere Gerüche wie Vanille gehören – aus offensichtlichen Gründen – eher in die Schlafräume. Zwar hilft Vanille gegen Depressionen, doch sie wirkt auch positiv auf die Potenz und hat damit wohl nichts im Büro zu suchen.

Sexualisierende Düfte gehören in eine eigene Kategorie, da sie sowohl beruhigend als auch aufregend wirken sollen. Egal, in welche Richtung Sie Ihre Duftstoffe verwenden, es versteht sich von selbst, daß die Basis aller Dinge eine geistige ist und man sich bei der Verwendung von Düften nicht geistlos verhalten sollte.

Wo immer Sie Ihre Düfte ausbreiten, besprechen Sie es zuerst mit Ihren Partnern. Ein Punkt ist sehr wichtig und wird oft mißachtet: Wenn eine schwangere Frau unter den Arbeitskollegen ist, sind die Duftstoffe übervorsichtig anzuwenden. Vergessen Sie nicht, daß Pflanzen und Minerale ursprünglich einmal Medikamente waren. Vorsicht ist hier deshalb ebenso wichtig wie bei Tabletten aus der Apotheke.

Synthetische Düfte

Eine der faszinierendsten Persönlichkeiten (und ein erfolgreicher Geschäftsmann) in der Welt der Duftstoffe ist Horst Rechelbacher, ein Österreicher, der in Amerika ein „Natur-Emporium“ aufgebaut hat und dort im großen Stil ökologische Schönheitsprodukte herstellt. Er ist „50 something“, wirkt alterslos dynamisch, ohne dabei jung sein zu wollen. Mit dem Thema Gesundheit und Geruch hat er sich weit mehr beschäftigt, als das sonst in der Duftwelt und der Parfumindustrie üblich ist. Man kann sagen, daß er ein Pionier auf dem Gebiet der Kosmetik (auch der feinstofflichen) und der Ökologie ist.

Unter seinen vielen Projekten gibt es auch eine Verjüngungs-Schönheitsfarm, die allerdings mehr eine Schule ist. Neben den Behandlungen lernt man dort sehr viel. Meine Wahrnehmung den feinstofflichen Dingen gegenüber wurde dort geschärft. Eines der auffälligsten Dinge, die ich erfahren habe, war etwas, was mir meine Nase beigebracht hat: Auf Horst Rechelbachers Beautyfarm riecht es wie in meiner Kindheit. Jedesmal, wenn ich mir dort die Haare wusch, fühlte ich mich geborgen. (Etwas, was mir, wie vielen „Einzelkämpfern", normalerweise sehr schwerfällt.) Das kann man werten, wie man will, ich denke, daß ein paar Stunden gedankenlos empfundene Geborgenheit mehr für die Regeneration bewirken als eine verkrampfte Suche nach kosmetischer Verjüngung.

Gerüche und Düfte gibt es nicht nur auf unserem Planeten. Im 19. Jahrhundert postulierte der französische Philosoph Charles Fourier, daß Aromen eine Rolle bei der Formation der Galaxien spielten, aus der sich die Erde und das Leben darauf gebildet haben. Unser Ursprung duftet also auch. Die Koexistenz des Menschen und seiner galaktischen Geburtsstätte ist also sehr, sehr alt und deutet an, wo man „hingehört".

Die Ökosysteme Mensch und Planet sind vollkommen symbiotisch, Pflanzen sind demnach unsere ältesten Chemiewerke. Die Fähigkeit, in einer Einheit mit der Duftwelt zu leben, ist ein Teil der Körperklugheit. Mit der Schaffung synthetischer Gerüche hat man diese Körperklugheit desorientiert. Und damit die Fähigkeit, sich geborgen zu fühlen, vermindert oder gar zerstört. Wer sich zu Hause mit Synthetik eindeckt, entfernt die Möglichkeit der Geborgenheit. Auch wenn dies sehr abgehoben klingt, gibt es wenig, dem ich so aus vollem Herzen zustimme. Die Zunahme von Allergien sind doch Beweis genug! Es ist Zeit – zumindest im eigenen Heim –, so weit wie möglich zurück zu den Ursprüngen zu gehen und auf „neuchemische" Düfte aus der Flasche zu verzichten. Nur so holt man sich die Geborgenheit zurück, die man letztendlich als Basis für ein schöpferisches Leben braucht.

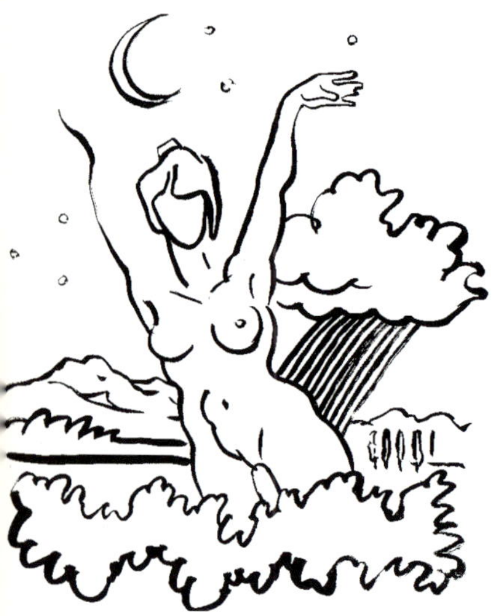

TIPs

- *Überprüfen Sie alle Duftstoffe in Ihrem Haushalt auf Bekömmlichkeit. Verbannen Sie unbekömmliche, synthetische Düfte. Sie können wesentliche Gerüche sonst oft nicht mehr wahrnehmen.*
- *Finden Sie Ihre persönliche Duftnote, lassen Sie sich nicht von Modetendenzen beeinflussen. Gerade beim Geruch kann es nur heißen: Der eigenen Nase nach.*
- *Umgeben Sie sich mit Wohlgerüchen. Vor allem im Schlafbereich ist das sehr wichtig. Sie kommen selbst zur Ruhe und können entspannen, die beste Voraussetzung für einen erholsamen Schlaf!*
- *Am Arbeitsplatz tut eine Duftlampe gut. Suchen Sie mit den Kollegen einen gemeinsamen Duftnenner. Zitrone oder Orange sind zu empfehlen. Sie werden sehen, die Stimmung am Arbeitsplatz verbessert sich.*
- *Essen Sie schwerpunktmäßig vegetarisch, das läßt Sie empfindsamer und „seismographischer" in der Wahrnehmung werden.*
- *Wenn Sie Gymnastikübungen machen, verwenden Sie Ihren ganz spezifischen Duft. Es intensiviert jedes Training, wenn auch die Nase mitübt. Befeuchten Sie vor den Übungen Ihre Nasenlöcher mit einer aromatischen Essenz, die Sie auf ein Wattestäbchen träufeln. Inhalieren ist der direkteste Weg (außer Injektionen), Wirkstoffe in den Körperkreislauf einzubringen. In Amerika gibt es Vitamin B-Präparate, die man inhaliert und die über die Nasenschleimhäute aufgenommen werden. Ich persönlich habe sehr positive Erfahrungen mit dem Inhalieren bestimmter Aromastoffe gemacht. Zum Beispiel Efeu zur Entwässerung, Vanille zur Belebung, Zitrone für gute Laune.*

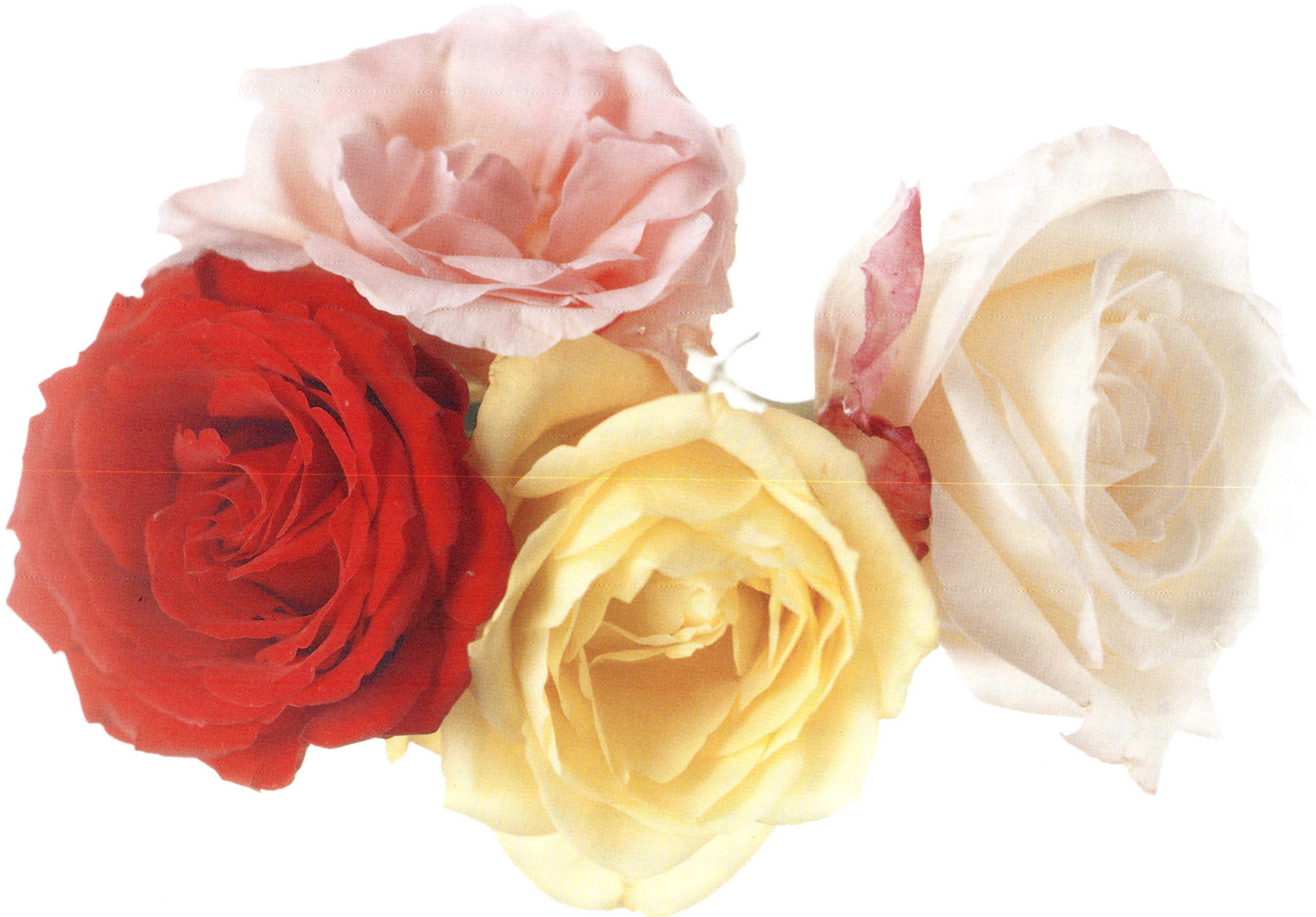

Duft-Kategorien

Belebende Düfte	Beruhigende Düfte	Sexualisierende Düfte	„Arbeitsdüfte"
Eukalyptus als Badezusatz, Massageöl und zum Inhalieren Geranium als Badezusatz, Massageöl Bergamot als Badezusatz, Massageöl und zum Inhalieren Rosmarin als Badezusatz, Massageöl und zum Inhalieren	Kamille als Badezusatz, Massageöl Neroli als Badezusatz, Massageöl und zum Inhalieren Lavendel als Badezusatz, Massageöl Rose als Badezusatz, Massageöl Rosenholz Zypresse	Sandelholz Patchouli Rose Ylang Ylang Jasmin Vanille Vetiver Neroli Geranie	**Antisexualisierend:** Kampfer **Belebend, ohne sexuelle Nebenwirkung:** Orange und Zitrone Pfefferminz Nelke Wacholderbeeren

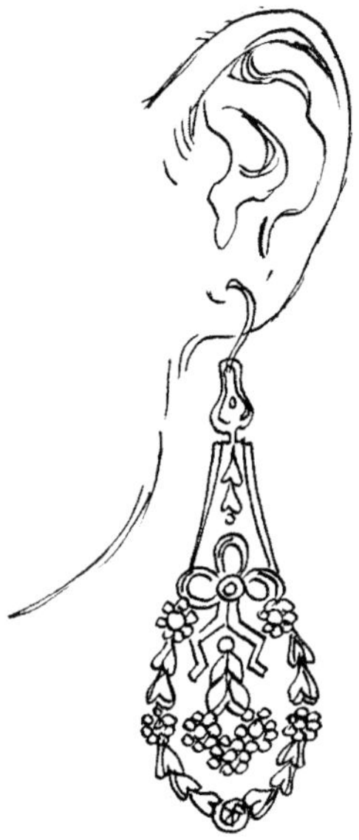

Das Ohr ist die Prinzessin der Sinne.

Ton – Die Seele putzen

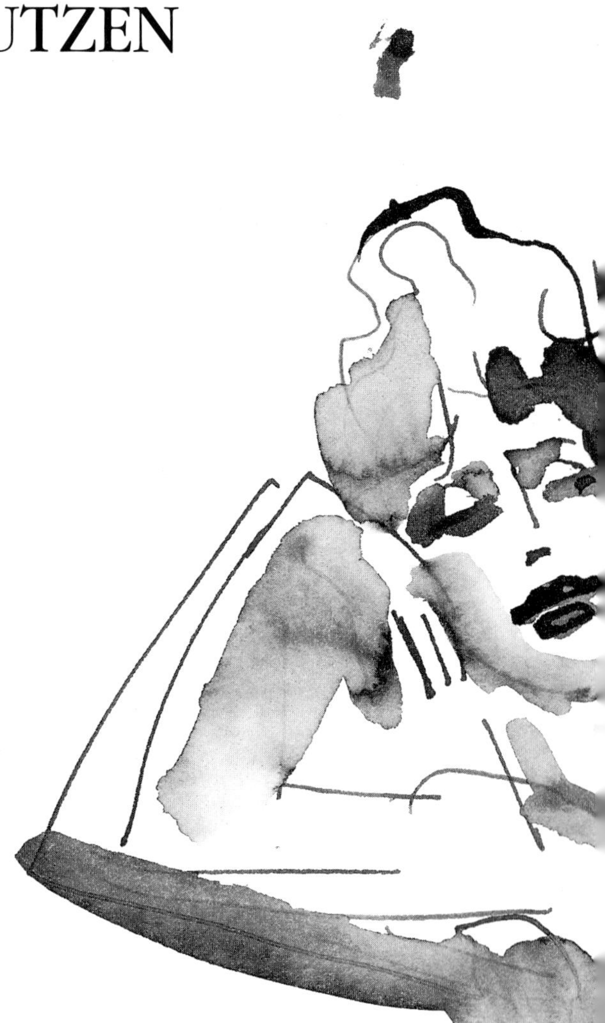

Die Töne unseres Universums sind phantastisch. Sie „schwingen" sich durchs Wasser und durch die Luft, küssen unsere Seele mit dem flirrenden Ton raschelnder Pappelblätter oder erschrecken uns mit Donner. Sie berühren uns im angenehmen und im unangenehmen Sinne. Unser Ohr (samt Inhalt) dient wie alle Sinne der Orientierung und damit dem Leben selbst. Wir können gerade und um die Ecke hören, das macht diesen Sinn zu einem höchst raffinierten. Während der Geruch sozusagen den elementaren Dingen dient, könnte man das Hören, die Einbindung in das Schwingen, als „Prinzessin der Sinne" bezeichnen. Der Ton, das Lied, die Stimme, das sind Einbindungen in Himmel oder Hölle – und in diesem Zusammenhang hat das moderne Leben einiges zu bieten.

Hand in Hand mit der Erfindung von exzellenten Reproduktionstechniken, beispielsweise ein (Radio-)Konzert im Wohnzimmer, bietet der Alltag heute eine Vielzahl von Tönen, die unsere Instinktnatur permanent verschreckt und fliehen lassen würde. So ist es zum Beispiel sehr fraglich, ob das Schlafen bei Autolärm überhaupt noch als Schlaf zu bezeichnen ist – oder nicht eher als Ohnmacht.

Es geht aber bei dem, was uns über Töne krank macht, nicht nur um den Lärm selbst. Gemeinschaften sind laut und geben dadurch auch Sicherheit. Es sind also nicht der Lärm oder der Ton (im Urwald ist es viel lauter), sondern die Isolation und Unfähigkeit, auf die Töne der Umwelt mit eigenem Ton zu reagieren, was sicher zur inneren Disharmonie führt. Ein Auto läßt sich nicht anschreien – zumindest nicht als erfolgreicher Befreiungsakt.

Generell könnte man sagen, daß bei allen Vorteilen der Moderne das „Schwinden der Sinne" ein wenig bedachter Verlust ist. Es nützt auch nichts, wenn in Modemagazinen jede zweite Woche eine „neue Sinnlichkeit" ausgerufen wird – neben der „neuen Männlichkeit", der „neuen Verführbarkeit". Man braucht ja nur in ärmere Länder zu gehen, um zu beobachten, wie eng Modernisierung mit dem Verlust an sinnlicher Wahrnehmung einhergeht. Unsere Sinne schwinden – und damit auch unsere Körperklugheit.

Dabei geht es beim Ton nicht nur um jene Dinge, die wir wahrnehmen, sondern auch um das Verstummen unseres wichtigsten Beschwörungs- und Besänftigungsinstrumentes – der Stimme. Es ist wichtig, sich mit der Eigenresonanz von schlecht auf gut umstimmen zu können. Man kann schlechte Stimmungen tatsächlich wegsummen, man kann sich „umstimmen". Das geschieht nicht

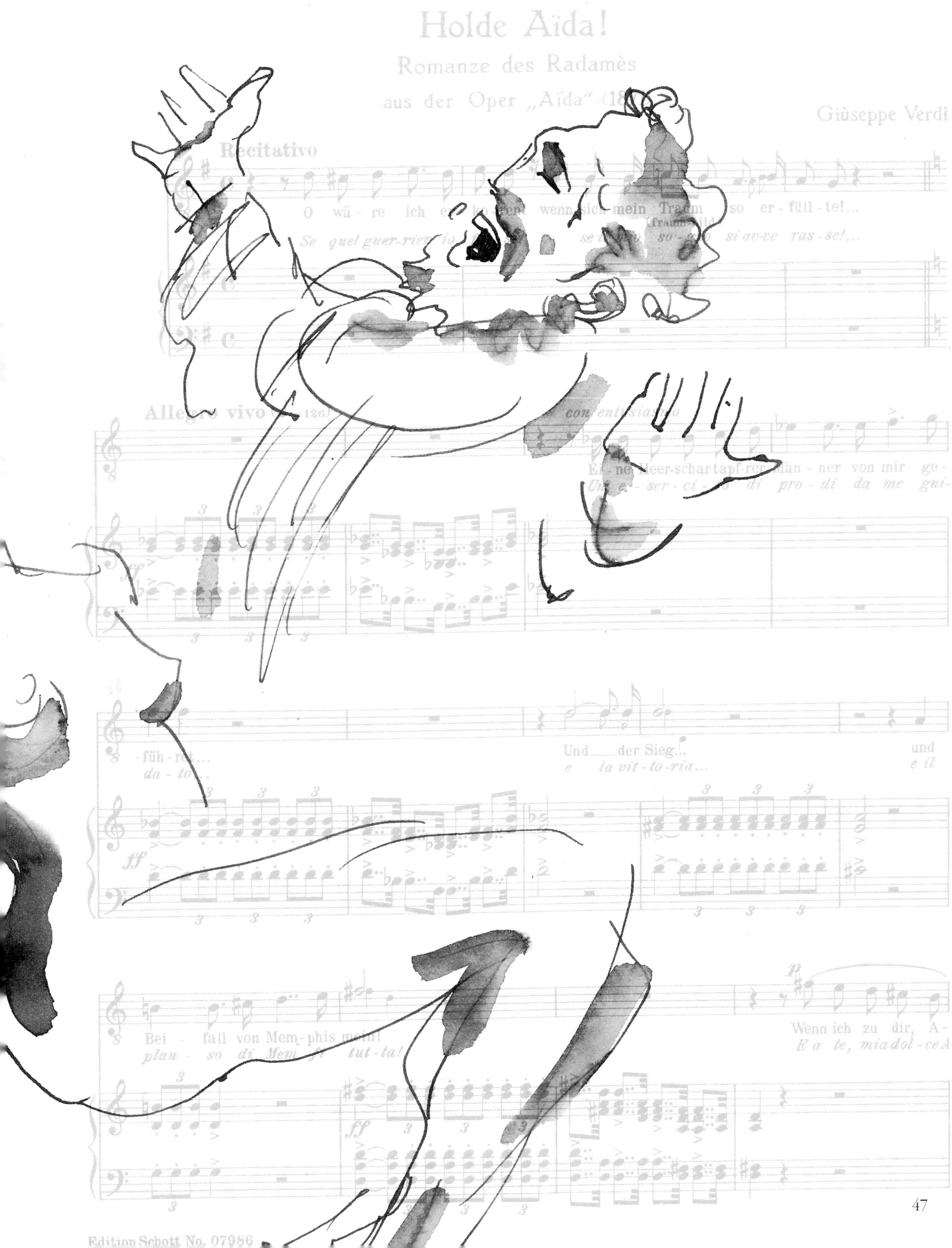
Holde Aïda!
Romanze des Radamès
aus der Oper „Aïda“
Giuseppe Verdi
Recitativo
O wä - re ich er - ko - ren wenn sich mein Traum so er - füll - te!...
Se quel guer-rier io fos - si! se il mio so - gno si av-ve ras - se!...
Allegro vivo
con entusiasmo
Ei - ne Heer-schar tapf-rer Män - ner von mir ge -
Un e - ser - ci - to di pro - di da me gui -
ff
- füh - rt...
da - to...
Und der Sieg...
e la vit - to - ria...
und
e il
Bei - fall von Mem - phis mein!
plau - so di Mem - fi tut - ta!
Wenn ich zu dir, A -
E a te, mia dol - ce A -
Edition Schott No. 07986

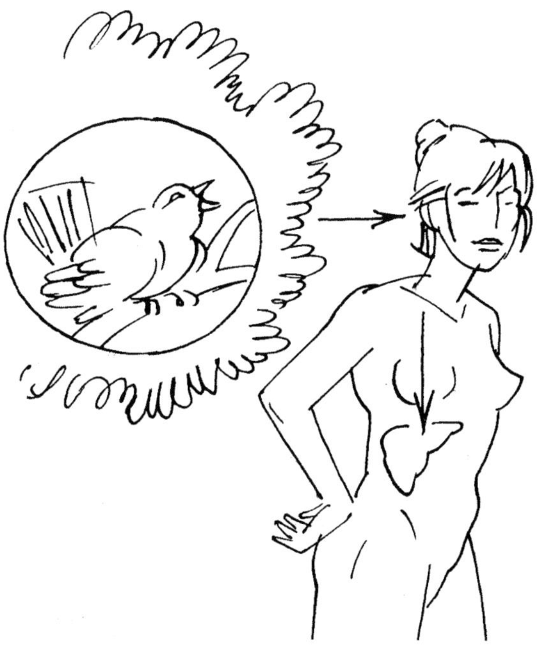

nur, indem man schöne Musik hört, sondern auch durch Anteilnahme. Die Auswirkung auf das Befinden ist verblüffend und zeigt, wie schnell sich übers Ohr die Umstimmung von Leid zu Freud' herstellen läßt. Diese Beschwichtigung und die Verführung über die Stimme versteht man sofort, wenn man Luciano Pavarotti auch nur eine einzige Note singen hört. Nun singen wir zwar nicht alle wie Pavarotti, doch das sollte uns wirklich nicht daran hindern, ein Lied zu trällern, wenn uns danach zumute ist.

Ebenso wie die Reinigungsprozeduren des Gesichtes und die Duftanreicherung der Luft sollte jedes belebende Morgenritual auch den Klang der eigenen Stimme mit einbeziehen. Das Singen unter der Dusche war schon immer beliebt, auch ein „geführtes" Singen oder ein Summen zu schöner Musik ist wie ein Putzen der Gefühle und etwas höchst Kommunikatives. Der Wunsch mitzusingen (oder zu tönen), entspringt einem tiefen „kreatürlichen" Bedürfnis. Wölfe heulen auch im Rudel, wir sind offenbar die einzige Spezies, die sich dafür geniert.

Das Fehlen solcher gemeinsamer Lautmalereien in unserer Kultur ist einer jener Mängel, die zu unserer inneren Vereinsamung beitragen. Man schämt sich zu singen, weil ein Standard erhoben wird, dem man sich unterwirft. Aber was soll's? Außerdem kann man es für sich selber lernen. Den richtigen Ton zu treffen, ist die Fähigkeit, ein Gefühl auszudrücken.

Eine Freundin erzählte mir, daß in ihrem Frisiersalon, während im Radio das Lied „And I will always love you" von Whitney Houston lief, sämtliche Kundinnen unter den Trockenhauben lauthals mitgesungen und danach einen „seligen" Ausdruck auf ihren Gesichtern gehabt hätten. „Sie konnten sich ja selbst nicht hören", meinte die Freundin. Singen, ob gut oder schlecht, ob richtig oder falsch, ob schwach oder stark ist in erster Linie ein wichtiges Mittel, sich mit seinem eigenen „Instrument" vertraut zu machen. Einem kleinen Kind ist es egal, wie es in den Schlaf gesungen wird. Es nimmt den Gesang als Ausdruck der Zuwendung – was es auch ist. Im Vertraut-Machen mit der eigenen Stimme ist Schamlosigkeit angebracht. Wer sich also mit der eigenen Gesundheit, diesem Stadium der dynamischen Harmonie, aktiv befaßt, sollte sich dringend an die Einstimmung seines Privatinstrumentes machen.

„Tönen" in Gemeinschaft

Religionen haben das gemeinsame Singen klugerweise schon immer als Teil ihres Angebotes im Programm. Auf jeden Fall ist es empfehlenswert, eine Gruppe zu finden, bei der man „mitheulen" kann. Ich selbst habe im Rahmen einer Tanzerfahrung mit dem sogenannten Afrodance das Glück gehabt, über meinen Lehrer Michelangelo zu erfahren, wie heilsam Summen und Singen bei so einer gemeinsamen Übung sind. Alle Mitschüler hatten nach der Stunde ein Gesicht, das vor vitaler Entspanntheit schimmerte. Klar und mit „geputzten Gefühlen" ging man selbst im tiefsten Winter auffallend gut gelaunt nach Hause.

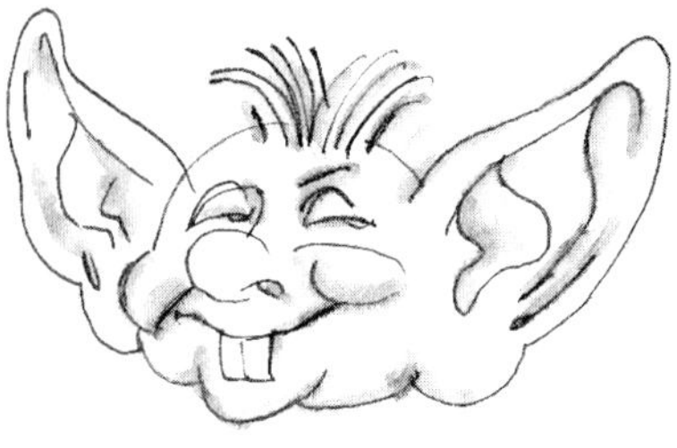

Stimme und Stimmung

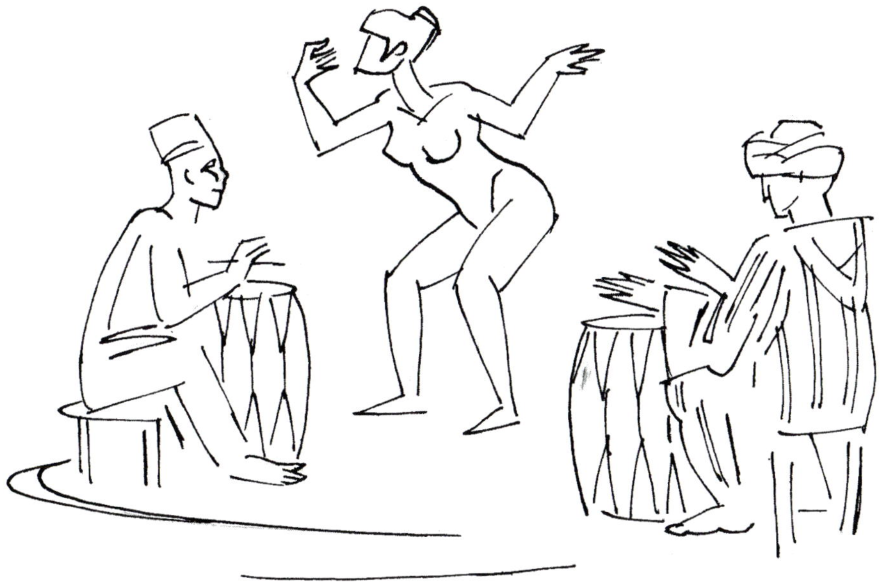

Ein wichtiger Bestandteil jeder Übung ist das Mitsummen zur Musik. Deswegen spiele ich meist über einen gewissen Zeitraum bei meiner Gymnastik die gleichen Lieder. Ich lerne entweder den Text oder nur die Melodie. Dadurch entsteht automatisch ein Zugang zu etwas, was mir vom Gefühl her gefällt. Es mögen Gefühle sein, die ich mir im Alltag nicht leisten kann. (Zum Beispiel die Sehnsucht nach Menschen, die weit weg sind.) Statt diese Gefühle runterzuschlucken, ventiliere ich sie und sammle dadurch die Kraft, Geduld zu üben, ohne daß es mich krank macht.

TIPs

- *Musik ist morgens wichtiger als der Kaffee. Achten Sie bei der Auswahl darauf, wie Sie emotional darauf reagieren. Es hat wenig Sinn, sich aufs „nüchterne" Ohr schon mit Musik aufzufüllen, die Sie mit den „Paarungsproblemen" anderer belastet und runterbringt. Die Musik im Radio bringt zwar das Gefühl, in einer Dorfgemeinde zu sein, wo man in den Klatsch und Tratsch eingebunden wird, doch für das Harmonisieren mit den Kräften kann ich mir Besseres vorstellen. Es gibt eine Reihe ethnischer Klänge, die dadurch, daß man sie nicht versteht, auf doppelter Ebene wirken. Der Ton wird aufgenommen und nicht „vergedanklicht". Man kann mitsummen und – ohne das Gehirn intellektuell zu bemühen – Töne schaffen, die die Emotionen, also die Seele, putzen.*
- *Mein absoluter Liebling ist Seilif Keita, ein afrikanischer Komponist. In seiner Musik ist für mich alles drin: Ich sehe die Wellen des Meeres, Blüten und den wiegenden Gang von Frauen, die ihre Kinder auf dem Rücken tragen – selbst wenn ich in einem Hotelzimmer im nebligen Norden bin. Die Wahl der Musik ist, ebenso wie die des Duftes, eine sehr persönliche. Es lohnt sich, ein paar Stunden Zeit zu investieren und sich in einem Musikladen beraten zu lassen.*
- *Achten Sie darauf, sich eine Morgen- und eine Abendmusik zu besorgen. Für mich wäre zum Beispiel Wiener Walzer (der sich phantastisch für die Beschwingung am Morgen eignet) abends zu „aufputschend". Für den Abend gibt es viele gute Klänge aus der „New Age"-Musik. Tagsüber kriege ich davon eingeschlafene Füße.*
- *Meine Favoriten sind neben Seilif Keita indische Musik aller Art, Deep Forest und van Morrisons „Moondance"; aber auch Wagner-Ouvertüren finde ich phantastisch belebend.*

Bodybalance – Tanzübungen

Der Rücken gibt Auskunft

Die Wirbelsäule ist das, was uns aufrecht erhält. Entlang unserer beweglichen Säule werden – genauso wie im Gesicht – Disharmonien festgehalten. Man sagt, der Mensch ist so alt, wie seine Wirbelsäule beweglich ist. So läßt sich für ein geschultes Auge schon am Rücken erkennen, welches Organ im Inneren des Körpers in Mitleidenschaft gezogen ist. Egal, ob die Ursachen psychischer oder physischer Natur sind – eine Trennung, die es nur im westlichen Gesundheitssystem gibt.

Bei einer der von mir empfohlenen Kosmetikbehandlungen bei Piroche wird deshalb auch der Rücken abgetastet und mitbehandelt. Schließlich ist das Leben ein Fluß, alle Organe sind über Kanäle miteinander und mit dem Rücken verbunden. Diesen Fluß gilt es in Gang zu halten. Eine Disharmonie ist eine Überschwemmung unter der Haut, im Inneren des Körpers. Sie können eine Überschwemmung eines lebenden Systems nicht beheben, indem Sie nur an der obersten Stelle das Wasser abschöpfen. Sie müssen dafür sorgen, daß der Fluß weiterfließen kann. (Wenn Ihr Keller überschwemmt ist, werden Sie schließlich auch nach dem Haupthahn suchen und ihn abdrehen.)

Bei jeder Disharmonie wird die Beweglichkeit als erstes beeinträchtigt. Sogar Zahnschmerzen beeinflussen den Gang und seine Leichtigkeit, die Agilität eines jeden Menschen. Der Rücken ist sowohl Panzer als auch Schaltsystem. Rückenverletzungen haben katastrophale Auswirkungen auf den gesamten Organismus.

Die meisten Berufe verursachen Rückenschmerzen, ob Hausfrau oder Tennisspieler, ob Chirurg oder Verkäuferin – fast alle Tätigkeiten belasten das Rückgrat.

Auch unter diesem Aspekt möchte ich Ihnen meine Bodybalance-Übungen ans Herz legen – damit Sie Ihre eigene Beweglichkeit stimulieren und erhalten.

Ein paar Tips zu den Übungen

- *Bitte lassen Sie jede Art von sportlichem Ehrgeiz außen vor. Es geht hier um den Genuß am eigenen Körper. Seien Sie nicht schlaff, aber auch nicht hyperkritisch.*
- *Machen Sie die Übungen morgens, bevor das Leben Sie einholt.*
- *Bitte gehen Sie vor den Übungen auf die Toilette. (Pardon!) Dafür ist das Trinken eines heißen Getränkes wichtig.*
- *Nicht vergessen: Musik, Düfte, schöne Töne und – wenn möglich – zumindest eine Pflanze oder eine Blume zum Betrachten! Auch das „Drumherum" ist wichtig. In harmonischer Atmosphäre wirken die Übungen tausendmal besser.*
- *Machen Sie beim Ausatmen Geräusche. Es muß nicht so laut sein, daß die Nachbarn aufwachen. Trotzdem sollten Sie die verbrauchte Luft – und Ihre alten Sorgen – mit Schwung entlassen.*
- *Die richtige Kleidung: Ich liebe Batistpyjamas. Verwenden Sie Stoffe, die luftdurchlässig sind. Keine enganliegenden Bodys!*
- *Achten Sie darauf, daß Ihre Füße richtig stehen – parallel zueinander und leicht gegrätscht, damit Sie einen sicheren Stand haben.*

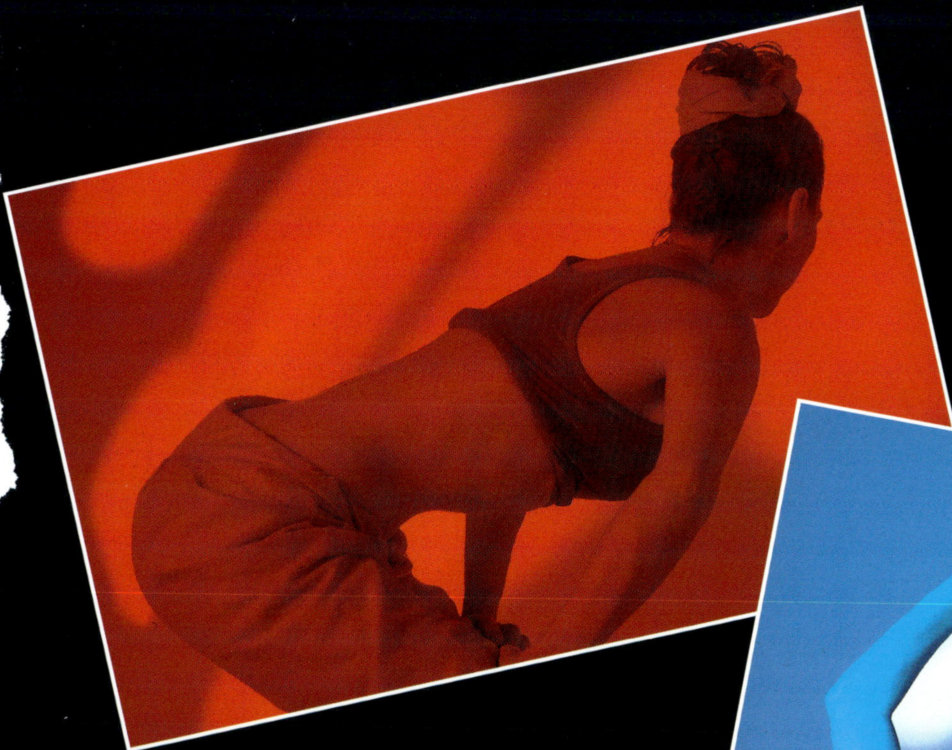
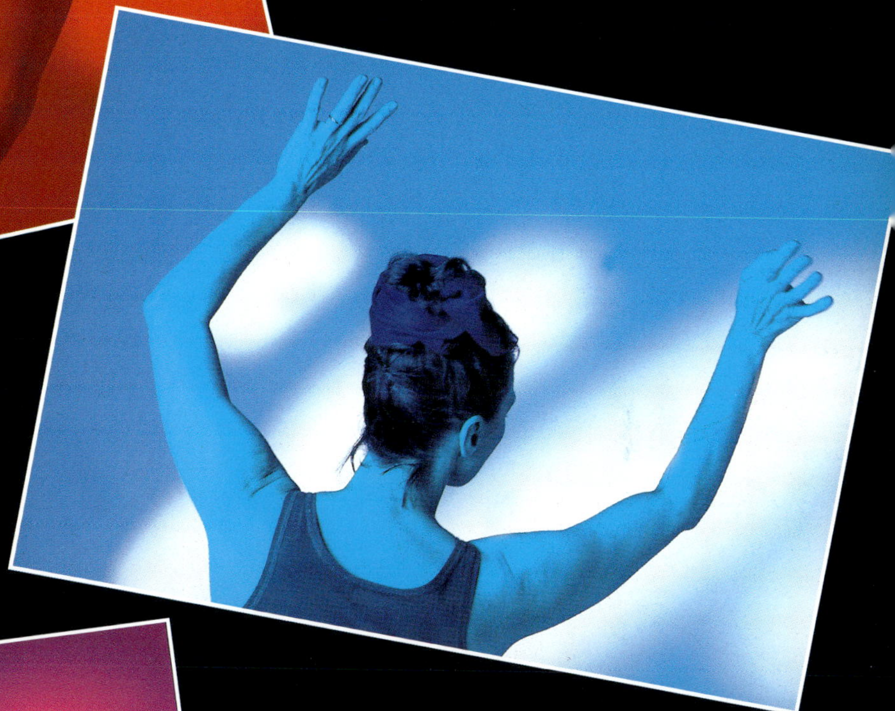
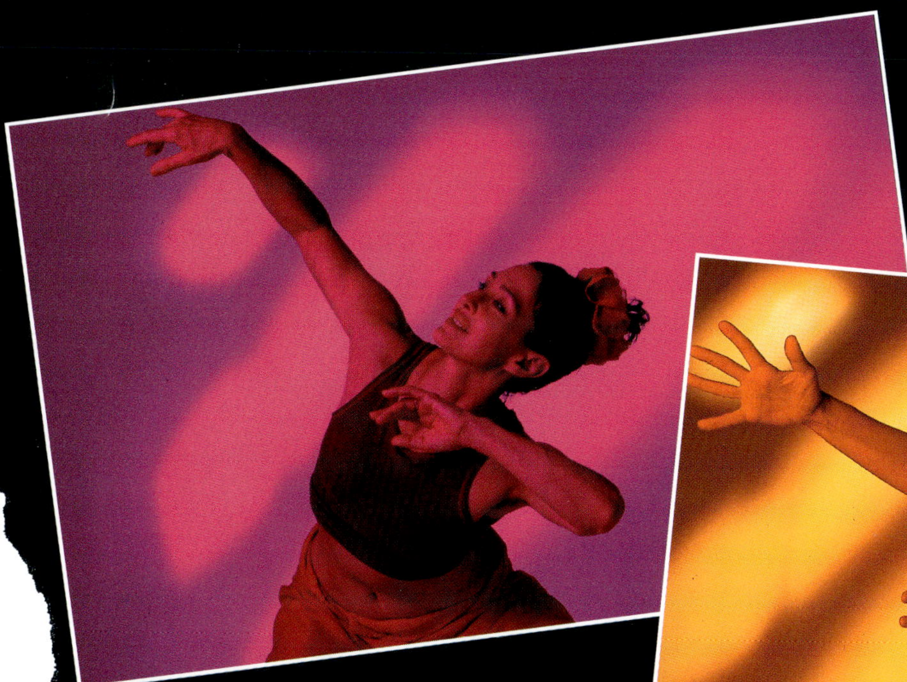
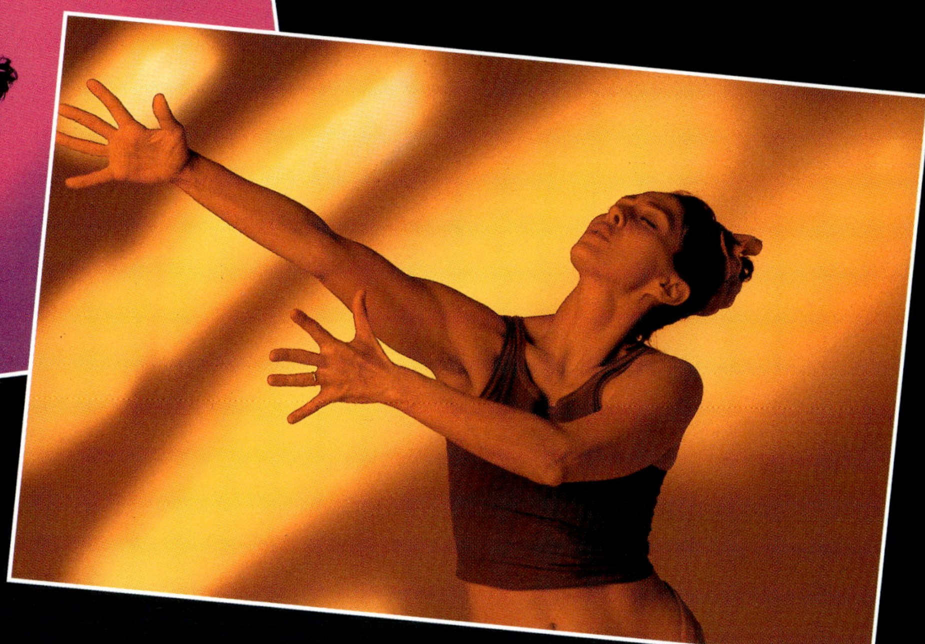

Der Himmel im Kopf

Die Atemvorstellung für diese Übung ist sehr schwer zu beschreiben. Als erstes sollten Sie versuchen, sich die Farben auf diesen Bildern zu verinnerlichen. Es hilft, sich vorzustellen, daß Sie Ihren Kopf mit Himmelblau anreichern. Die Hände begleiten das Atmen (wie übrigens bei allen Übungen). Beim Ausatmen bilden sie einen Kreis, bei dem die offenen Handflächen nach oben zeigen. Das Einatmen wird mit einem Kreis mit den Handflächen nach innen begleitet. Diese Übung dient der Lockerung der Kopf- und Schulterpartie.

Selbst bei einer Übung wie „Der Himmel im Kopf“ ist es wichtig, sich an den Boden unter den Füßen zu erinnern. Die Schwingung der Bodenverankerung macht auch diese Übung zur ganzheitlichen.

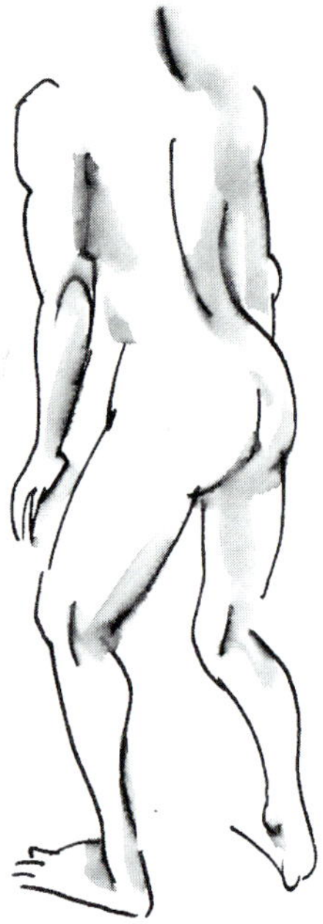

Erfühlen Sie den Boden unter Ihren Füßen, „erden“ Sie sich.

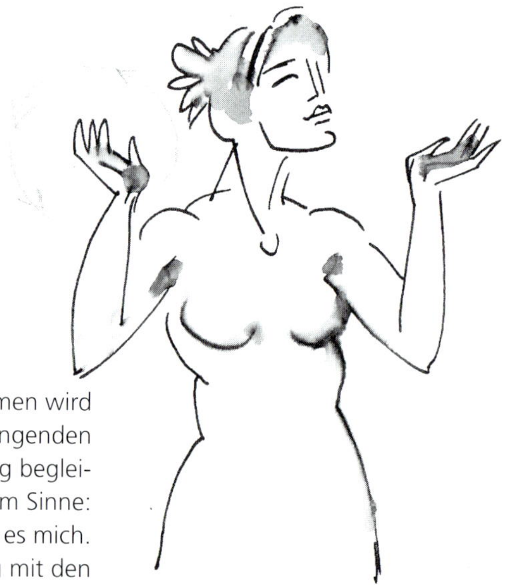

Das freie Ausatmen wird mit einer schwingenden Handbewegung begleitet. (Etwa in dem Sinne: Was kümmert es mich. Oder: Weg mit den Spannungen!)

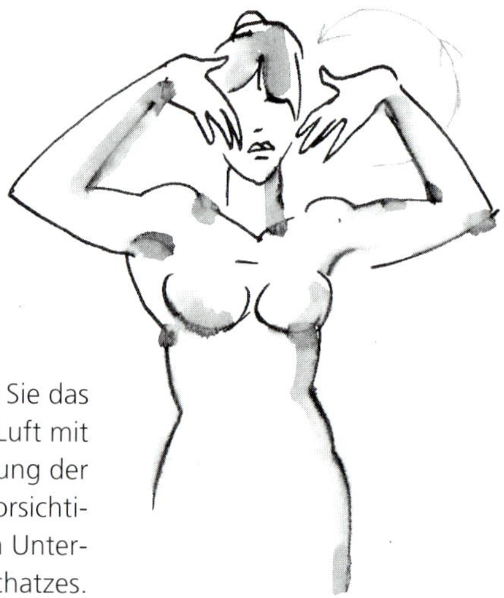

Unterstreichen Sie das Einatmen der Luft mit einer Innendrehung der Hand - wie ein vorsichtiges Einstülpen, ein Unterbringen des Luftschatzes.

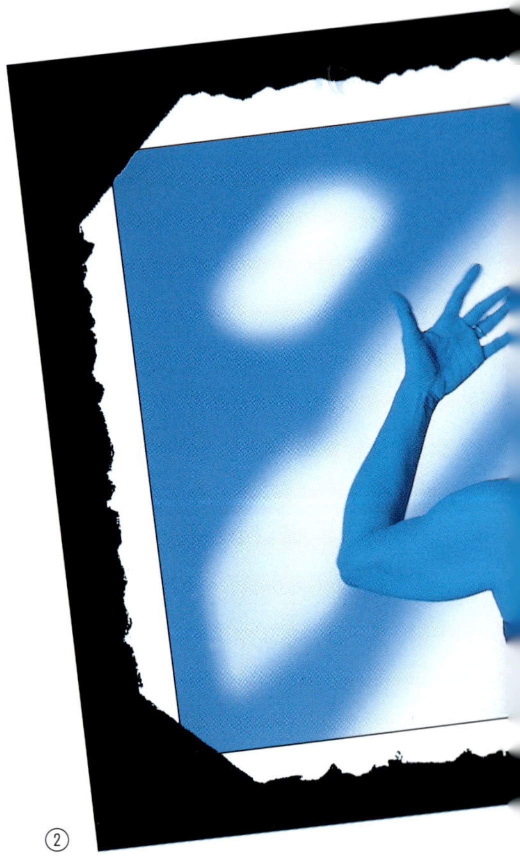

②

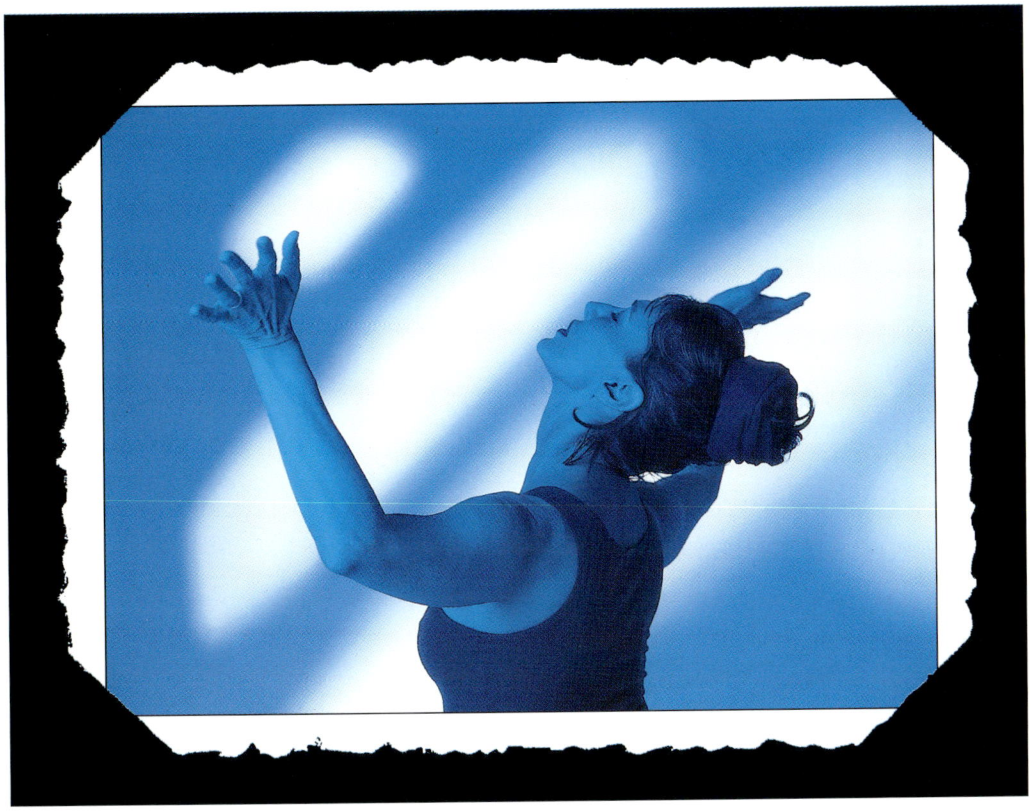

①

③

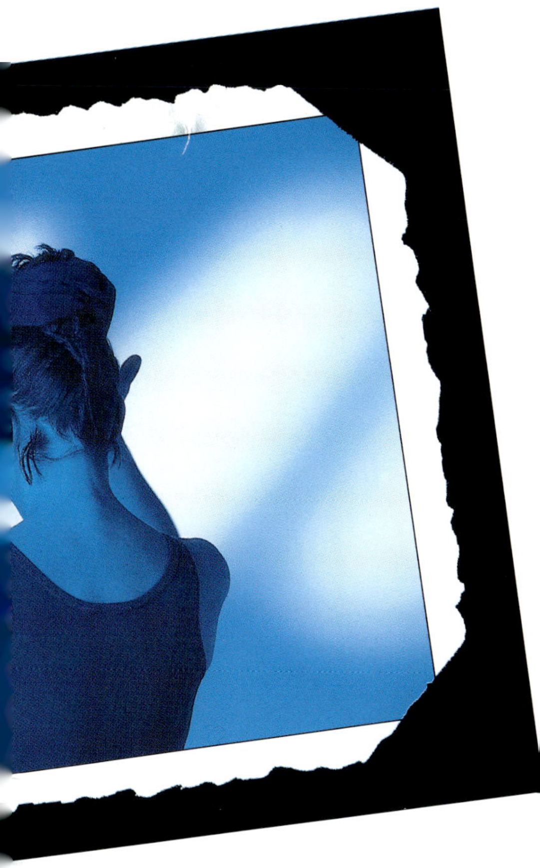

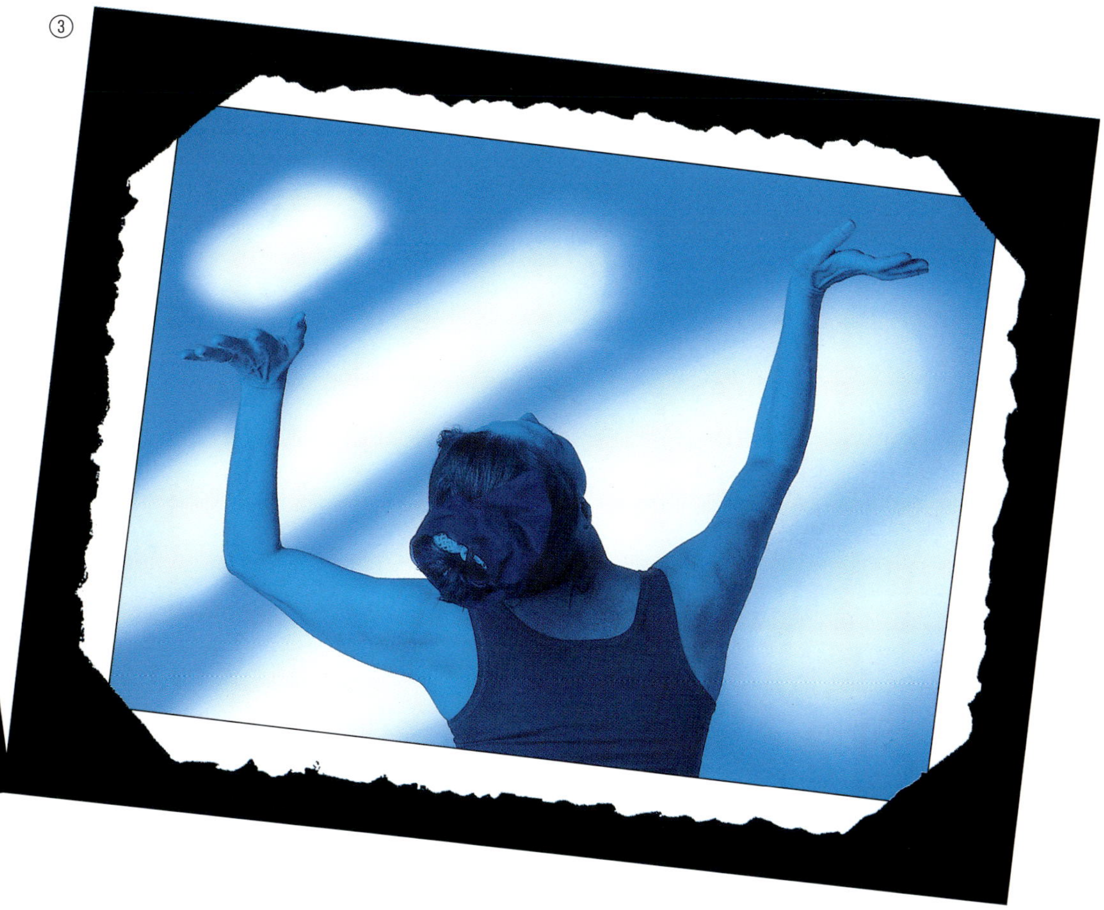

Bebendes Becken

Stellen Sie sich wie gewohnt mit geraden Füßen hin und stützen Sie sich mit den Händen auf den Schenkeln direkt über den Knien ab. Bei dieser Übung ist weniger mehr. Begleiten Sie die Ein- und Ausatmung nur mit einer Bewegung des Beckens. Das ist sehr wichtig, um die Atmung direkt in die Beckengegend zu führen, denn dort blockiert die Spannung die Bewegung.

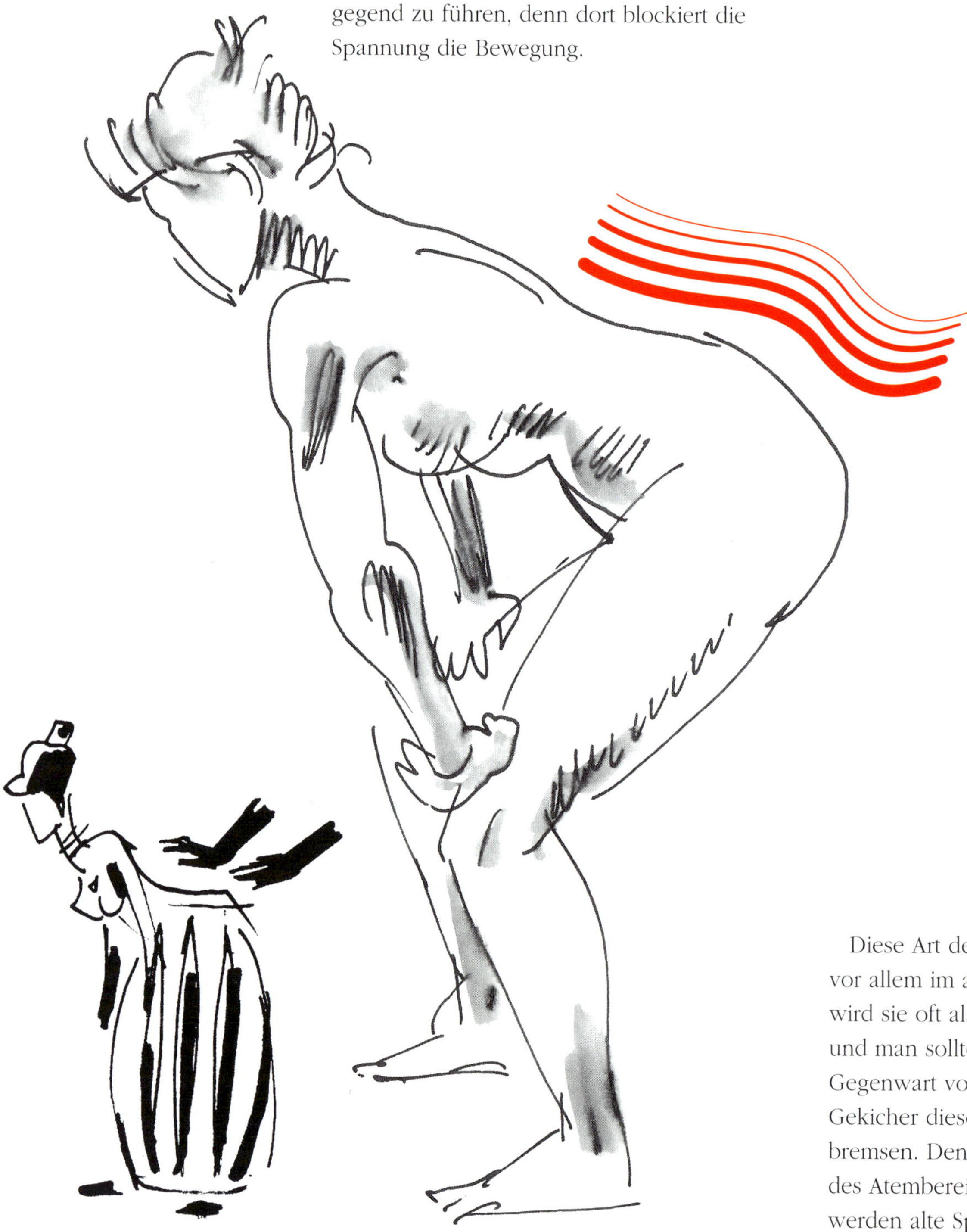

Diese Art der Beckenbewegung findet man vor allem im afrikanischen Tanz. Natürlich wird sie oft als sexuelle Bewegung gedeutet, und man sollte sie auch wirklich nicht in Gegenwart von Menschen machen, die durch Gekicher diese wichtige Lockerungsübung bremsen. Denn es geht um die Erweiterung des Atembereiches, durch das „Beben“ werden alte Spannungen abgeschüttelt.

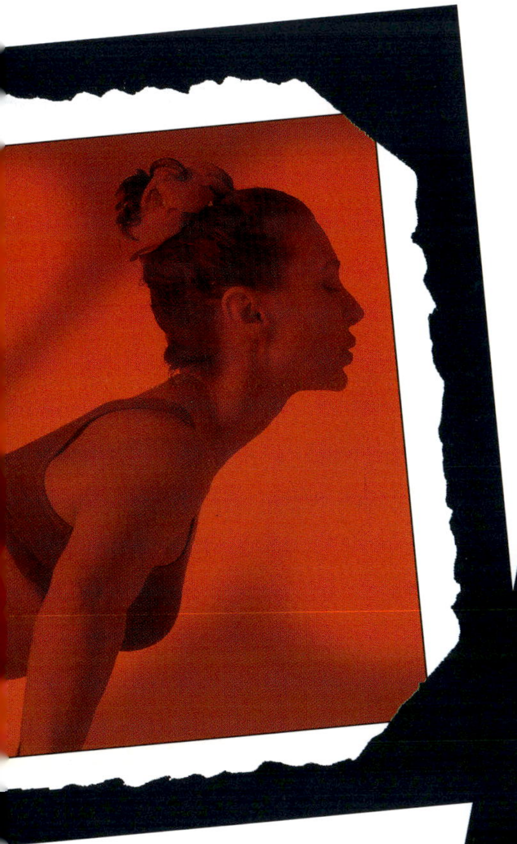

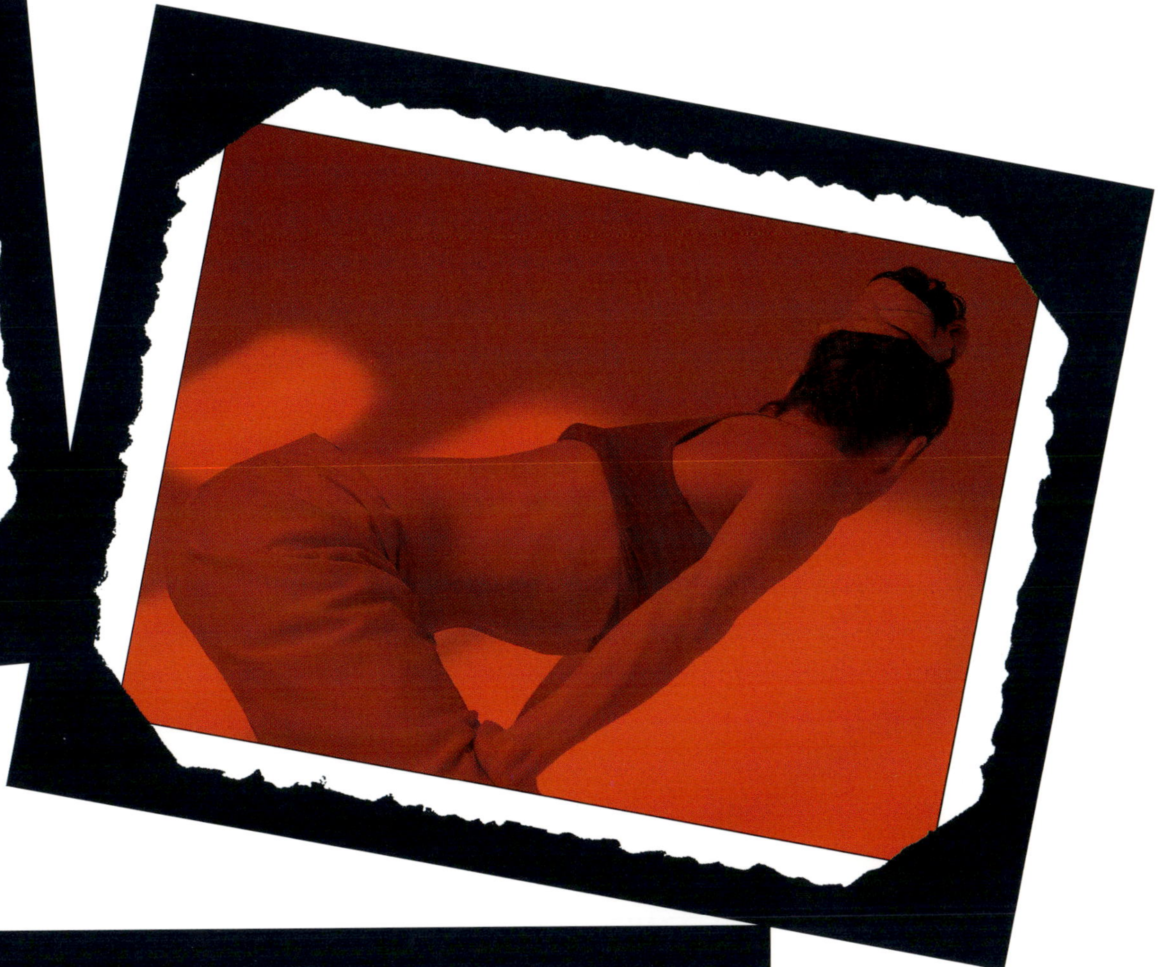

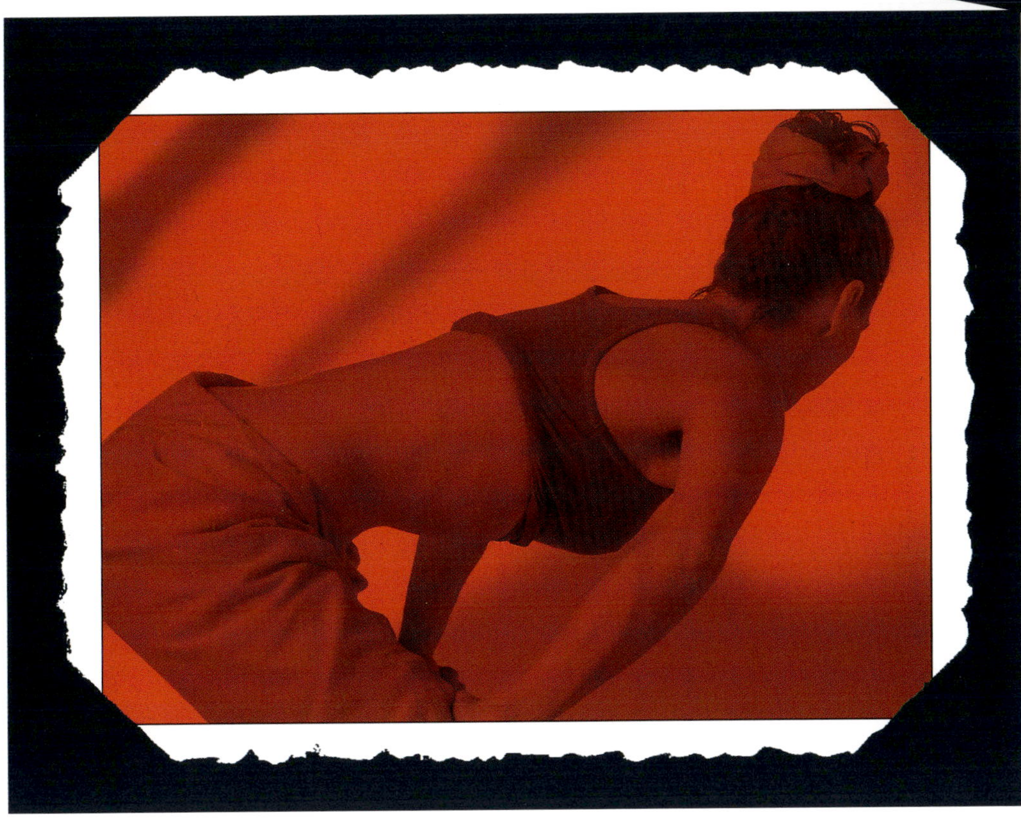

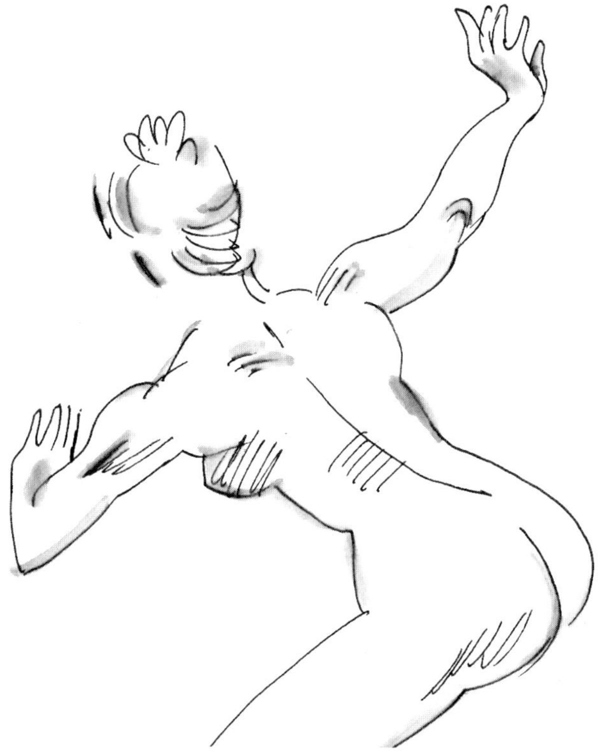

Tiefe Bewegung

Diese Übung ist sozusagen die Megafassung der Atem-Acht. Es geht darum, sich auf eine intensive Schwingung einzulassen. Dabei ist es wichtig, sich gut zu „erden", also fest mit beiden Füßen auf dem Boden zu stehen.

Wie Sie sehen, kann dieses tiefe und dynamische Ausatmen Freude bereiten. Mir ist es unmöglich, bei dieser Übung nicht zu lächeln. Fangen Sie ruhig klein an. Atmen Sie seitlich aus und lassen Sie in den mittleren Bereich die Luft einströmen.

Diese Übung wirkt sich besonders vorteilhaft auf jene Rückenbereiche aus, die gern verfetten. Die Muskeln straffen sich, dadurch verbessert sich die Haltung, ohne daß man daran denkt, sich krampfhaft gerade zu halten.

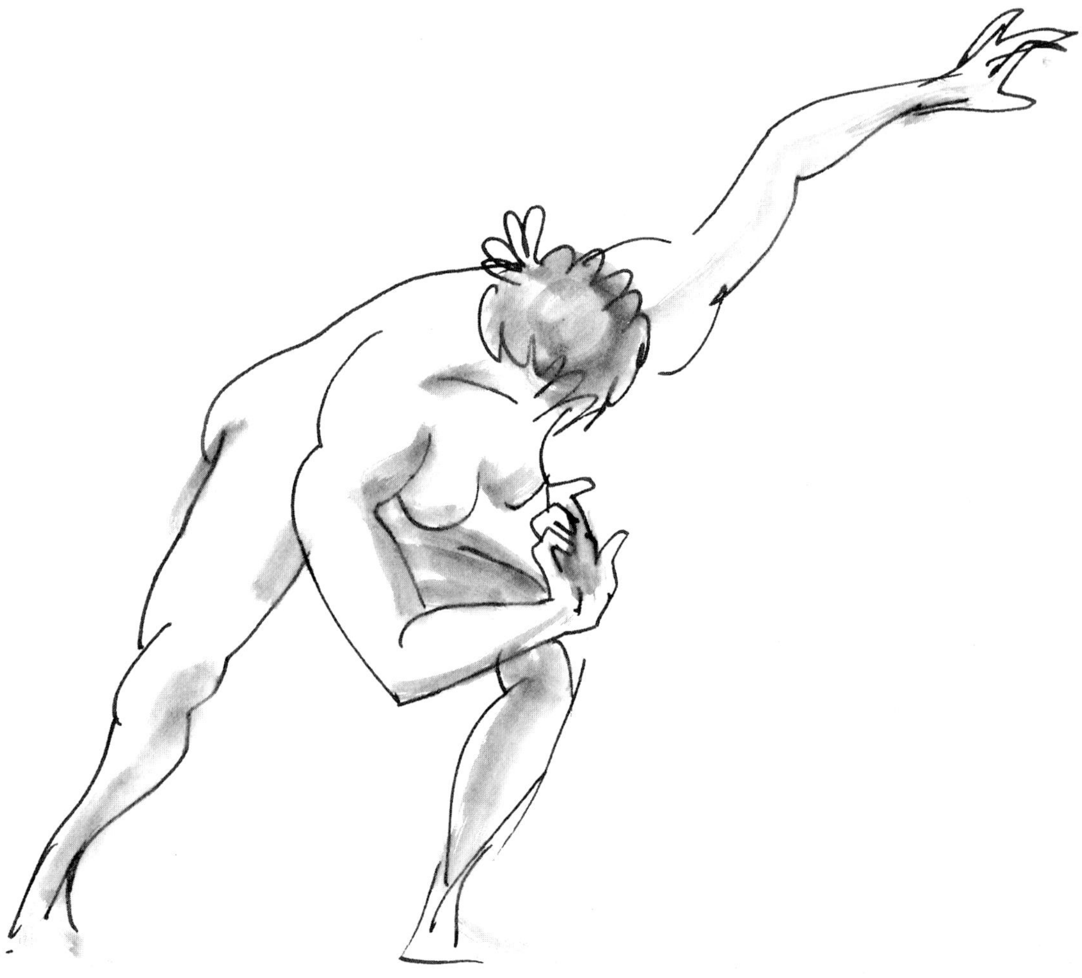

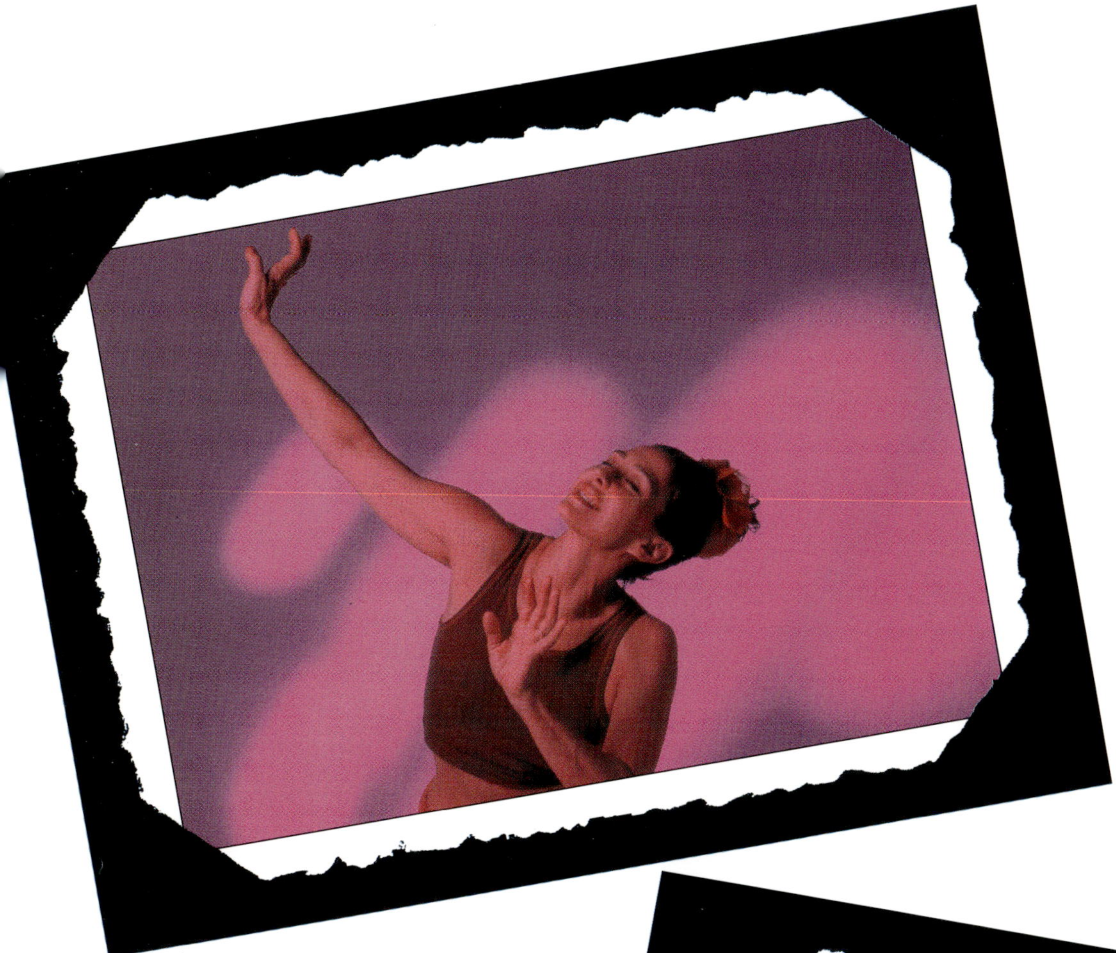

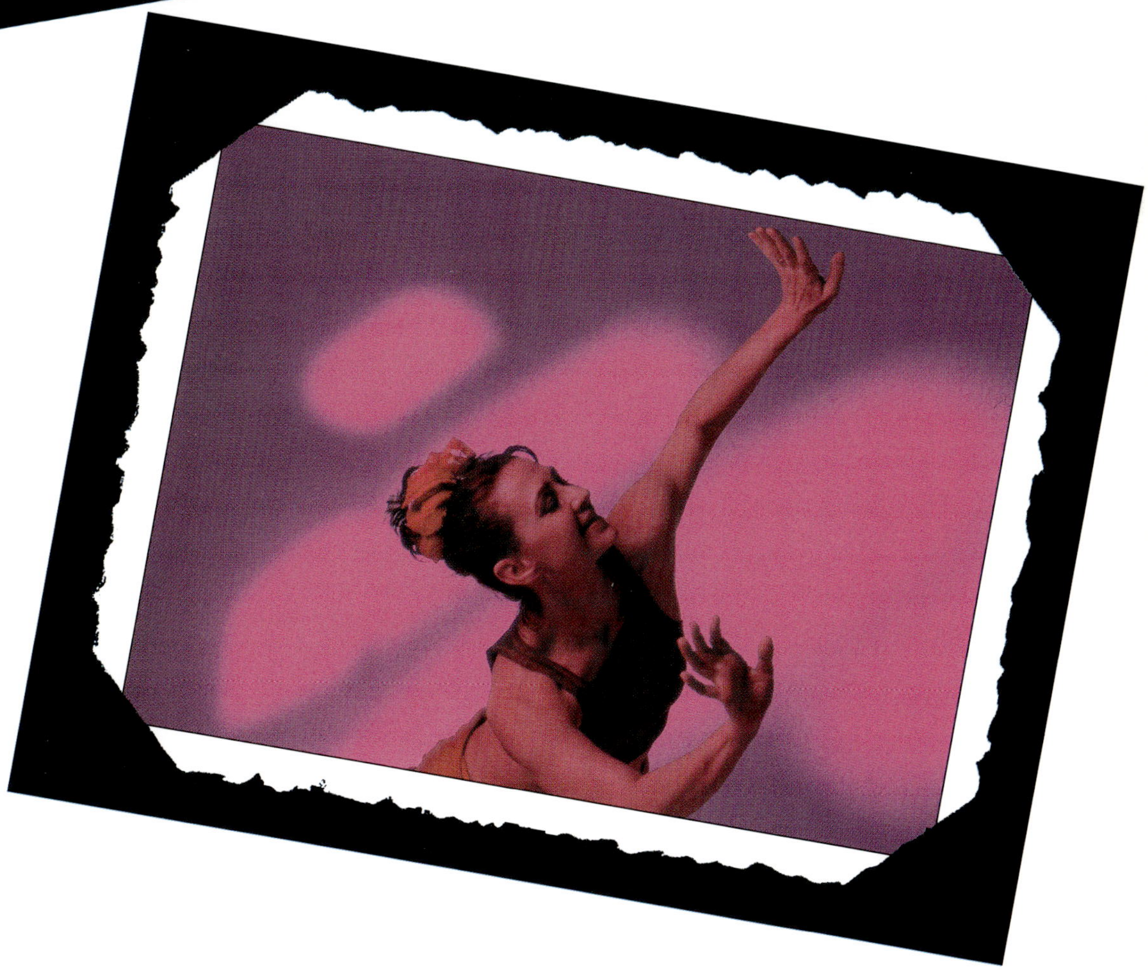

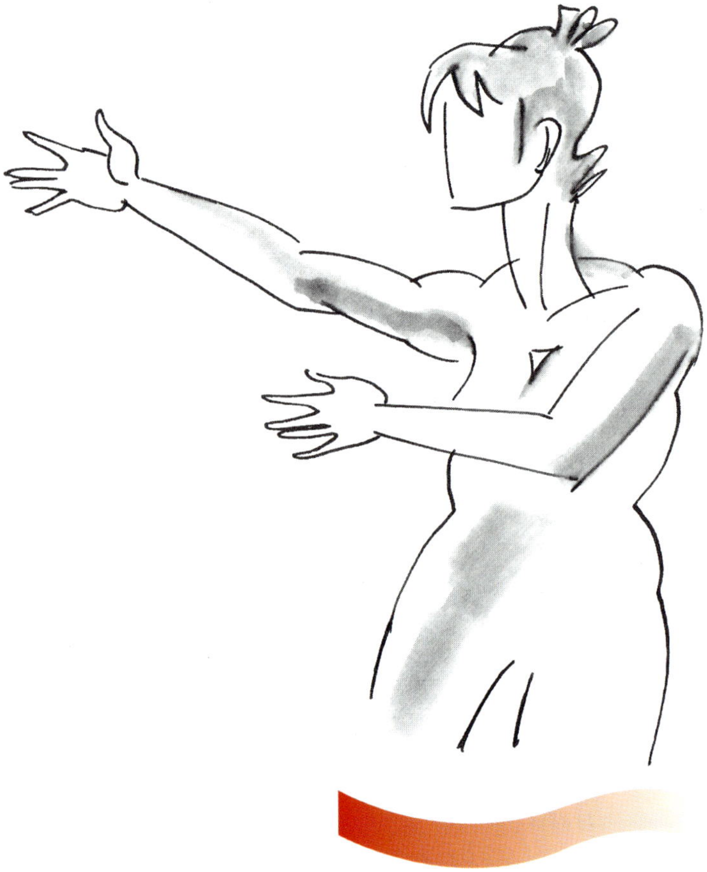

Ausatmen

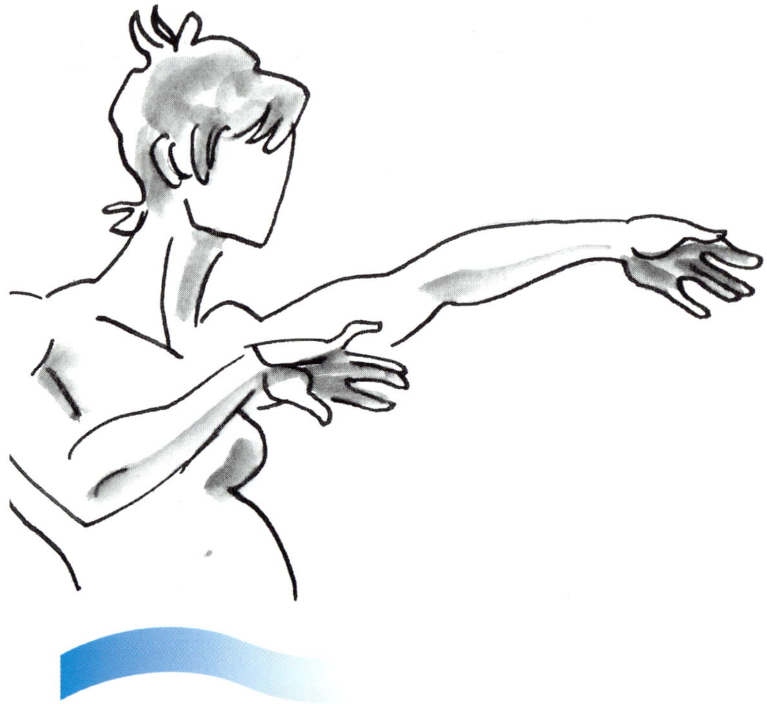

Einatmen

Säen und Ernten

Diese Übung bekommt ihren Impuls durch die Intensität, mit der man die Hände zur Seite wirft. Die Kraft kommt jedoch aus der oberen Bauchregion. Dabei ist es besonders wichtig, fest auf dem Boden zu stehen. Um so fester Sie die Beine gerade halten und den Körper nur durch die Mitte seitlich drehen, um so größer ist die positive Auswirkung im Bereich des Torsos.

Sie sehen auf den Bildern und Zeichnungen, wie unterschiedlich die Haltung meiner Fingerspitzen ist. Das ist ein Zeichen für die Atembegleitung: Ausgestreckte Fingerspitzen, also intensiv und dynamisch, stehen für die Ausatmung. Entspannt gebogene Finger, also weich und aufnahmefähig, stehen für das Einatmen. Sie können das auch einfach im Sitzen ausprobieren. Es wird Ihnen das Gefühl für die Eroberung und die Hingabe beim Atmen deutlich vor Augen führen.

Auch diese Übung wirkt sich auf den ganzen Körper aus.

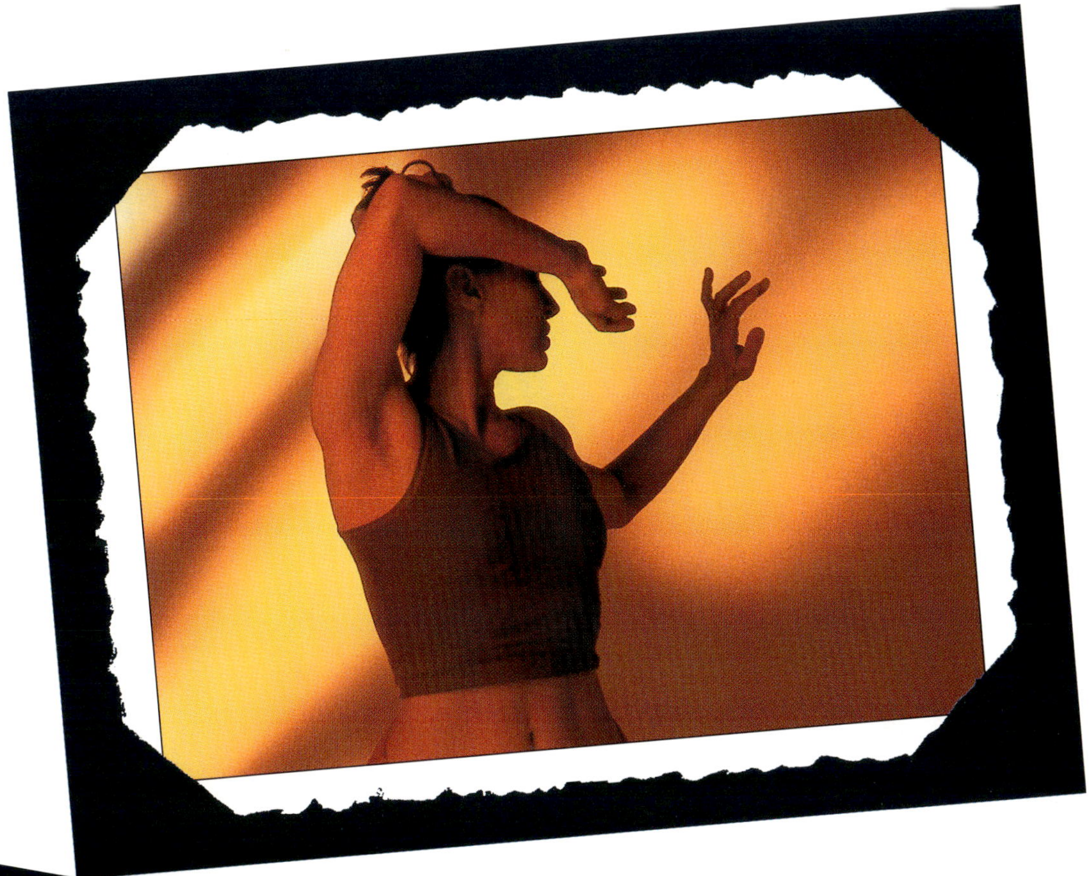

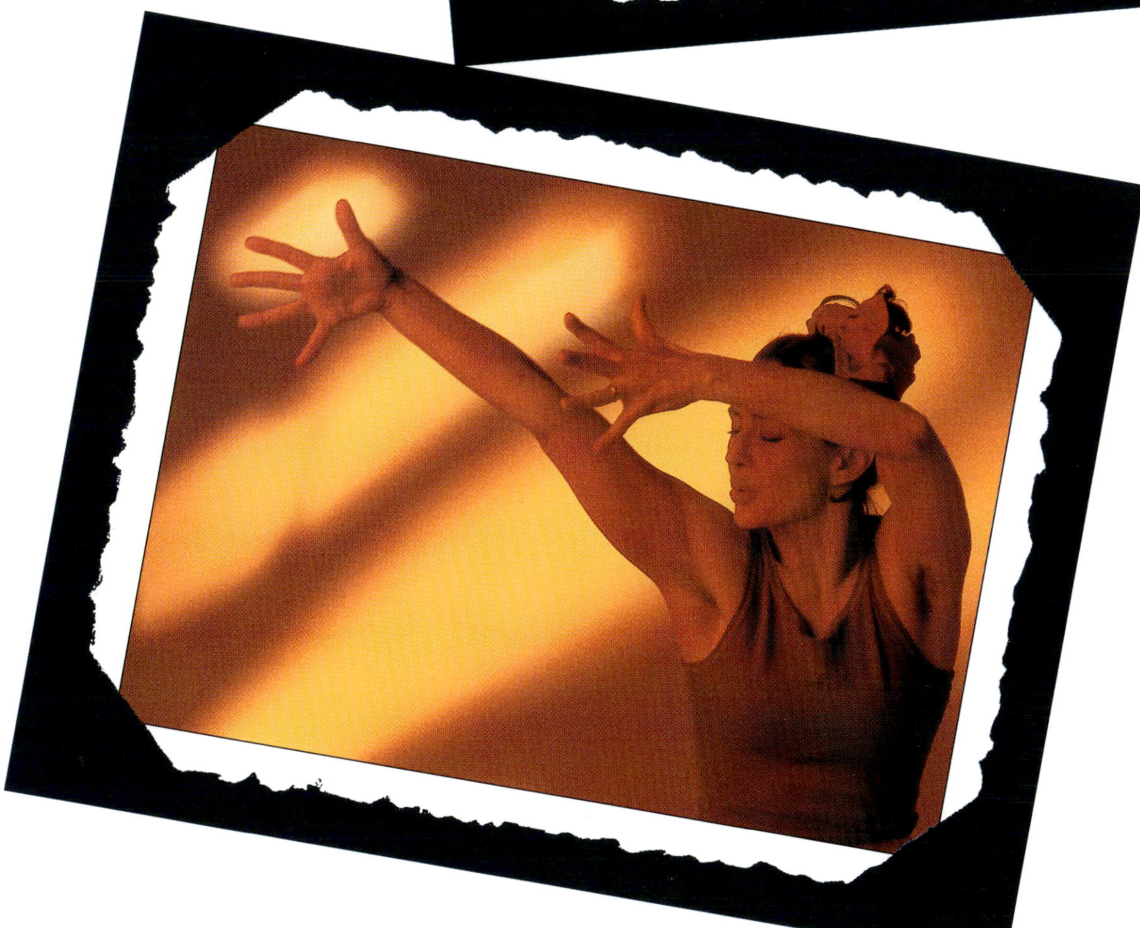

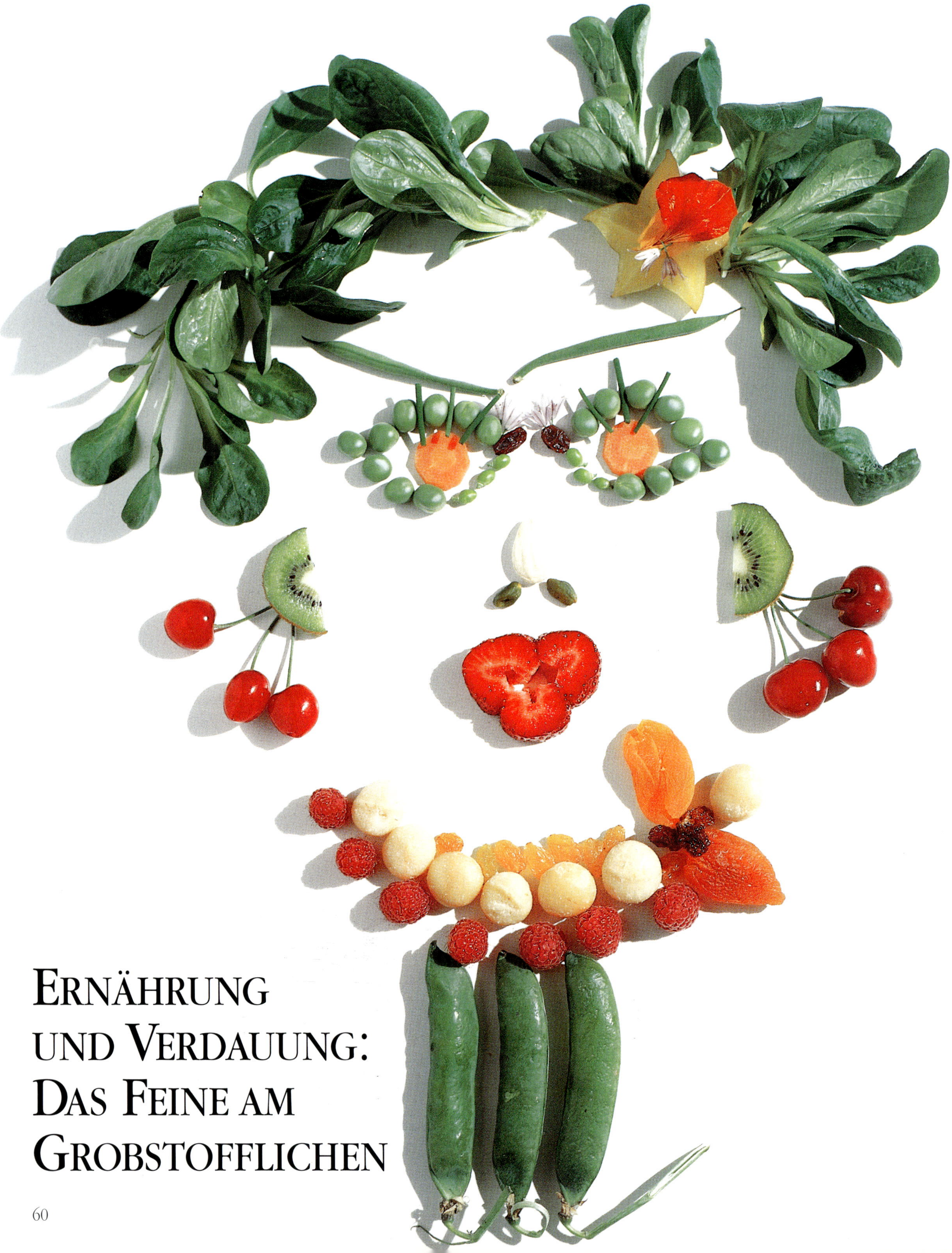

Ernährung und Verdauung: Das Feine am Grobstofflichen

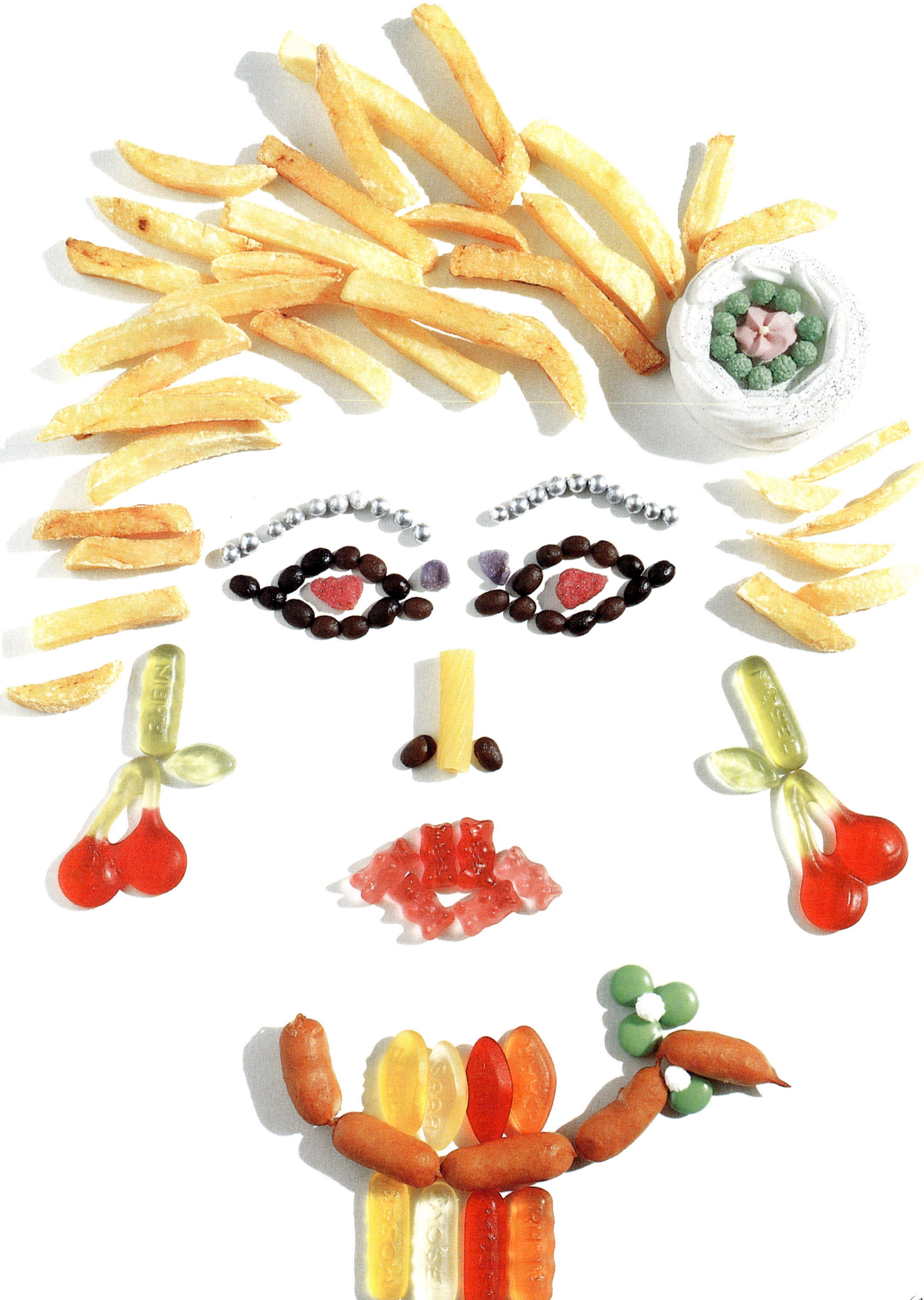

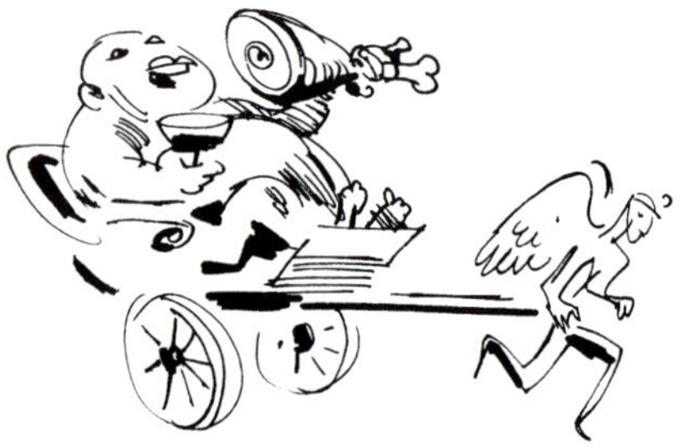

Es gibt kein „gesundes" Essen für jedermann. Das gleiche gilt für Diäten. Um zu begreifen, was der Sinn von Nahrung ist, bei dessen biochemischen Prozessen der sinnliche Genuß (entgegen der allgemeinen Annahme) an erster Stelle steht, muß man sich vergegenwärtigen, was unser natürliches Kunstwerk (unser Körper) alles bewerkstelligen kann: Der Hunger signalisiert, daß es wieder Zeit ist, der Geist-Körper-Einheit Nahrung zuzuführen, damit die ständig nötigen Reparaturarbeiten beziehungsweise die ständigen Wiedergeburten der Zellen vernünftig verrichtet werden können. Da wir nicht mehr von den Bäumen hängen, sollte der Verstand mit Hilfe der Sinne aus unserem Marktangebot jene Stoffe aussuchen, die wir gerade brauchen. Der Appetit sorgt dafür, daß sich die Nahrungsmittel in die biochemische Stoffwechselanlage begeben, in der sie so sortiert werden, daß man über erstaunlich lange Zeit immer wieder neu geschaffen wird.

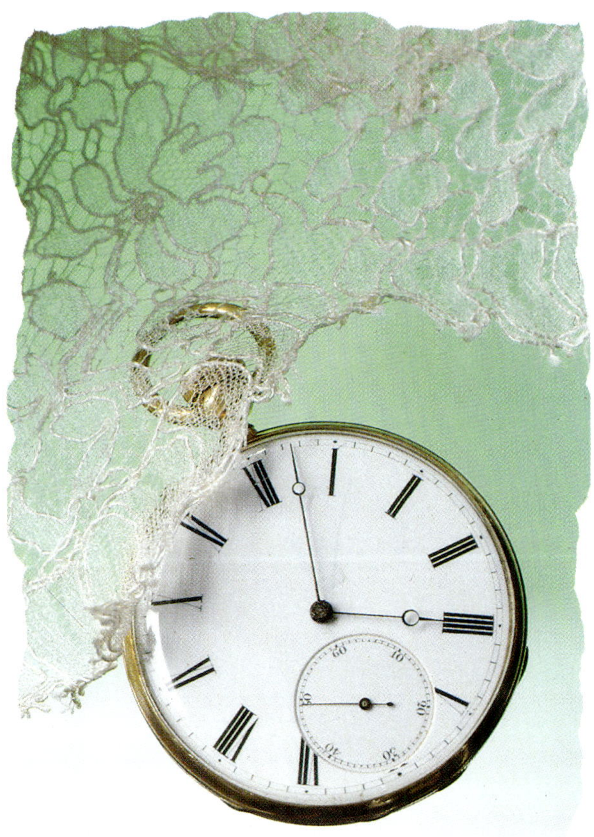

Nicht nur, was man ißt, auch die richtige Uhrzeit ist für die Verwertung der Nahrung wichtig.

Das wäre die schöne Aufgabe der Ernährung, aber leider wird sie selten wahrgenommen. In unserer modernen Welt sind die Eßgewohnheiten derart katastrophal, daß ihre Schäden ebenso schlimm sind wie eine Hungersnot. Das zuviel, falsch, schlecht zubereitete und zur verkehrten Zeit gegessene Futter macht fett, schlaff und unleidlich. Die arme Seele schleppt dann ein unappetitlich riechendes Wrack mit sich herum, statt im Einklang mit dem phantastischen Instrument zu leben, das uns die Natur zur Verfügung gestellt hat. Die Nahrung, die diesem Instrument dient, sieht für jeden Menschen etwas anders aus. Doch es gibt Grundsätze, die allgemeingültig sind.

Gesundes Essen

Die Basis der Wahl auf allen Gebieten muß die Sorgfalt im Umgang mit Mutter Erde sein. (Das Thema wird im Laufe dieses Buches noch oft erwähnt.) Alles ist Nahrung – auf gewisse Weise auch Luft, Licht, Farbe, Geruch und Ton. Deswegen erscheint mir die Idee, wegen ein paar miserabel schmeckender Erdbeeren zu Weihnachten die Luft durch den Flugtransport zu verpesten, ein denkbar schlechter Handel. Der erste Punkt bei der Zusammenstellung gesunder Nahrung ist also: Woher kommen die Nahrungsmittel?

❍ Essen Sie weder Dinge, die von weit her kommen noch entgegen der Jahreszeit, in der Sie sich befinden. (Versuchen Sie es wenigstens.) Die freie Marktwirtschaft könnte solche positiven Änderungen unterstützen. Es reicht schon, gewisse Dinge einfach nicht zu kaufen. Vielleicht kriegen wir im Sommer dann auch wieder Pfirsiche, die immer schmecken, und der Obstkauf wird nicht zum Lotteriespiel. (Nach dem Motto: Ist der Pfirsich heute genießbar oder schmeckt er doch nur wieder nach nasser Watte?)

❍ Im Sommer 1996 sorgte britisches Rindfleisch für negative Schlagzeilen. Abgesehen davon, daß mich jede Verschwendung ärgert und daß mir die Tiere leid taten, die danach massenweise abgeschlachtet und vernichtet wurden, hatte das Phänomen BSE keinen Einfluß auf mein Leben: Ich lebe schon seit Jahrzehnten hauptsächlich vegetarisch und esse, um Eiweiß aufzunehmen, eher Fisch. Alle ernstzunehmenden Ernährungsberater empfehlen ein Verhältnis von Gemüse und Obst zu Fleisch, Fisch und Milchprodukten von etwa achtzig zu zwanzig Prozent.

❍ Apropos Rinderwahnsinn: Schließen Sie sich mit einem Biobauern kurz und bringen Sie in Erfahrung, wo es sauberes Fleisch gibt. Das gilt nicht nur für Rindfleisch. Fleisch wird schon beim lebenden Tier so stark verunreinigt, daß es fragwürdig ist, was sich die in der Politik zuständigen Stellen überhaupt denken. Ein Land lebt von der Gesundheit seiner Bewohner! Alles sollte möglichst naturbelassen sein. Das ist elementar! Außerdem riecht und schmeckt es dann auch besser.

❍ Mischen Sie bei einer Mahlzeit nicht zu viele unterschiedliche Produkte. Es ist rausgeschmissenes Geld. Obwohl Trennkost (siehe Graphik) ein umstrittenes Thema ist, dürfte es dem Verdauungsapparat nicht viel anders gehen als den Augen und dem Hirn: Zu viele Eindrücke sind nicht aufzunehmen. Jeder Gang sollte geringe Mischungen haben.

❍ Ebenso wie das Was und das Woher spielt die Uhrzeit der Mahlzeiten eine Rolle. Was spätes Essen so anrichten kann, erfahren Sie in Details im zweiten Teil des Buches. Die Zeit, wann man nicht mehr essen sollte, ist die, in der wir uns am liebsten gesellig zusammentun und abends mit möglichst viel Wein Dinge zu uns nehmen, die uns am nächsten Morgen geradezu entstellt aufwachen lassen. Es ist die wichtigste und schwierigste Umstellung. So lange man kleine Kinder hat, ißt man automatisch sehr früh, spätestens um sechs. Aber auch ohne Kinder

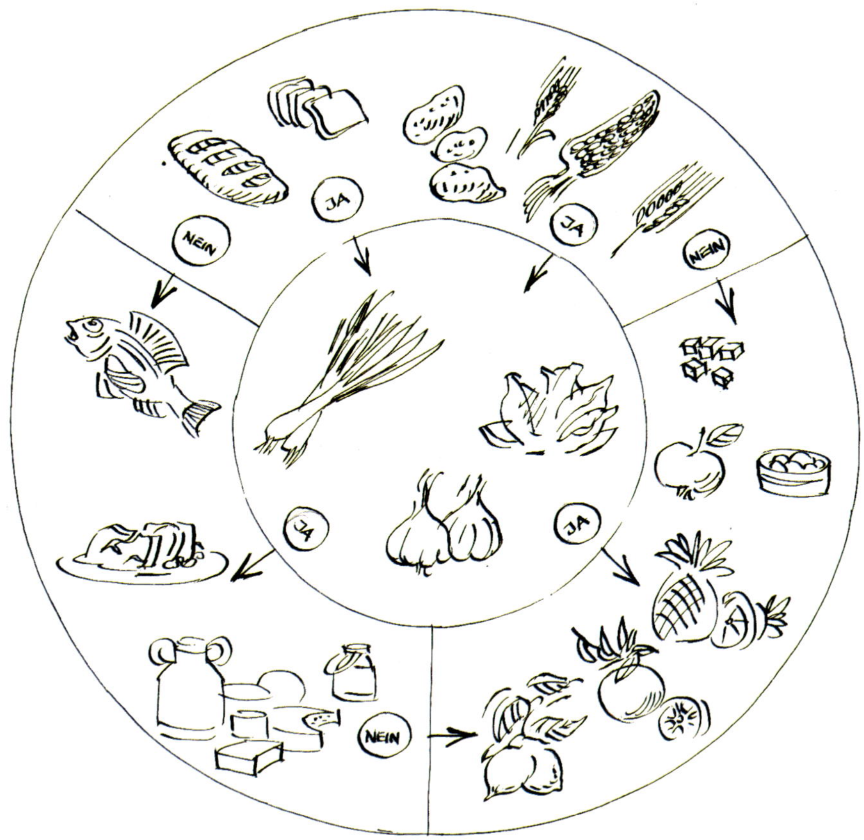

sollte dies das Ende des „normalen" Essens sein. Probieren Sie es aus. Spätestens nach einer Woche werden Sie feststellen, wieviel wohler Sie sich fühlen, wieviel leichter man morgens aufsteht. Und wieviel Spaß es dann macht, gelegentlich abends Essen zu gehen. Kleine „Ernährungssünden" von Zeit zu Zeit schaden nicht.

❍ Als letzter Punkt spielt auch die Zubereitung der Speisen eine wesentliche Rolle. Was die meisten Leute in ihrem Kochtopf betreiben, ist keine Zubereitung, sondern Mord. Erst an der Nahrung, dann an sich selbst und am Partner, der mitessen soll. Fritieren oder mit Wasser zu kochen, ist höchst ungesund. Wobei das Fritieren als gelegentliche „Sünde" immer noch weniger schlimm ist als das Kochen mit Wasser. Denn das hat nur eine Folge: Abgesehen von der Zerstörung der wasserlöslichen Vitamine schmeckt das Essen nach gar nichts. Die wichtigste Investition beim Kochen sind gute Töpfe. Ich besitze zwei. Der eine ist eine Art Grill, der statt mit

„Topf-Grill", der statt mit Feuer mit heißer Luft gart.

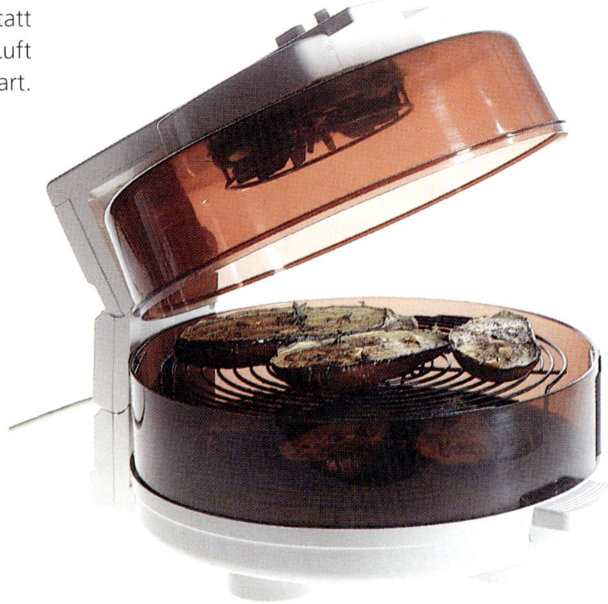

Feuer mit heißer Luft gart. Sündhaft teuer, aber genial! Der andere Topf braucht zum Kochen weder Wasser noch Fett. Solche Töpfe kosten zwischen hundert und zweihundert Mark, eine Investition, die sich lohnt.
Wenn man diese Punkte beachtet, kann man sich bei der Wahl seiner Ernährung getrost auf die eigene sinnliche Intelligenz des Körpers verlassen. Vorausgesetzt er befindet sich in einem reinen Zustand. (Was er wahrscheinlich nicht tut, sonst hätten Sie dieses Buch nicht gekauft.)

Ein guter Topf braucht zum Kochen weder Wasser noch Fett.

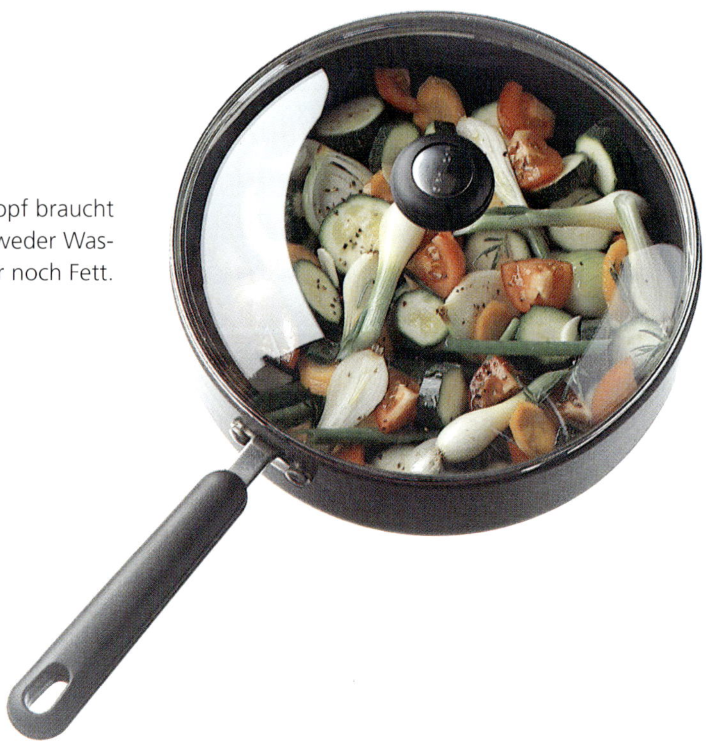

Innere Reinigungskuren

Bevor man sich an die Ernährung macht, muß man den Körper von Grund auf reinigen. Diese Reinigungszeiten gibt es auch in jeder Religion, doch da die Religionen aus Zeiten stammen, in denen es keine Supermärkte gab, muß man sie für sich modernisieren.

Es gibt viele Reinigungskuren, über die grundsätzlich folgendes zu sagen ist: Horchen Sie auf sich selbst, entscheiden Sie nicht unter dem Aspekt, worauf Sie nun verzichten müssen, sondern wie wunderbar klar und aufnahmefähig für alle zukünftigen Köstlichkeiten Sie nach der Ihnen entsprechenden Innenpolitur sein werden.

Trinkkur

Sie besteht aus Wasser, Zitrone, Cayennepfeffer und Ahornsirup. Auf einen Liter Wasser mischt man den Saft von zwei Zitronen, eine Prise Cayennepfeffer und zwei Eßlöffel Ahornsirup. Diese Mischung trinkt man möglichst frisch, mehrmals täglich.

Diese Kur kann man sowohl mit kaltem als auch mit heißem Wasser machen. Ich persönlich halte warmes Wasser für geeigneter, es lindert den Hunger (mehr oder weniger) und reinigt die inneren „Passagen". Vorausgesetzt die Kur entspricht Ihrem Typ, sehen Sie schon nach einem Tag besser aus. Die Haut fängt an zu strahlen, der Bauch wird flach, und man fühlt sich durch dieses Gemisch irgendwie belebt. Für superdünne Menschen sind Trinkkuren weniger geeignet, auch hält man das bloße Trinken im Sommer besser als im Winter durch.

Wie bei vielen dieser Fastenkuren kann auch bei der Trinkkur ein Problem auftauchen: Man kann nachts nicht schlafen, weil der Überlebenssinn nicht so schnell um-

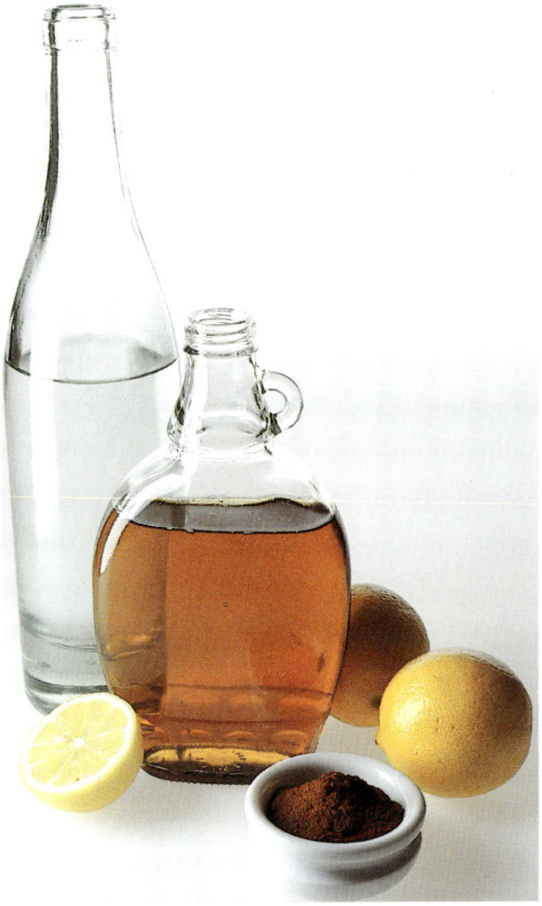

schaltet. Man will noch jagen! Dem ist jedoch leicht zu begegnen. Essen Sie eine passierte, leichte Suppe aus einem Gemüse, das mit einem Gemüsebrühwürfel gedünstet wird. Die Wahl bleibt ganz ihrem eigenen Geschmack überlassen. Ich liebe Karottensuppe.

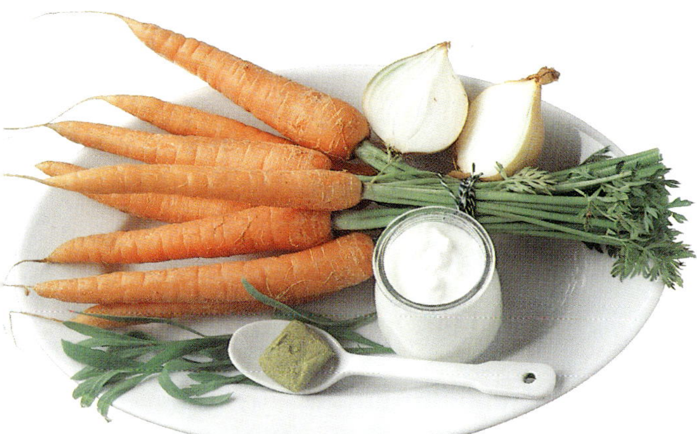

Haferflocken-Kur

Die guten alten Haferflocken erleben eine Renaissance. Und das zurecht: Sie senken die Cholesterin-Werte, lindern Magenschmerzen, entsäuern und geben einem das Gefühl, bemuttert zu werden. In kühleren Jahreszeiten ist eine Haferflockenreinigung phantastisch. Aber auch hier gilt: Sie müssen selbst entscheiden, was Ihnen gut tut. Wenn Ihnen

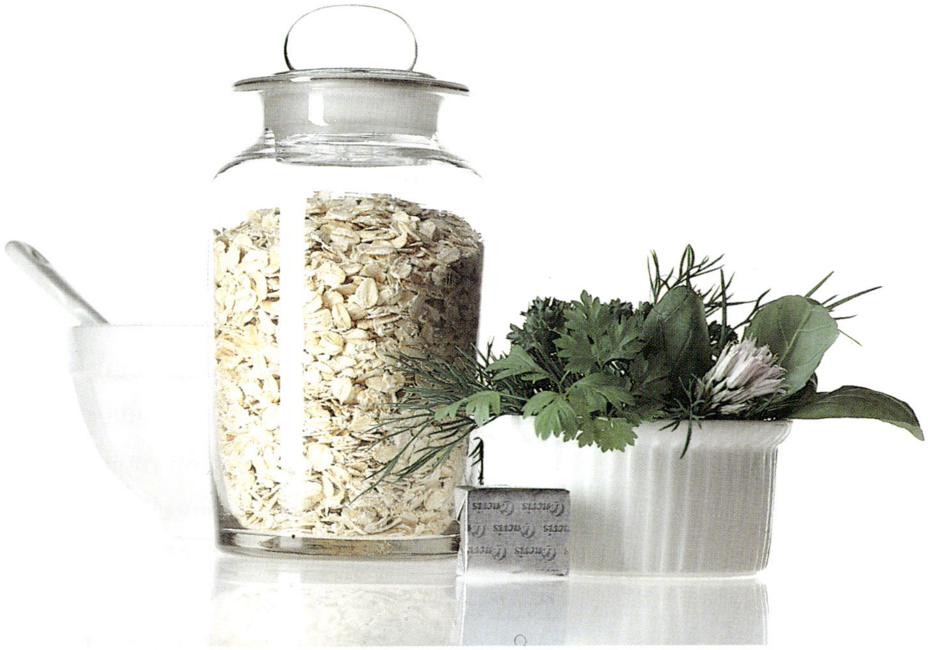

Renaissance eines alten Hausmittels: Haferflocken entsäuern und senken die Cholesterinwerte.

schon das bloße Wort Haferflocken (oder Haferschleimsuppe) Übelkeit bereitet, dann nützt es nichts, sich vorzusagen, wie gesund die Getreideflocken sind. Lassen Sie es dann besser.

Ansonsten essen Sie über den Tag verteilt – so oft sie wollen – Haferflockensuppen, die entweder gesüßt oder gesalzen werden können. Entscheiden Sie aus dem Bauch heraus, welche Variante Sie bevorzugen; wichtig ist, was Ihnen Geruch und Geschmack als bekömmlich und angenehm signalisieren.

Salzig: Die gekochten Haferflocken werden mit einem vegetarischen Brühwürfel und Oliven- oder Kürbiskernöl abgeschmeckt und mit feingehackten Kräutern bestreut.

Süß: Auch bei der süßen Variante werden die Haferflocken mit Wasser gekocht, danach mit Sahne veredelt und mit etwas Ahornsirup gesüßt. Sie können das ganze auch mit Zimt bestreuen.

Suppenkur

Diese Kur ist für Leute geeignet, die täglich im Büro arbeiten, denn Suppen lassen sich gut im voraus kochen. Zu empfehlen sind gemischte Suppen, also aus zwei Gemüsesorten wie etwa Kartoffeln und Sellerie. Ansonsten ist die Art der Suppe völlig egal, entscheiden Sie nach Ihrem Geschmack, wonach Sie sich fühlen und was gerade wächst. Wichtig ist es, die Suppen im Mixer fein zu pürieren!

Zusätzlich hilfreich, aber nicht unbedingt nötig, ist folgende Mischung, die Sie sich in der Apotheke herstellen lassen können. Es ist ein Darmreinigungspulver, das alte Reste ausfegt. Gemahlener Flohsamen wird mit Bentonit (Heilerde) vermischt, meist im Verhältnis acht zu eins, doch da können Sie sich auch beraten lassen. Wer sich ganz akribisch reinigen möchte, sollte dazu für ein paar Tage Einläufe mit warmem Kaffee machen. Das Gerät dafür – ein sogenannter Irrigator – können Sie in jeder Apotheke kaufen, die genauen Bedienungsanleitungen stehen dann dabei. Verwenden Sie organischen Kaffee – wie übrigens unbedingt auch beim Trinken. Kaffee ist leider massiv behandelt, und die Insektizide können im Darm großen Schaden anrichten.

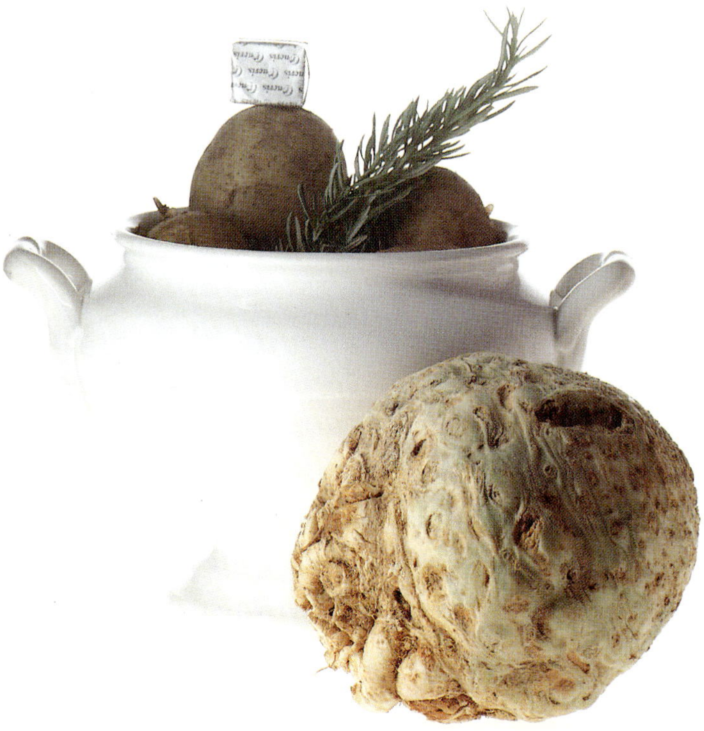

Diäten

Auch wenn Sie zu Übergewicht neigen, vergessen sie am besten sofort das Wort Diät. Sie müssen vielmehr herausfinden, was Ihr persönlicher Eßrhythmus ist. Dafür sollten Sie sich ein kleines Heft anlegen – eines, das in Ihre Tasche paßt und in das Sie sich Ihre Mahlzeiten notieren. Auf jeden Fall ist es wichtig, nicht nur das „Futter“ aufzuschreiben, sondern auch die Umstände, unter denen Sie zuschlagen. So können Sie schon nach kürzester Zeit erkennen, ob Ihre Eßgewohnheiten streßgebunden sind. Bei mir ist es lediglich die Filmarbeit, die mich unförmig werden läßt, und ich habe sehr lange gebraucht, ein System gegen den Arbeitsrhythmus zu entwickeln.

Eine sehr interessante, neue Erkenntnis ist, daß Streß hungrig auf Kohlenhydrate macht – wie Torten. Kein Mensch hat dann Lust auf gegrillten Fisch. Eine Möglichkeit, sich gegen unkontrolliertes Streß-Essen zu wappnen, ist, sich an die vor Jahren beliebte Kartoffeldiät zu halten. Die tolle Knolle hat nicht nur wesentlich weniger leere Kalorien als ein Stück Kuchen, sie enthält darüber hinaus einen Wirkstoff, der Streß abbaut. Streßhunger ist nämlich kein Hunger auf Kalorien – den hat man nur nach dem Bergsteigen – , sondern ein Hunger auf eben diesen Stoff.

Ein Fahrplan für bekömmliches Essen

Wie gesagt: Absolute Ernährungsrichtlinien gibt es nicht. Was Ihnen gut tut, hängt von Ihrer individuellen Konstitution und Ihrer Gemütsverfassung ab, vom Wetter und von der Jahreszeit. Ich habe Ihnen jedoch zwei Listen zusammengestellt, die zeigen, wie bestimmte Nahrungsmittel auf die Organe und das Aussehen wirken. In der einen stelle ich besonders „gute" Lebensmittel vor, Stoffe die auf einem gesunden Essensplan nicht fehlen dürfen. Die zweite Liste ist ein Tabu-Plan: Diese Dinge sollten Sie ganz oder doch soweit wie möglich vermeiden.

Die Superstars der Nahrungsmittel

Einige Nahrungsmittel werden durchgängig von allen Ernährungsberatern als anerkannte Heilmittel empfohlen. Blutreinigend nannte man ihren Effekt früher, stärkend fürs Immunsystem heißt es heute. Die Wirkung ähnelt der einer guten Putzfrau: Sie reinigt, hegt und pflegt – und vor allem: Sie stiehlt nicht. Sie hilft, das Haus instandzuhalten.

Zitrone

Raimond Dextreit, der französische Ernährungspapst, erklärt die Zitrone zum Wundermittel, weil Sie entgiftend auf die Leber wirkt. Damit hat Sie eine positive Auswirkung auf Haut und Augen. Eine gesunde Leber arbeitet bei der Herstellung von Vitamin A mit, das als Schönheitsvitamin gilt.

Das in der Zitrone enthaltene Vitamin C ist für seine gesundheitserhaltende und belebende Wirkung bekannt.

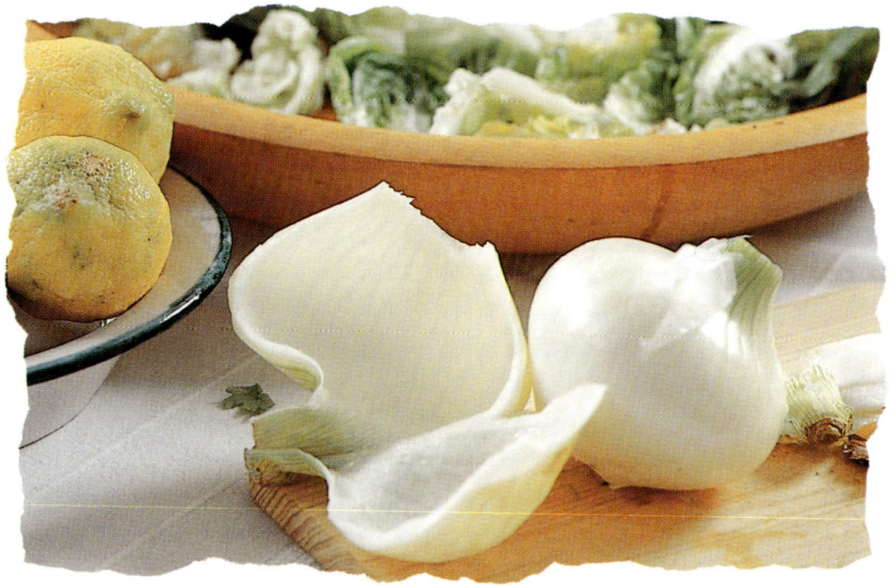

Eine Zitrone am Tag genügt. Zu viele wirken stauend, es kann passieren, daß man regelrecht aufgeschwemmt wird.

Knoblauch

Er gilt trotz seines Geruches als König unter den Heilpflanzen, weil er auf alle Organe reinigend und belebend wirkt. Herz und Arterien werden positiv beeinflußt, Parasiten werden verscheucht. Knoblauch kann vor allem vorbeugend gegen viele unerfreuliche Seiten des Alterns wirken. Der Geruch kann leider bewirken, daß Sie zwar schön sind, aber lieber aus der Ferne betrachtet werden. Im Sommer verduftet der Geruch schneller, doch es ist generell ratsam, Knoblauch auf Wochenendkonsum mit dem Partner zu reduzieren.

Zuviel roher Knoblauch kann bei magenempfindlichen Menschen zu leichtem Sodbrennen führen.

Kohl und Sauerkraut

Nicht nur gegessen, sondern auch aufgelegt als warmer Wickel, wirkt Weißkohl heilend. Vor allem im Winter ist Sauerkraut, richtig zubereitet, eine medizinisch wirksame Köst-

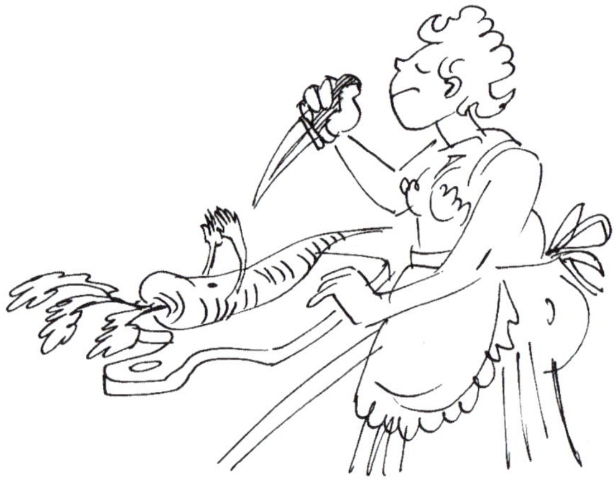

lichkeit. Wie alle Nahrungsmittel sollte auch dieses Gemüse nur gedämpft werden.

Bei einem entzündeten oder empfindlichen Darm sollten Sie die Strünke weglassen.

Olivenöl

Einige Löffel kaltgepreßtes Olivenöl auf Salat oder Gemüse ist eines der schmackhaftesten Schönheitsmittel. Öl ist die gesündeste Form von Fett, weil es viele ungesättigte Fettsäuren enthält, die vom Körper besser verarbeitet werden können. Da Olivenöl als Antioxidationsmittel gilt und deshalb gut für die Leber ist, wirkt es sich auch positiv aufs Hautbild aus. Das gesündeste Öl wird kaltgepreßt, die anderen Gewinnungsarten sind etwas fragwürdig. Im Zweifelsfall sollten Sie lieber etwas mehr Geld ausgeben. Benutzen Sie nur frisches Öl, ranziges Öl schmeckt nicht nur scheußlich, sondern schadet Ihnen auch.

Wichtig: Beim Erhitzen verliert Öl seine wertvollen Nährstoffe.

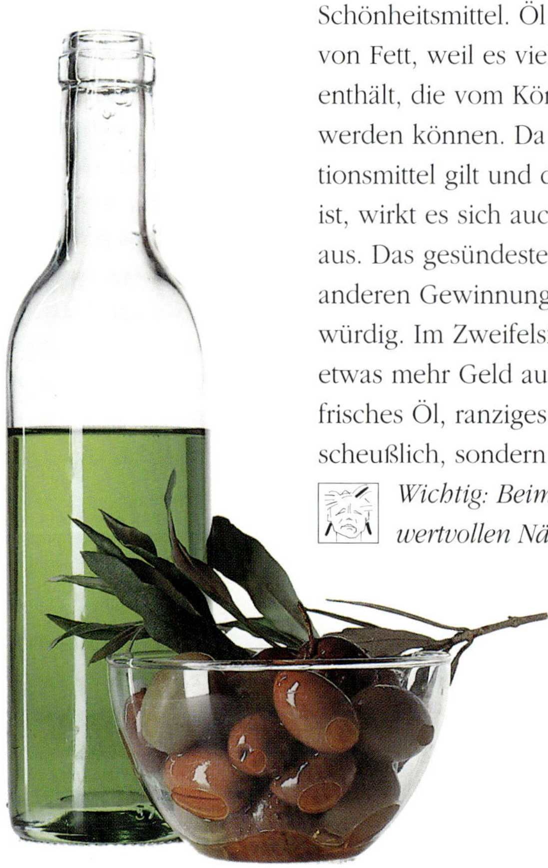

Karotten

Ob roh oder gekocht, ob als Saft oder Püree, die Karotte – vor allem die naturbelassene, die auch noch nach Karotte schmeckt – ist ein wahres Universalgenie auf dem Gebiet der Gesundheits- und Schönheitspflege von innen. Als Salat reinigt sie nicht nur von Parasiten, der gesamte Verdauungsprozeß wird durch den erhöhten Gallenfluß auf Hochtouren gebracht. Karotin hilft der Leber bei der Herstellung von Vitamin A.

Zuviel Karottensaft färbt die Haut gelb. Eine Überdosis Vitamin A ist ungesund und auf keinen Fall empfehlenswert.

Gesundheitskiller

Hier möchte ich Nahrungsmittel vorstellen, die allgemein als disharmonisierend gelten und trotzdem ein beträchtlicher Teil des normalen Speiseplans sind. Ich bin davon überzeugt, daß wir, wenn diese Norm noch weiter pervertiert, eine weitere Zivilisation sein werden, deren abartiger Speiseplan eine Zerstörung von innen zur Folge hat.

Kaffee

Obwohl Kaffee in kleinen Mengen für Kreislaufschwache bekömmlich ist, kann er in der üblicherweise genossenen Menge – mehrere Tassen am Tag – nur als schleichendes Gift bezeichnet werden. Die Tatsache, daß Kaffeepflanzen unzählige Male mit Pestiziden besprüht werden, macht den Verzehr gefährlich. Dazu kommen biochemische Kettenreaktionen im Körper. Kaffee raubt dem Organismus Kalzium, er enthält Oxal-Säure, welche die Nieren belastet.

Ein Wort zum Wasser

Wenn man als Europäer einen Asiaten mit vor Erstaunen weit aufgerissenen Augen sehen möchte, muß man bloß sagen, daß man sich zwingt, Wasser zu trinken (und zwar mindestens einen Liter pro Tag), obwohl man keinen Durst hat. Ist mir passiert. Höflich lächelnd, antwortete man mir, im asiatischen Gesundheitssystem würde man lieber „auf den Körper hören" und trinken, wenn man durstig sei.

Klingt vernünftig. Und ist es auch. Es gibt Experten (zum Beispiel meine Ärztin aus Wien, die sich sehr intensiv mit Akupunktur und östlichen Heilmethoden auseinandergesetzt hat), die sagen, daß Mineralwasser, in großen Mengen getrunken, schädlich ist. Es hat wahrscheinlich eine Art „Überdüngung" zur Folge. Meine persönliche Erfahrung bestätigt das. Abgesehen davon, daß ich eine Abneigung gegen kaltes Mineralwasser habe, habe ich nach einem Aufenthalt in Mallorca, wo das Wasser aus der Leitung nicht wirklich trinkbar ist, folgendes festgestellt: Nach einer Woche des Genusses von Mineralwasser fängt mein Körper an anzuschwellen, Schuhe und Ringe werden eng – auch im Winter, wenn es kalt ist. In Deutschland oder Österreich, wo das Leitungswasser zum größten Teil gut und trinkbar ist, verschwinden diese Symptome meist von allein. Als bestes Wasser gilt „Quellwasser", ein stilles, reines Wasser, dem keine Mineralien zugefügt werden.
Sie können Ihr Wasser auch filtern, entsprechende Filter gibt es in verschiedenen Preisklassen und Qualitäten.

Auch der Japaner Ohashi, der auch phantastische Bücher zum Thema Shiatsu-Massage geschrieben hat, hält die Empfehlung, man solle viel Wasser trinken, ob man Durst habe oder nicht, für verkehrt. Es sei nichts weiter als die Folge der modernen, unausgewogenen Ernährung, die den Körper so verschlackt, daß man hoffe, den Unrat durch einen erhöhten Wasserkonsum besser auszuschwemmen. Sicher ist, daß ein gesunder Körper Signale setzt, wann er Wasser braucht. Gegen den Durst zu trinken, folgt der Annahme, man sei klüger als der eigene Körper.

Effektiv ist dagegen eine gelegentliche Reinigungskur mit Zitronensaft und Wasser (Rezept siehe Seite 64) – zumindest habe ich damit sehr gute Erfahrungen gemacht. Abgekochtes Wasser oder Quellwasser zeigen sich bei mir als gutes „Putzmittel". Der normale, tägliche Wasserkonsum sollte insofern normal bleiben, als daß man sich nicht zum Trinken zwingt, wenn der Körper nicht will.

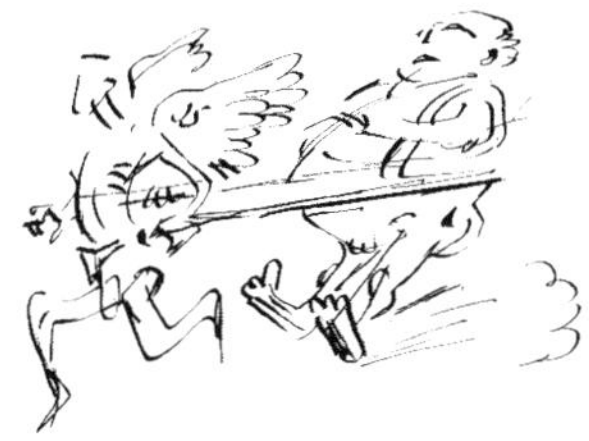

Am schädlichsten für die Leber ist die Gewohnheit, Milchkaffee zu trinken. Raimond Dextreit hält, wie alle Franzosen, die Leber für das A und O der Gesundheit, sie ist der Solist in unserem Körperorchester, die Maria Callas unter den Organen, und wenn sie nicht „singen" kann, gibt es eben keine Vorstellung, also keine gesunde Schönheit. Der Grund für die Leberbelastung durch „harmlosen" Milchkaffee ist laut Dextreit (und ich habe selbst ähnliche Erfahrungen gemacht), daß Milch und Kaffee im Magen eine schwerstverdauliche Kombination ergeben, deren Abbau die Leber belastet.

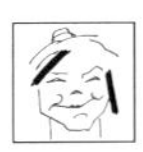

Ein kleiner Espresso dagegen kann – mit Ahornsirup gesüßt – gelegentlich nach dem Essen durchaus bekömmlich sein, vor allem, wenn Sie zu niedrigem Blutdruck neigen.

Übermässiger Fleischkonsum

Mittlerweile ist auf schmerzliche Weise klar, daß der Masttierhaltungsindustrie nicht zu trauen ist. Ein Grund mehr, jene Bauern zu unterstützen, die sich bemühen, gesundes Fleisch herzustellen. Wenn man denn schon Fleisch essen muß, sollte man wenigstens nicht das Risiko eingehen, den eigenen Hormonhaushalt durch hormonbehandeltes Fleisch durcheinander zu bringen und damit massiv zu stören. Diese Hormone im Fleisch wirken sich negativ auf das Hautbild aus. Tierisches Eiweiß kann die Nieren stören und sich damit in Wasserretention, also geschwollenen Beinen, äußern.

Obwohl vielfach behauptet wird, daß Fleisch schlank hält, ist es unter gewissen Umständen schwer verdaulich, und bei allen Arten von Verdauungsstörungen bindet der Körper Wasser. Vor allem, wenn Sie wegen einer Infektion Antibiotika nehmen mußten, sollten Sie Fleisch meiden. Chemie aller Art – und dazu gehören auch die alltäglichen Umweltgifte wie Pestizide und Insektizide – stören den Haushalt der Darmflora.

Gelegentlich Fleisch in kleinen Mengen kann „vitalisierend" wirken. So enthält Leber ganz konzentriert unter anderem die Wirkstoffe Folsäure und Vitamin B, die es zwar verteilt auch in Nüssen und Gemüse gibt, doch man müßte unglaubliche Mengen essen, um auf den Gegenwert einer Hühnerleber zu kommen.

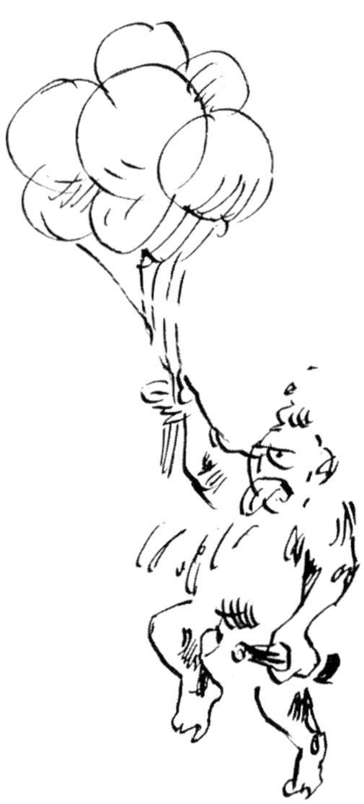

Zucker

Zucker und – leider – alle Formen des Süßens (Honig, Melasse, Ahornsirup) sind die Nummer eins für Pilze. Hier alle Schäden und Störungen aufzuzeigen, die von Pilzen verursacht werden, würde den Rahmen des Buches sprengen. Ich will mich deshalb auf den Schönheitsbereich beschränken: Pilze wirken sich negativ auf die Haare aus, die Haut wird schuppig – und man bekommt Übergewicht.

Allerdings macht gelegentlich ein kleines Stück Schokolade regelrecht glücklich, und kleine Sünden sind wichtig.

Milchprodukte

Ab dem Verlassen des natürlichen Stillalters (also spätestens mit drei Jahren) ist Milch nicht mehr so gut verdaulich. Es gibt zwar unterschiedliche Verträglichkeiten, doch generell gibt es bei Milch mehr Nachteile als Vorteile. Das Gefühl, daß einem warme Milch gut tut – zum Beispiel bei Erkältungen –, ist leider nur die Befriedigung einer infantilen Sehnsucht (die jeder in sich trägt). De facto ist gerade bei Erkältungen von Milch abzuraten.

Joghurt dagegen ist sehr gesund und sollte auf einem vernünftigen Speiseplan keinesfalls fehlen.

Heisses Fett

Erhitztes Öl ist unbekömmlich. Wer den fritierten Geschmack liebt, kann Fritten auch ohne Fett zubereiten, am besten in einem sogenannten Heißluftkocher. Man bereitet die Kartoffeln wie üblich vor (oder kauft die Pommes tiefgefroren) und gibt sie entweder in den besagten Topf oder auf dem Backblech in den schon sehr stark vorgeheizten Ofen.

Frisches Öl jeder Art ist sehr gesund und schmeckt gut, wenn es auf die bereits gegarten Speisen gegeben wird.

Alkohol

Die negativen Auswirkungen von Alkohol auf die Psyche sind bekannt. Doch sind die körperlichen Schäden viel weitläufiger als man ahnt: Die Leber ist nicht das einzige betroffene Organ, weil sie als „Primadonna" der Organe das gesamte Wohlbefinden beeinflußt. Die Schäden werden weitergeleitet, und auch Haut und Haare, ja die ganze Befindlichkeit – alles wird durch ständigen Alkoholgenuß negativ beeinflußt.

In Maßen regt Alkohol den Kreislauf an, es gibt sogar Untersuchungen, die besagen, daß ein Glas Wein am Tag gegen Herzinfarkt wirkt.

Weizen, Weissbrot

In den letzten Jahren hat sich herausgestellt, daß immer mehr Menschen unter einer Weizenunverträglichkeit leiden. Eine Ursache könnte in der Manipulation dieser Pflanze liegen. Es sind Hybride auf dem Markt, die wesentlich prächtiger tragen als der „echte" Weizen. In all seiner Pracht muß der Kunstweizen aber, damit er überlebt, ausgiebig mit Pestiziden besprüht werden. Es könnte sein, daß diese Tatsache bei der vermeintlichen Weizenallergie eine Rolle spielt.

Reines Weißbrot ist ohnehin völlig abzulehnen, weil von der Ähre bis zum fertigen Baguette derart viele chemische Prozesse stattfinden, daß das Endprodukt kaum noch Nährstoffe enthält und wenig Bezug zum Urstoff hat.

Vollkornbrot und dunkles Brot haben mehr Vitamine und Ballaststoffe und sind dadurch verdauungsfördernd.

Konserven

Nein, nein und nochmals nein. Diese Lebensmittel enthalten nur wenige bis gar keine Nährstoffe und sind deshalb aus dem täglichen Speiseplan unbedingt komplett zu streichen.

TIPs

Ob ein Essen bekömmlich ist oder nicht, entscheiden ein paar einfache Faktoren:

- *Woraus besteht die Mahlzeit? Das Verhältnis zwanzig Prozent tierische Produkte zu achtzig Prozent pflanzliche Produkte ist ideal.*
- *Mischen Sie nicht zu viele Produkte, das überfordert Ihre Verdauung. Besser: eine gemäßigte Trennkost.*
- *Woher kommen die Nahrungsmittel? Produkte aus der Region sind auf jeden Fall zu bevorzugen. Sie sind ökologischer, weil keine langen Transportwege nötig sind und damit auch automatisch frischer und gesünder.*
- *Wie sauber sind die Lebensmittel? Schließen Sie sich mit einem Biobauern kurz! Kaufen Sie im Naturkostladen und fragen Sie nach „organischem" Anbau.*
- *Wie werden die Speisen zubereitet? Fritieren und Kochen in Wasser zerstören die Nährstoffe. In einem guten Topf kann man ohne Wasser und Fett kochen – eine Investition, die sich lohnt.*
- *Wann wird gegessen? Essen nach 18 Uhr sollte – mit seltenen, dann aber genossenen Ausnahmen – tabu sein!*
- *Wo wird gegessen? Je liebevoller die Atmosphäre, desto bekömmlicher ist auch das Essen.*
- *Ein merkwürdiger, aber guter Tip: Duschen Sie sich vor dem Kochen und cremen Sie sich sorgfältig und liebevoll ein. Ziehen Sie sich etwas bequemes Helles an, wickeln Sie Ihre Haare mit einer Haarpackung in ein Handtuch ein. Wer sich selbst vor der Essenszubereitung reinigt, kann das Meditative am Kochen mehr genießen. Selbstverständlich sollten Sie sich auch eine schöne Musik als „Gewürz für die Ohren" gönnen.*

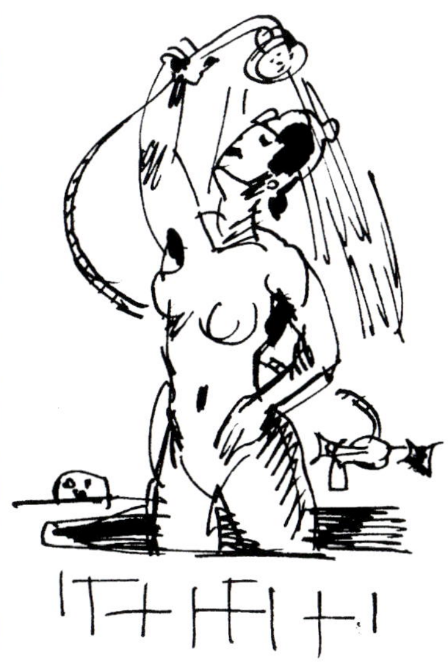

Drei gesunde Menüs

Auch wenn das vorliegende Buch kein Kochbuch im eigentlichen Sinne ist, geht es doch zu einem großen Teil um die Schönheitsauswirkungen von innen – und die zum Teil fatalen Folgen von falschem Essen auf die Gesundheit. Ich möchte Ihnen deshalb drei meiner Lieblingsmenüs vorstellen: Sie sind weitgehend vegetarisch, nach Trennkost-Prinzipien gekocht, und überall habe ich komplett auf erhitztes Fett verzichtet. Wesentlich ist es für meine Rezepte, einen speziellen Topf zu verwenden, mit dem man ohne Fett und ohne Wasser garen kann. (Verwechseln Sie ihn nicht mit einem Wok oder einem Dampfkochtopf.) Nur mit diesen Töpfen können Sie Gemüsesuppen mit wenig Zugabe von Wasser kochen.

Alle drei Menüs sind für zwei mittelhungrige Personen gedacht. Wenn Sie also für sich alleine oder für Freunde kochen, müssen Sie die Mengenangaben entsprechend anpassen.

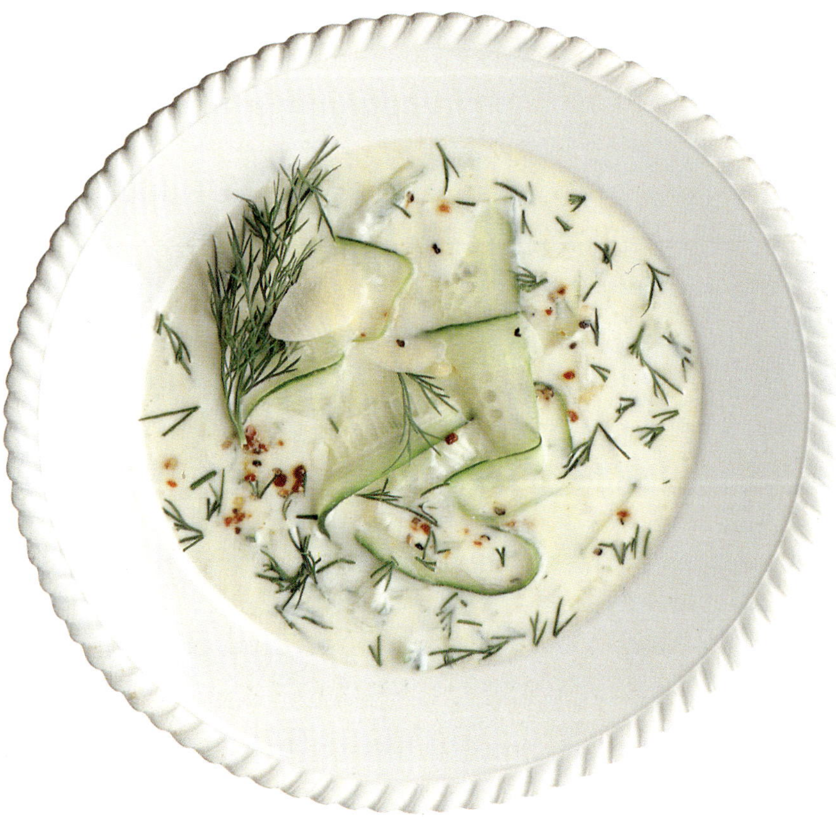

Menü I

Vorspeise: Gurken-Suppe

Zutaten:
1 mittelgroße Gurke
1 Gemüsebrühwürfel
1 Becher griechischer Joghurt
1 Knoblauchzehe
1/2 Teelöffel Meersalz
frischgemahlener Pfeffer
1/2 Bund frischer Dill
1/2 Zitrone, den Saft davon

Zubereitung:
Hobeln Sie die Gurke in kleine Scheiben und dünsten Sie sie mit dem Brühwürfel ohne Fett etwas an, bis die Gurkenstücke leicht glasig sind. Der Joghurt wird mit Salz und Pfeffer, der zerdrückten Knoblauchzehe und dem Zitronensaft verrührt und über die Gurken gegeben. Mischen Sie alles gut durch und streuen Sie den grobgehackten Dill darüber. Sofort servieren. Die fertige Suppe kann auch im Mixer püriert werden.

Hauptspeise: Casbah-Forelle

Zutaten:
1 Lachsforelle
4 große Gemüsezwiebeln
2 Zucchini
Saft von zwei Zitronen oder 1/4 l Weißwein
2 Teelöffel Cumin (gemahlener Kreuzkümmel)
Salz und Pfeffer
2 Eßlöffel kaltgepreßtes Olivenöl

Zubereitung:
Die Zwiebeln werden in Ringe geschnitten, ohne Fett in einer Pfanne leicht angedünstet

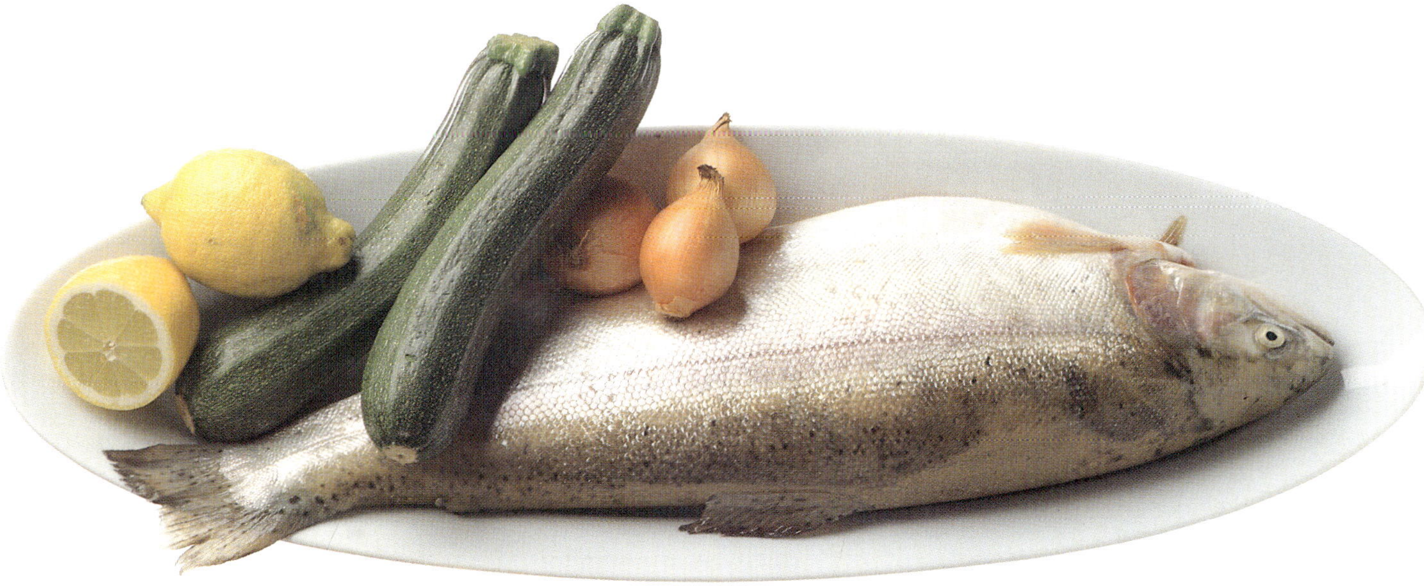

und anschließend mit der Kräutermischung gewürzt. Legen Sie den Fisch in das Zwiebelbett und lassen Sie alles bei geschlossenem Deckel je nach Fischgröße zwischen 15 und 20 Minuten köcheln. Inzwischen werden die Zucchini der Länge nach halbiert und in dünne Scheiben geschnitten. Geben Sie sie zu dem Fisch und lassen Sie das ganze noch einmal fünf Minuten dünsten. Löschen Sie das Gericht mit Zitronensaft oder Weißwein ab. Vor dem Servieren wird der Fisch mit Olivenöl beträufelt und mit Salz und Pfeffer abgeschmeckt.

Nachspeise: Geminzte Erdbeeren

Zutaten:
250 Gramm Erdbeeren
Saft einer halben Zitrone
1 Becher Joghurt
1 Eßlöffel Honig
frischgemahlener Pfeffer
einige frische Minzeblätter

Zubereitung:
Die Erdbeeren vierteln und mit dem Zitronensaft beträufelt ungefähr eine Stunde in den Dessertschälchen ziehen lassen. Kurz vor dem Servieren wird der Joghurt mit dem Honig verrührt. Streuen Sie etwas frischen Pfeffer auf die Erdbeeren (das intensiviert den Erdbeergeschmack) und geben Sie den Joghurt darüber. Am Schluß wird das ganze mit ein oder zwei Minzeblättchen garniert. Diese Dekoration soll mitgegessen werden.

Getränkevorschlag

Cidre oder leichter Weißwein.

Vorsicht: Eigentlich sollte man während des Essens überhaupt nicht trinken! Besser ist immer nach dem Essen.

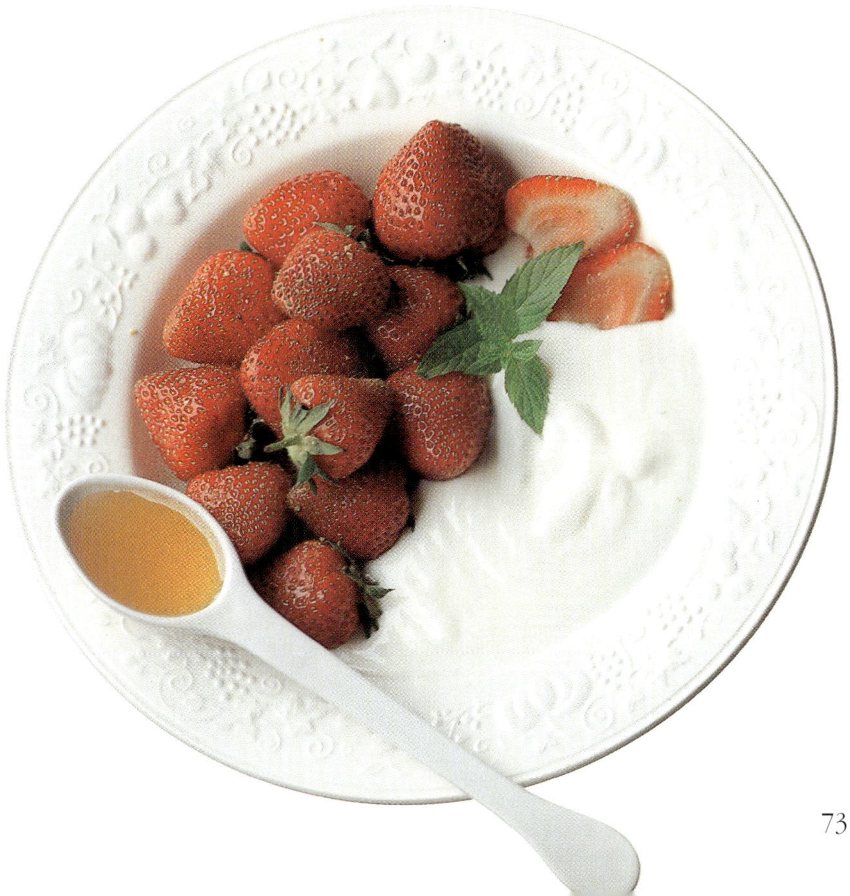

Menü II

Vorspeise: „Köstliches Gekicher“

Zutaten:
300 Gramm Kichererbsen aus dem Glas oder
100 Gramm getrocknete
Saft einer Zitrone
4 Eßlöffel Olivenöl
1 Gemüsebrühwürfel
1 große Knoblauchzehe
1 kleine Packung Tortilla-Chips

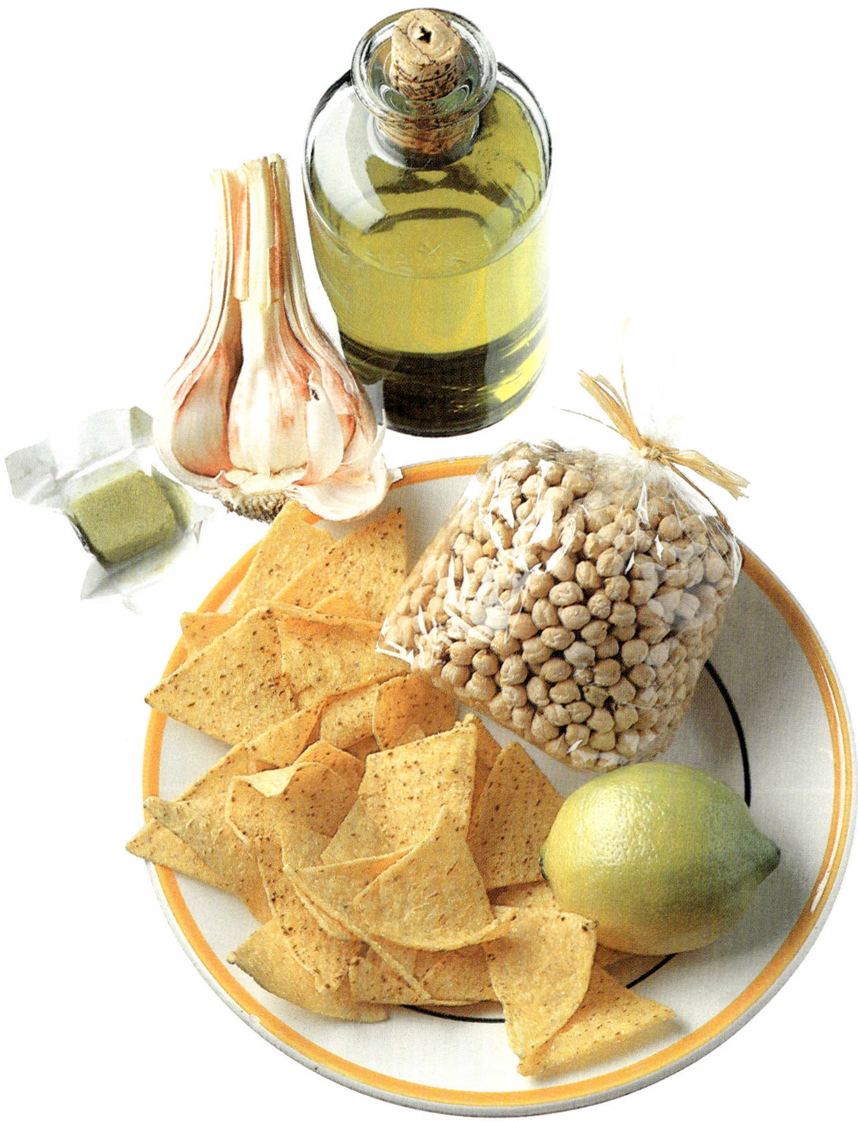

Zubereitung:
In Gemüsebrühe werden die Kichererbsen weichgekocht. (Getrocknete Kichererbsen über Nacht in etwas Wasser einweichen.) Zusammen mit dem Kochwasser und der Knoblauchzehe werden die Kichererbsen in einem Mixer fein püriert, bis sich das Olivenöl und der Zitronensaft gut untermischen lassen.

Geben Sie die weiche, noch warme Masse in kleine Schälchen und servieren Sie das Kichererbsenmus mit Tortilla-Chips.

Ebenfalls sehr lecker dazu: feine Gurkenscheiben, die mit etwas Zitronensaft beträufelt und mit Salz und Cayennepfeffer abgeschmeckt werden.

Hauptspeise: Aubergine „Die Wirtstochter“

Zutaten:
1 große Aubergine
1 Packung Tofu (250 Gramm)
2 große, schmackhafte Tomaten
1 rote Zwiebel
1 Gemüsebrühwürfel
1 Eßlöffel kaltgepreßtes Olivenöl
1 Eßlöffel frischgehackte Petersilie oder Cilantro (frischer Koriander)
frischgemahlener Pfeffer

Zubereitung:
Schneiden Sie die Aubergine der Länge nach in fingerdicke Scheiben und salzen Sie beide Seiten gründlich ein. Das Salz entzieht den Auberginen die Flüssigkeit, die sonst häufig einen bitteren Geschmack hinterläßt. Lassen Sie die gesalzene Aubergine etwa eine Dreiviertelstunde auf einem sauberen (nicht weichgespülten!) Geschirrtuch ruhen.

In der Zwischenzeit wird die feingehackte Zwiebel in etwas Gemüsebrühe angedünstet. Schneiden Sie die Tomaten in Würfel und geben Sie sie dazu. Alles bei geschlossenem Deckel etwa 15 Minuten köcheln lassen.

Spülen Sie die Auberginenscheiben gründlich ab, legen Sie sie auf ein zweites Geschirrtuch und drücken Sie mit der flachen Hand die Flüssigkeit heraus.

Schütten Sie die inzwischen fertige Zwiebel-Tomaten-Soße in eine Schüssel und stellen Sie sie warm. Legen Sie die Auberginen in den noch heißen Topf (auf die Soßenreste) und lassen Sie sie im eigenen Saft ohne Zugabe von Fett dünsten. Schneiden Sie den Tofu in fingerlange Stücke, geben Sie ihn zwischen die weichen Auberginen und lassen Sie alles noch einmal ein paar Minuten kochen.

Servieren Sie Tofu und Auberginen mit der Tomatensoße und bestreuen Sie alles mit frischgehackter Petersilie.

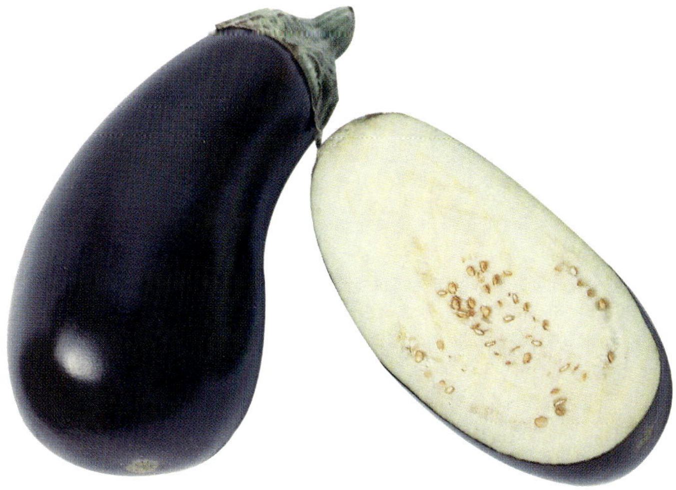

Getränkevorschlag

leichter Rotwein,
frischer Zitronensaft, mit Quellwasser verdünnt und mit Ahornsirup gesüßt,
Pfefferminztee aus frischen Blättern,
Verbena-Tee aus frischen Blättern (die Pflanze kann man sehr gut im Topf auf dem Fensterbrett ziehen. Sie ist hübsch, der Tee schmeckt wunderbar und ist bekömmlich).

Nachspeise: Rosinenjoghurt

Zutaten:
1 Becher griechischer oder türkischer Joghurt
eine Handvoll Pistazienkerne
50 Gramm Rosinen (nach Geschmack auch in etwas Rum und Zucker eingelegt)

Zubereitung:
Einfach, aber raffiniert! Vermischen Sie die Rosinen mit dem Joghurt, füllen Sie die Portionen in Dessertschälchen und bestreuen Sie die Mischung mit Pistazienkernen.

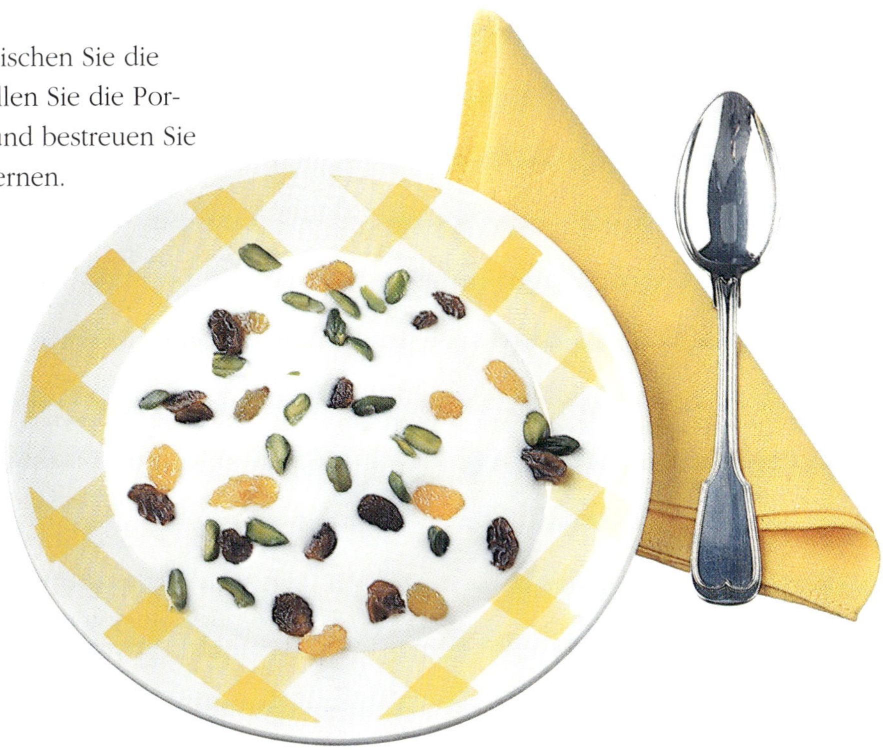

Menü III

Vorspeise: Frischer Spinat-Salat

Zutaten:
300 Gramm junger Blattspinat
50 Gramm Kürbiskerne
4 Eßlöffel Olivenöl
Saft einer großen Zitrone
1 Eßlöffel Aceto Balsamico oder Sojasoße (zum Beispiel Bio Tamari)

Zubereitung:
Spinat in kleine Stücke reißen, in einem großen Sieb gut waschen und sorgfältig trocknen, ohne ihn dabei zu verletzen. In ein sauberes Küchentuch wickeln (ohne Chemiereste) und bis kurz vor dem Essen in das Gemüsefach des Kühlschranks legen. Erhitzen Sie einen Topf, in dem Sie fettfrei kochen können (Bedienungsanleitung beachten!). Braten Sie die Kürbiskerne so lange ohne Fett an, bis sie „verrückt spielen" (wenn sie anfangen, Polka zu tanzen, müssen sie raus). Verrühren Sie in der Salatschüssel Aceto Balsamico (oder Sojasoße) mit Olivenöl, Zitronensaft und nach Geschmack mit Salz. Schwenken Sie den Spinat kurz vor dem Servieren in der Soße und verteilen Sie die knusprigen Kürbiskerne darüber. Zum Schluß großzügig mit grobgemahlenem Pfeffer würzen.

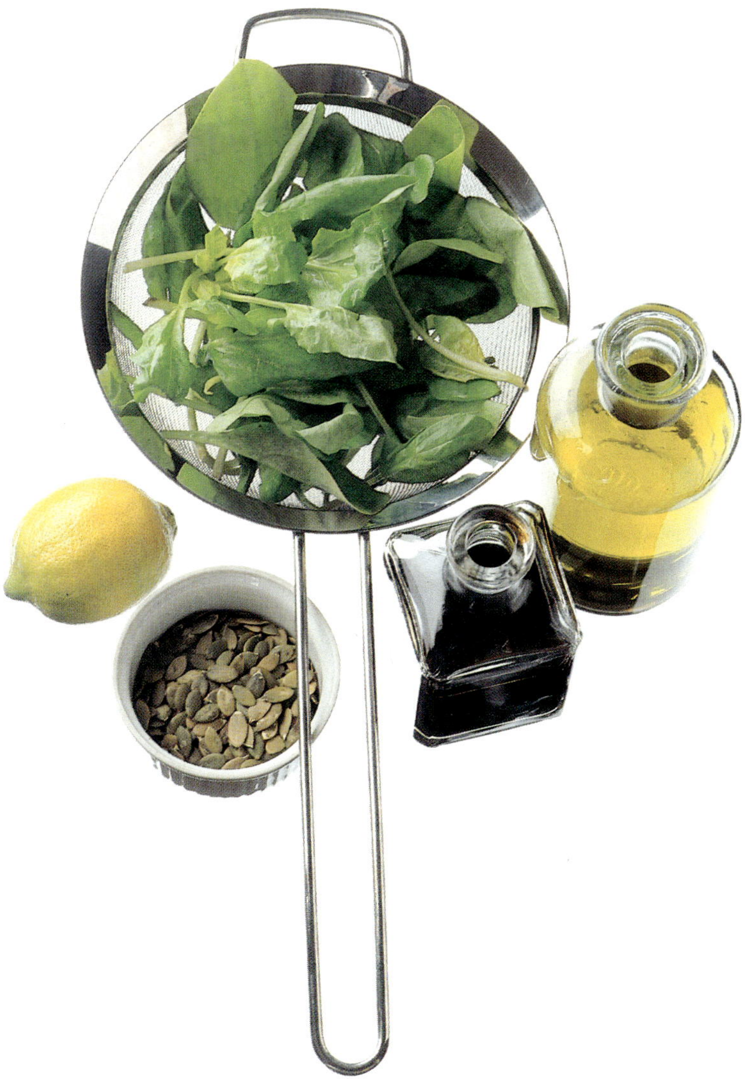

Hauptspeise: Nudeln mit frischer Tomatensosse

Zutaten:
1 Packung (250 Gramm) kurze Nudeln (weil lippenstift-freundlich)
6 kleine Lauchzwiebeln
1 mittelgroßer Zucchino
6 mittelgroße Tomaten (die nicht nach Attrappe schmecken)
2 Knoblauchzehen
Meersalz, frischgemahlener Pfeffer
1 Gemüsebrühwürfel
frische, gehackte Kräuter, je nach Jahreszeit (zum Beispiel Basilikum, Petersilie oder Cilantro)

Zubereitung:
Schneiden Sie das Gemüse (Lauchzwiebeln, Zucchino, Tomaten) in kleine Würfel, etwa eine halbe Fingerspitze groß. Spülen Sie die Zwiebel- und Zucchini-Stückchen mit Wasser ab und lassen Sie sie in einem Sieb abtropfen, so daß noch ein wenig Wasser hängenbleibt. Geben Sie die Zwiebeln zusammen mit dem Brühwürfel in einen erhitzten Topf. Ohne

Fett! Lassen Sie alles bei geschlossenem Deckel auf mittlerer Hitze garen.

Setzen Sie in der Zwischenzeit das Nudelwasser auf. Sobald es kocht, geben Sie etwas Meersalz und die Nudeln dazu und kochen diese bißfest.

Wenn die Zwiebeln glasig sind, fügen Sie die Zucchini-Stücke hinzu und rühren alles mit einer Holzspachtel um. Sobald die Zucchini durch sind (sie sind dann nicht mehr so hell), geben Sie die Tomaten dazu. Die Tomaten sollen nicht kochen, sondern nur erwärmt werden. Nehmen Sie die Soße vom Herd und würzen Sie sie mit dem frischen Knoblauch.

In der Zwischenzeit sind auch die Nudeln gar. Ich gebe Sie kurz vor dem Servieren in die frische Tomatensoße und bestreue alles mit frischgehackten Kräutern. Sie können diese Speise ohne weiteres eine kurze Weile im Topf warmhalten, doch nicht zu lange, sonst werden die Nudeln matschig.

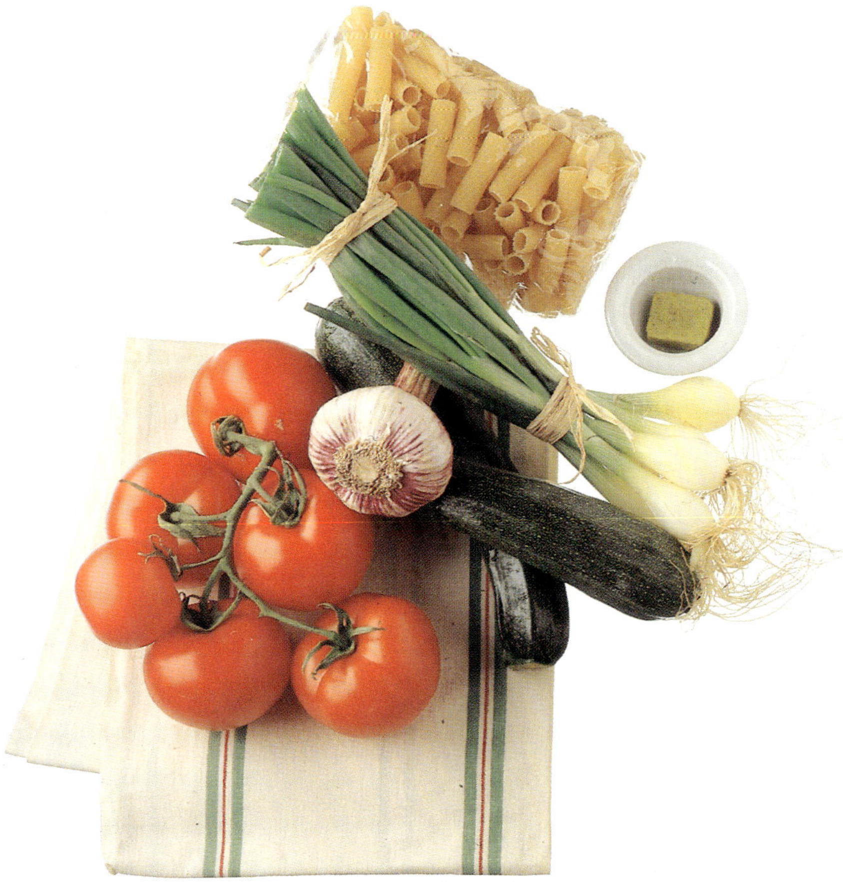

Nachspeise: „Pomme Christine“

Zutaten:

2 Äpfel
1 Tasse ungeschwefelte Rosinen
1 Eßlöffel brauner Zucker
1 Becher griechischer oder türkischer Joghurt
Saft einer halben Zitrone
Schale einer halben ungespritzten Zitrone, in Fäden geschnitten
$^{1}/_{2}$ Teelöffel Zimt
1 bis 2 Teelöffel Sternanis (nach Geschmack)

Zubereitung:

Die Nachspeise sollte bei diesem Menü unbedingt zuerst zubereitet werden, da sie ohne Probleme auch länger warmgestellt werden kann. Es sei denn natürlich, Sie stehen auch während des Essens gern allein in der Küche… Mit Gästen zu essen, ohne eine ungemütliche Stimmung zu verbreiten, will organisiert sein.

Die Äpfel vierteln und entkernen, je nach Gusto schälen oder nicht. Schneiden Sie die Äpfel in gleichmäßige Stücke, etwa wie bei Kompott. Äpfel in einen kleinen Topf geben, mit Zitronensaft beträufeln und die Rosinen dazwischen mischen. Mit Zimt, Sternanis, Zucker und der Zitronenschale würzen und bei schwacher Hitze etwa 25 Minuten garen. Das Apfelmus in kleinen Schalen servieren und mit einem Eßlöffel Joghurt garnieren.

Getränkevorschlag

leichter Rotwein
Cidre
zur Nachspeise: Yogi-Tee

„DAS GANZHEITLICH GEPFLEGTE „SCHÖNHEITSORCHESTER“

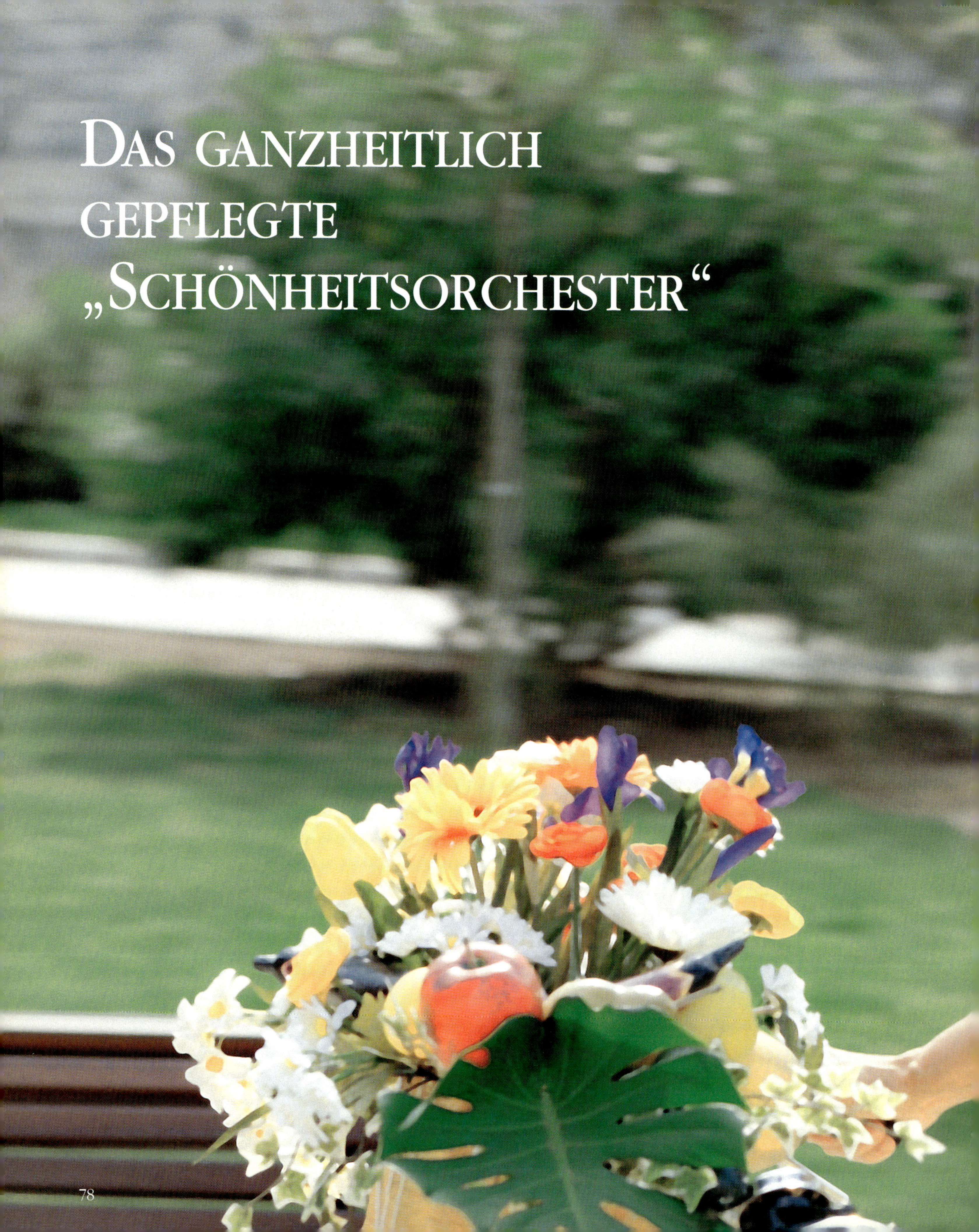

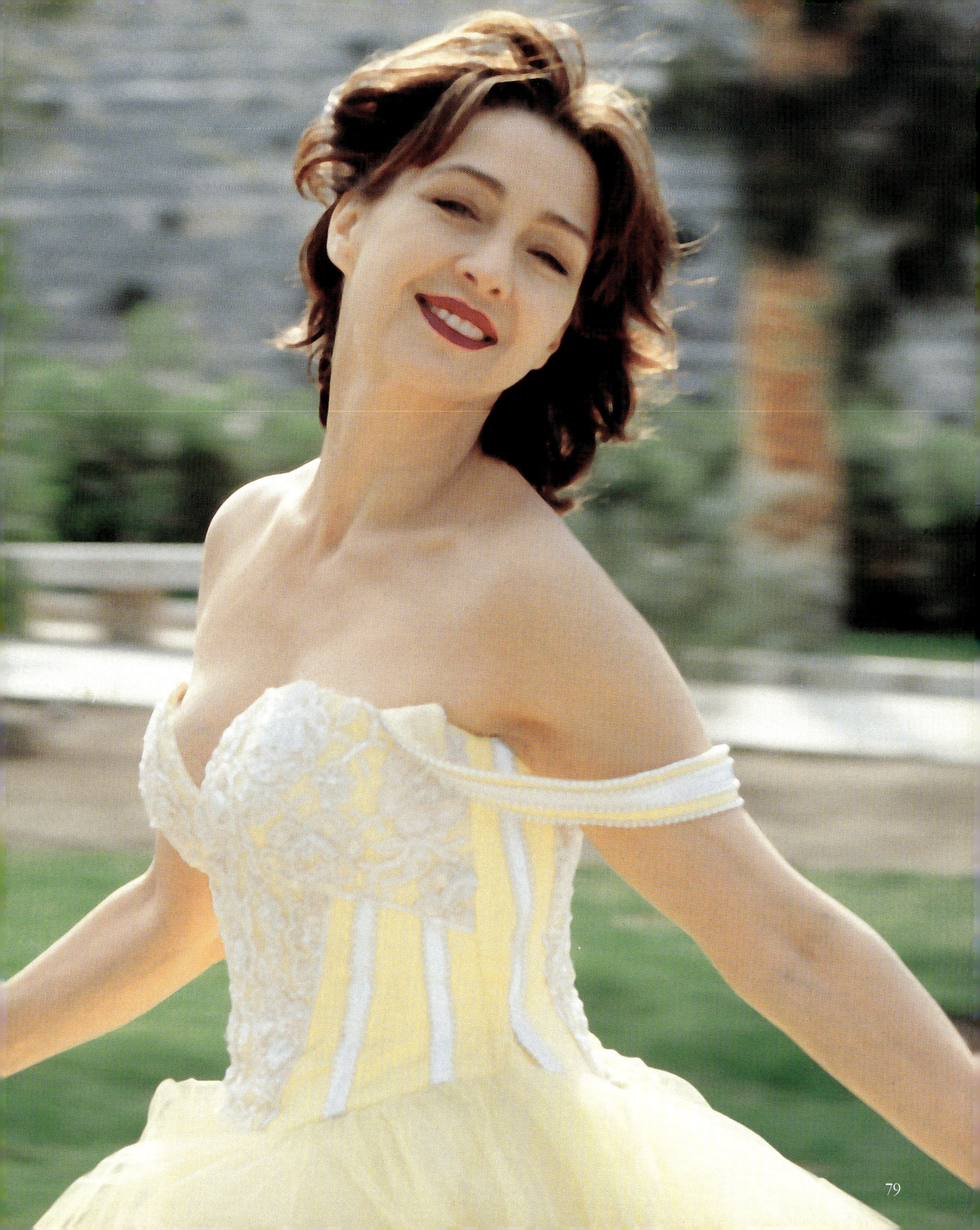

Die Organe funken SOS

Im ganzheitlichen Sinn schön und attraktiv zu sein, ist leicht! Sie müssen lediglich gut zu sich selbst sein, zu Ihrer Leber, Ihren Nieren, Ihrer Galle – und schon strahlen Haut und Augen, der Atem wird süß und die Haare griffig. Unser im Dunkeln agierendes Gesundheits- und Schönheitsorchester ist aber darauf angewiesen, daß wir seine Signale und Hilfeschreie in Form von Überschwemmungen, Staus und Verfärbungen auf der Gesichts- und Körperlandschaft wahrnehmen – und darauf reagieren!

Nichts anderes als Notrufe sind nämlich die dunklen Schatten unter den Augen, der Rettungsring um die Taille und die Flecke am Hals. Alles sind Zeichen dafür, daß es dem „Organorchester“ nicht mehr gelingt, seine Schönheitssinfonie zu spielen. Deshalb müssen Sie lernen, die Zeichen richtig zu lesen und zu verstehen, was es für Verbindungen zwischen einer gesunden Leber und strahlenden Augen gibt.

Die Pflege des „Orchesters“

Ob Pickel, Falten, Flecke, brüchiges Haar oder Übergewicht: 99 Prozent aller Makel sind nichts anderes als äußere Merkmale für einen gestörten biochemischen Haushalt Ihrer Geist-Körper-Einheit. Sobald man dem Problem ins Auge sieht, läßt es sich analysieren und beheben. Nur gerade das tun die wenigsten Menschen.

Wenn Leber, Galle und Nieren ihre Funktion nicht ausüben können, so wird der ungefilterte Rest des Stoffwechsels an vielen Stellen des Körpers eingelagert und dann äußerlich mehr oder weniger sichtbar. Sie müssen sich das ungefähr so vorstellen: Statt richtig sauber zu machen, wird der Dreck einfach unter den Teppich gekehrt. Das geht für eine Weile gut, aber nach einiger

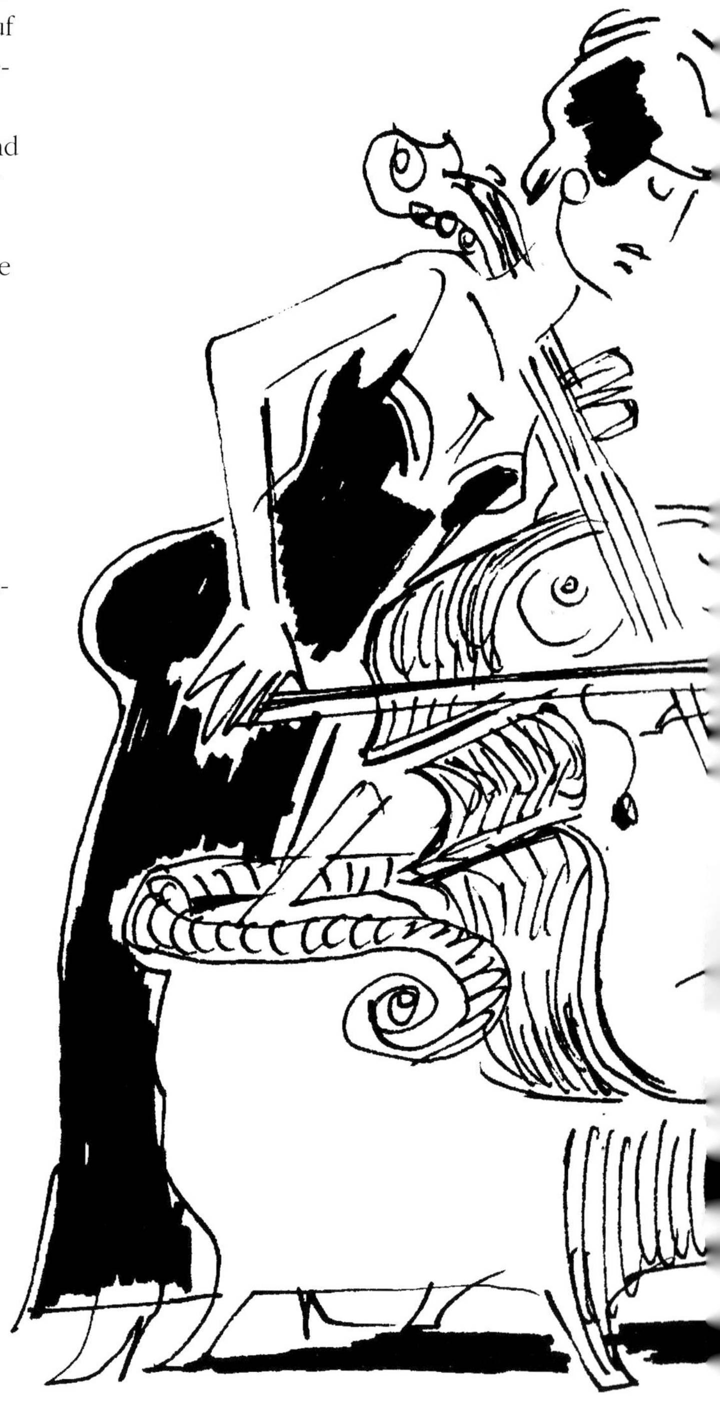

Zeit fängt der Teppich an, sich zu wellen. Sobald jemand darüber stolpert, wird er eine riesige Staubwolke aufwirbeln und Sie als „Schlampinchen" entlarven. Bei der Schönheit verhält es sich ebenso. Wer nicht versteht, wie man sich „sauber hält", hört mit dem Verschwinden des jugendlichen Schmelzes auf, attraktiv zu sein. Gut aussehen zu wollen, ist legitim, denn es deutet auf einen vitalen Gesundheitszustand hin und ist altersunabhängig.

Im ersten Teil des Buches wurden die fein- und grobstofflichen Nahrungsmittel und ihre Auswirkungen auf den Organismus beschrieben. Das beinhaltet neben dem Essen auch Atmen, Tanzen, Singen und Summen. Hier, im zweiten Teil, wird eine Erweiterung des Pflegeprogramms beschrieben, die auch Maßnahmen aus der sanften Medizin beinhaltet.

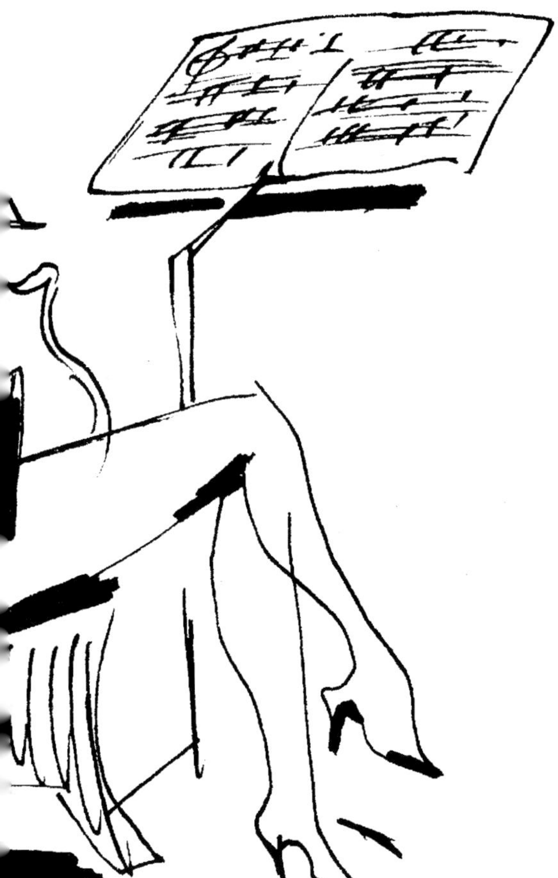

Sie verbinden sich automatisch mit den kosmetischen Bandlungen, die selbstverständlich tiefer gehen als ein herkömmliches Make-up. Sie gehen buchstäblich unter die Haut.

Viele Frauen werden von der duftenden Verschwörung und den zum Teil gewissenlosen Versprechungen der Kosmetikindustrie mehrmals täglich in die Irre geführt. Wenn man zum Beispiel unter Hautverfärbungen leidet, so wird sich die Lösung dafür erst in der letzten Phase in einem Cremetiegel finden. Ganz gewiß aber nicht in einer Creme, die allen Frauen dieser Welt die gleiche Hilfe verspricht. Sie müssen erst die Ursache finden und beseitigen. Der erste Schritt ist zu begreifen, daß Ihnen nichts helfen wird, wenn Sie nicht eine ordentliche Bestandsaufnahme Ihrer Lebensbedingungen machen.

Wenn Sie eine sichtbare Störung, also ein Schönheitsproblem haben, so bedeutet das, daß Sie auf einer Ebene – feinstofflich oder grobstofflich – etwas für Sie Unbekömmliches zu sich genommen haben. Das kann auch ein falscher Ton sein. Angenommen, Ihr Nachbar spielt des Nachts eine Ihnen unangenehme Musik, und Sie fallen zwar vor Müdigkeit in eine Art Schlaf, der aber nicht tief genug ist (weil Sie von der Musik gestört werden), so werden die Ringe unter den Augen auch mit dem teuersten Augen-Gel nicht verschwinden. Schließlich kann man nicht erwarten, daß die Firma etwas von den Musikgewohnheiten Ihres Nachbarn weiß…

Checkliste für die Gesundheit

Es ist klar, daß die Ursachen für Disharmonien vielfältig sein können, so daß es ähnlich wie bei der Suche nach Allergieauslösern sehr viel Zeit und Nerven kostet, den Schuldfaktor aufzuspüren. Mir scheint es deshalb sinnvoller, schon prophylaktisch dafür zu sorgen, daß die Organe gesund erhalten werden. Genau wie Zähneputzen eine vorbeugende Maßnahme gegen Zahnverfall ist, besteht die Wartung der Organe in erster Linie darin, daß man sie pflegt und nicht gewohnheitsmäßig überfordert. Diese Überforderung entsteht in erster Linie, weil die meisten Menschen lieblos und hochmütig mit ihrem Körper umgehen. Sie sollten lernen, Hautunreinheiten oder Tränensäcke als Wegweiser zu inneren Disharmonien zu lesen. Das Gesicht entspricht einer geographischen Karte, auf der Sie genau studieren können, wo die Probleme liegen. Die ganzheitliche Lösung bedeutet also erst einmal eine realistische Bestandsaufnahme:

❍ Verhalte ich mich meinem Körper gegenüber respektvoll? Gönne ich ihm Ruhepausen? Gibt es Zeiten der gedankenlosen, nicht zielgerichteten Entspannung?

❍ Was muß er täglich riechen, essen und ansehen? Was kriegt er zu hören?

❍ Welches kosmetische Problem zeigt sich öfter oder ist im Begriff, chronisch zu werden?

❍ Hat jemand in Ihrer Verwandtschaft die gleichen Schwierigkeiten? Wenn ja, überprüfen Sie die Ähnlichkeit im Eß- und Trinkverhalten.

❍ Führen Sie über einen gewissen Zeitraum ein Notizbuch. Notieren Sie alles, was Sie essen und trinken und welchen feinstofflichen Nahrungsmitteln Sie ausgesetzt sind. Notieren Sie auch das Wetter. Vermerken Sie, wann sich Ihr Problem verschlimmert und wann es sich verbessert.

❍ Überprüfen Sie auf sinnliche Weise (Geruch und Hautreaktionen), wie sich die kosmetischen Erzeugnisse in Ihrem Haushalt anfühlen. Das reicht vom Rouge bis zum Weichspüler.

❍ Eine weitere wichtige Facette von Schönheit und Gesundheit sind Liebe und Zärtlichkeit. Bitte verschonen Sie mich und sich selbst mit Fehlinterpretationen dieses Themas. Was ich meine, werden Sie nicht im Sex-

Mein Darm, das unbekannte Wesen

Kaum eine Dame denkt gern daran, daß viele ihrer kosmetischen Probleme (die kleinen Hängebäckchen zum Beispiel), die sie sorgenvoll zum Chirurgen trägt, nichts anderes sind als ein Zeichen unverdauter Torten. Vielleicht ist auch das ein oder andere Schweinswürstchen dabei und eine Vielzahl anderer unverdauter Dinge, die liegengeblieben sind wie ein ungebetener Gast bei einem Cocktailempfang.

Der Tod liegt im Darm, steht nun in fast allen Schriften über die Darmsanierung, doch das stimmt nicht. Wir werden, wenn unsere Zeit abgelaufen ist, auch mit einem 1-A-Darm von dannen gehen. Was vielmehr stimmt, ist, daß die Schönheit sehr abhängig ist von einer gesunden Darmflora, vom mikroökologischen Gleichgewicht im Verdauungstrakt und von der ordentlichen Be-

Laden finden. Ich meine Zärtlichkeit und Hinwendung im christlichen Sinne, so wie es ursprünglich wohl gemeint war. Leider erhalten viele Menschen in unserer Welt nur noch Zärtlichkeit im Rahmen von Begehren. Das ist anstrengend und reicht nicht aus, um jemanden glücklich zu machen. Um dem entgegenzuwirken, halten sich viele Menschen Tiere. Das ist sicher auch wertvoll, aber nicht das gleiche wie ein Mensch, dem man vertrauen kann und den man zärtlich liebt. Für mich ist ein Leben ohne diese Zärtlichkeit in Gedanken und Handlungen nichts als ein bloßes Funktionieren.

❍ Versuchen Sie, ohne „Hammermedizin" gesund zu bleiben. Wenn Sie doch einmal starke Medikamente brauchen, gleichen Sie siedelung mit freundlichen Darmbakterien. Schlaffe oder verschwollene Gesichter verschwinden in vielen Fällen am besten und schnellsten (ohne die Hilfe von Chirurg und Kosmetik) nach einer sogenannten Darmsanierung.

Fasten, eine religiöse Tradition, ist dabei ein Schlüssel, doch durch Fasten allein gehen die alten Reste nicht weg. Es gibt verschiedene Methoden. Die von mir beschriebenen Reinigungskuren (Seite 64) sind ohnehin ab dem 25. Lebensjahr das Wichtigste bei der vorbeugenden Schönheitspflege. Viele Menschen fühlen sich nach der Wiederherstellung eines intakten Darmklimas jünger, schlanker, vitaler und lebensbejahender. Es ist wichtig, sich gelegentlich zum Arzt zu begeben und eine Stuhlprobe machen zu lassen, damit der Zustand der Darmflora untersucht wird.

Eine spezielle Darmkur ist die sogenannte Colontherapie, mit der ich persönlich gute Erfahrungen gemacht habe. Sie ist allerdings umstritten. Doch auf dem Gebiet der Medizin ist alles umstritten. Es wird soviel gezankt, daß man sich wundert, daß überhaupt noch jemand lebt. Das ist zwar übertrieben, aber de facto ist immer einer sauer auf die Forschung des anderen. Sei's drum. Einig ist man sich in dem Punkt, daß ein gesunder Darm gesund ist. Und die Anhänger der Colontherapie versprechen wahre Wunder. (Pickel, Mundgeruch und Depressionen verschwinden, Übergewicht wird vermindert.) Es ist aber nicht jedermanns Sache, da man Spülungen weder im Mund noch im Po unbedingt gern hat. Nur wer – wie ich – einmal nach einer Operation mit Darmpilzen zu tun hatte, weiß, daß die Darmreinigung zur deutlichen Verbesserung des allgemeinen Wohlbefindens beiträgt.

Wer immer vegetarisch gegessen hat und wenig gereist ist, kann davon ausgehen, daß seine Darmflora intakt ist. Wer außerdem einmal pro Monat ein paar Safttage einlegt oder drei Tage lang nur heißes Wasser und sonst nichts zu sich nimmt, wird vermutlich keine spezielle Darmreinigung brauchen. Alle anderen „Normal-Esser" sollten sich dagegen einmal mit einer Fachkraft über eine Darmsanierung unterhalten.

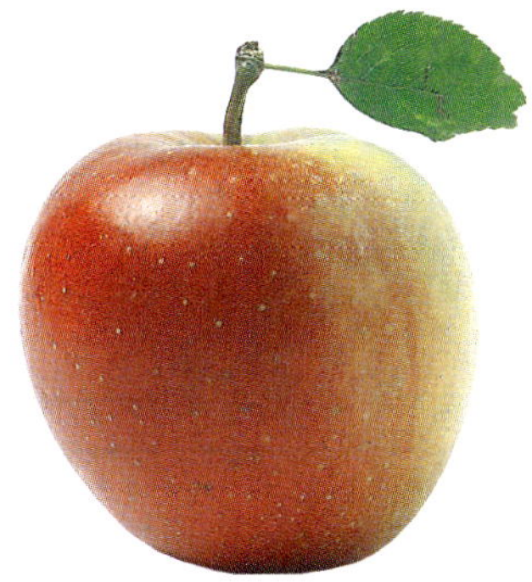

es mit einer sanften Harmonisierung der Darmflora wieder aus. Zum Beispiel nach Antibiotika. Sie müssen sich das ungefähr so vorstellen: Ein Penicillin – egal wie sinnvoll es bei einer heftigen Mittelohreiterung sein kann – wirkt im Darm wie eine Atombombe. Es zerstört beinahe alles, in Ihrem Darm wird es nur wenige „Überlebende" geben. Ziel der Harmonisierung ist es, die Darmflora wieder „aufzuforsten". Und das geht in diesem Fall am besten mit Milchsäurebakterien, wie sie zum Beispiel im Joghurt enthalten sind. Eine Joghurtkur allein wird aber in der Regel nicht ausreichen, im Darm wieder ein gesundes Gleichgewicht herzustellen. Besser ist es eine Stuhlprobe unter ärztlicher Aufsicht vom Labor untersuchen zu lassen, um dann gezielt die „Darmpopulation" neu anzusiedeln. Ganz schön mühsam, also überlegen Sie sich die nächste Medikamenteneinnahme lieber genau.

❍ Vermeiden Sie unproduktiven Streß, denn den verursachen Sie meistens selbst. Wer sonst zwingt Sie schließlich dazu, auf bestimmte Dinge mit „Nervchen" zu reagieren. Verschaffen Sie sich lieber morgens und abends mit den Tips aus den „Klugheiten der Sinne" ein wohlgerundetes Selbstbewußtsein, anstatt mit HB-Männchen-artigen Explosionen zu einem kurzfristigen Ego-Gefühl zu kommen.

❍ Last not least: Regulieren Sie Ihre Eßgewohnheiten, egal, welche Ausreden Sie haben.

Alle diese Dinge müssen bei der Analyse Ihres Problems berücksichtigt werden. Nur so werden Sie der Ursache oder – wesentlich wahrscheinlicher – der Kombination von Ursachen auf die Spur kommen. Nur eine Teilbehandlung durchzuführen, ist meistens – um beim Beispiel Teppich zu bleiben –, als ob man glaubt, der sich wölbende Teppich würde sich begradigen lassen, indem man einen zweiten, bunten Teppich darüberlegt.

Verschmelzung von Medizin und Kosmetik

Es versteht sich hoffentlich von selbst, daß kein Buch der Welt eine Fachkraft ersetzen kann. Da man aber Partner seines Arztes oder Heilpraktikers sein soll – möglichst weder ignorant noch besserwisserisch –, können die Informationen in diesem zweiten Teil des Buches helfen, Ihre eigene Empfindsamkeit zu schärfen. Denn ein großes Manko bei der Vermeidung und der Beseitigung bestimmter Schönheitsprobleme ist die Tatsache, daß es wenige Ärzte oder Heilpraktiker gibt, die „Tacheles reden“, das heißt, einem wirklich praktische Ratschläge geben können, wenn das Problem zum Beispiel „Schatten unter den Augen“ heißt. Im normalen Kosmetikgeschäft wird der gute Rat dagegen immer sehr teuer, und es ist fraglich, ob eine Creme mehr tun kann, als Symptome minimal zu lindern.

In Frankreich ist das ganz anders. Es mag daran liegen, daß sich Französinnen schon länger und mit mehr Raffinement dem Erhalt ihrer Schönheit widmen. Oder daran, daß sie durch die Kolonialzeit im fernen Osten und der damit verbundenen Konfrontation mit Akupunktur und den östlichen Heilslehren eine Verschmelzung von Medizin und Kosmetik im Dienste der Schönheit kultiviert haben.

Eines steht fest: Die meisten Kosmetikprodukte mit einer sinnvollen Verbindung von Creme, aromatherapeutischen Essenzen und Akupunktur kommen aus Frankreich. Für den Erfolg dieser Kombination spricht, daß jetzt praktisch alle Kosmetikhersteller die natürlichen Wirkstoffe „entdeckt“ haben. Früher war es für Ärzte selbstverständlich, eine organische Disharmonie an Äußerlichkeiten festzustellen.

Gerade die sanfte Medizin und damit die kosmetischen Behandlungen können erst dann zur vollen Blüte gelangen, wenn sie hundertprozentig korrekt angewendet werden. Zum Beispiel ist die Anwendung einer Augencreme sinnlos, wenn sie in der falschen Richtung aufgetragen wird, weil sie dann auch lymphstauend wirken kann. Das gleiche gilt für Akupunktur. Sie muß zunächst von einem Fachmann gemacht werden, auch wenn es später für Sie zum täglichen Pflegeprogramm gehört, sich mittels eines Akupunkturstabes mit elektrischen Impulsen zu behandeln. Wichtig ist, den richtigen Punkt zu treffen, und den nennt Ihnen Ihr Arzt oder Ihr Heilpraktiker.

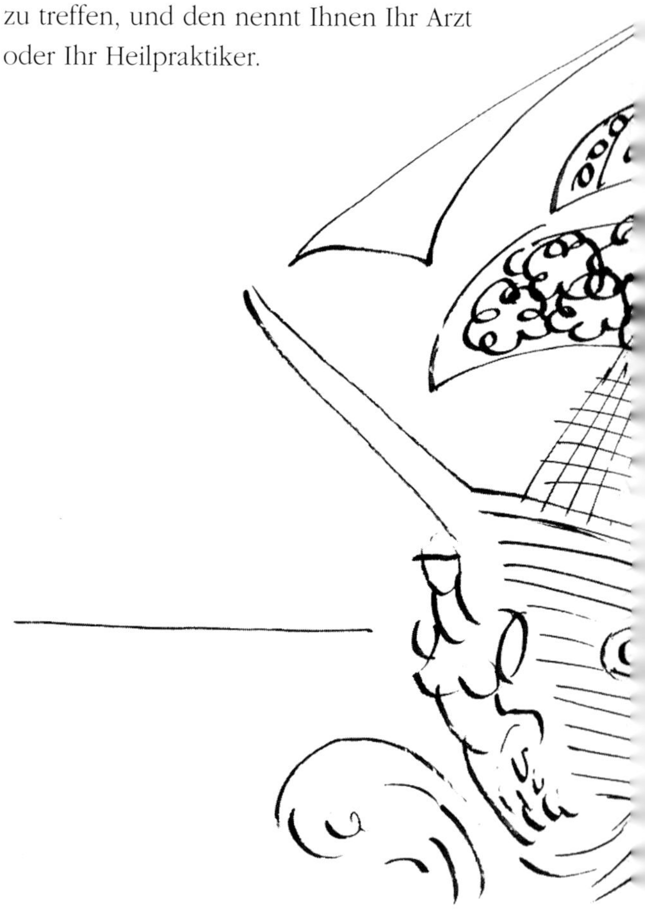

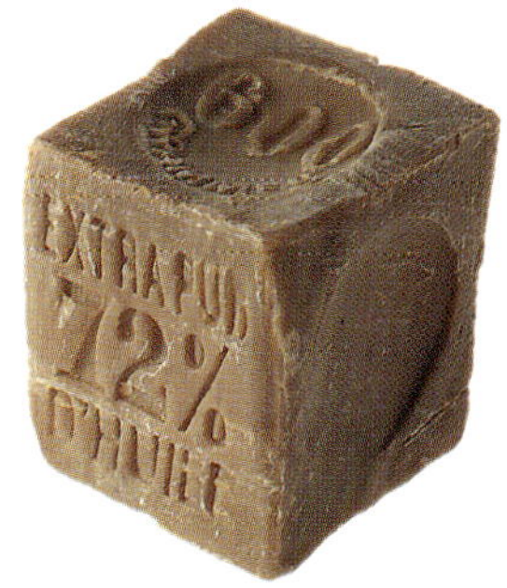

Die Anwendung von aromatherapeutischen Essenzen ist ebenfalls kein Kinderspiel. Über die Nase nimmt der Körper die Wirkstoffe schneller auf als beispielsweise über eine Tablette, die erst im Magen aufgelöst werden muß. Bitte bagatellisieren Sie die Wirkung nicht. Sorgfalt ist auch bei der sanften Medizin angebracht.

Die folgenden Seiten bieten Ihnen ein System an für die Suche nach den möglichen Ursachen Ihrer Schönheitsprobleme. Nur die Symptome behandeln zu lassen, gleicht eher einem hilflos Ertrinkenden auf einem schwankenden Floß als einem selbstbewußten Kapitän, der sein Körperschiff zielsicher durch Sturm und Wellen steuert.
Mit der Gesundheit ist es wie mit dem Leben: Man kann die „Wellen" nicht machen. Aber man kann lernen, geschickt durch die Wellen zu reiten. Für einen guten Kapitän ist der Wind immer günstig…

Doch bevor wir soweit sind, noch ein paar Gedanken zum Thema Kosmetik.

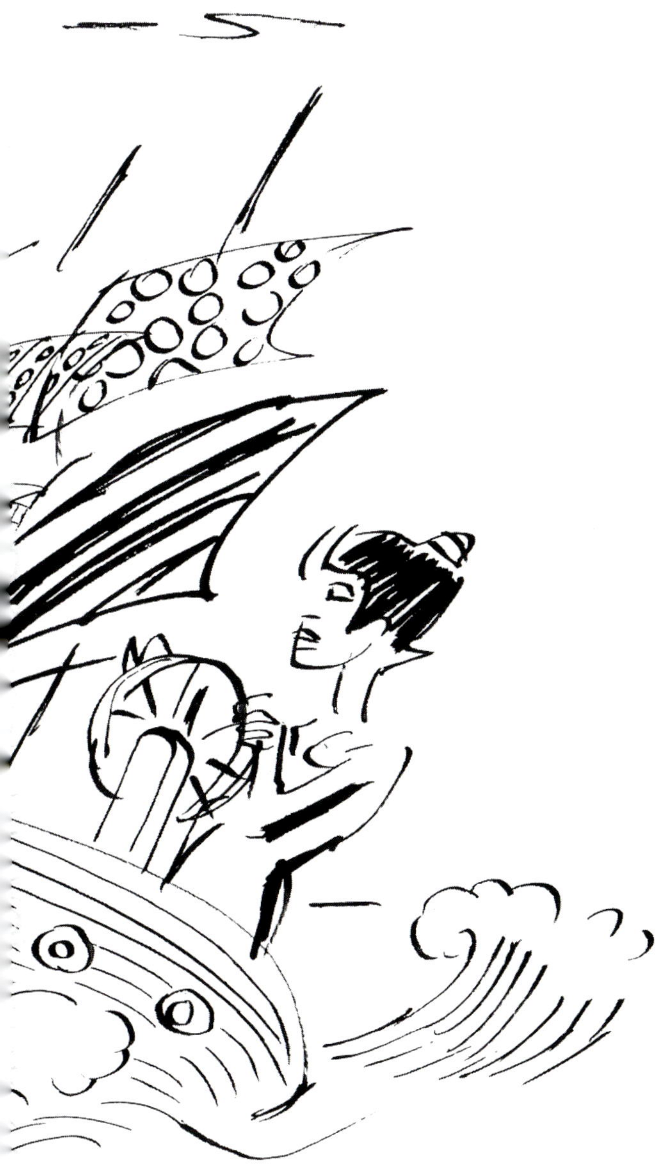

Kosmetik: Behandlung von aussen

Vielleicht kennen Sie den Spruch „The difference between a man and a boy is the size of his toy". Während also Männer die Größe ihres Spielzeuges verändern, könnte man sagen, daß Frauen ihre eigene Spielwiese sind. Noch ein Düftchen, noch ein Kleidchen, noch ein Cremchen…

❍ Typ eins bleibt strikt bei der Aufmachung, mit der er in seiner Jugend gut gefahren ist. Doch damit wird die Frau im Laufe der Zeit meist zur Karikatur ihrer selbst, beziehungsweise sie zeigt keinerlei Freude an der Neuentdeckung ihrer eigenen Person.

❍ Typ zwei macht jeden Trend mit, egal, wie es aussieht (das gilt für Cremes genauso wie für die neueste Hosenmode).

❍ Typ drei lernt im Laufe der Jahre viel über die eigenen, wesentlichen Bedürfnisse. Diese Frauen bedienen sich jener pflegenden und dekorativen Kosmetik, die zu ihnen paßt. Und dies in den verschiedenen Stadien ihres Lebens.

Leider ist (selbst für eine kluge, im allgemeinen Leben bewußt handelnde Frau) die Wahl der richtigen Kosmetik ein Spießrutenlauf. Im Kaufhaus kommt man sich oft vor wie ein Junkie, der von verführerischen Dealern zu der einzig seligmachenden Droge – sprich der Lösung aller Schönheitsfragen –

verführt wird: das Panacea, das alle Probleme heilt! Da hat sich im Bewußtsein der schönheitssuchenden Frauen nichts geändert. Jede (ich genauso) hätte gern ein Mittel gegen Flecke, Falten und Cellulite. Aber das gibt es nicht in einem, und vor allem funktioniert das gleiche Mittel nicht bei jedem.

Es ist klar, daß eine Creme gegen Cellulite nur im Zusammenspiel mit einer Ernährungsumstellung, tänzerischer Gymnastik und bewußter Massage effektiv wirken kann. Nicht so klar ist die Tatsache, daß wir – als verschiedene Individuen – nicht ein und dieselbe Creme verwenden können, um das gleiche Ergebnis zu erzielen. Zwar braucht jeder die gleichen Stoffe, Vitamine und Mineralien, doch nie in der gleichen Zusammensetzung.

Die Zeit ist reif für das sich verändernde Bewußtsein der Konsumentin. Immer mehr Frauen suchen nach einer kosmetischen Behandlung, in der ihnen nicht nur „irgendetwas" ins Gesicht geschmiert wird. Es ist wichtig, daß eine kosmetische Beratung auch eine Schulung für die tägliche Eigenbehandlung wird.

Sie würden ja auch nicht ohne Anweisungen mit einem Dampfkochtopf rumhantieren. Ebenso sollte man seine äußere Hülle und deren Behandlung nicht beliebig betreiben, vor allem, wenn man vor hat, älter als dreißig zu werden. Nachdem die kosmetische Behandlung, auch in der fein- und grobstofflichen Ernährung sowie im gymnastischen Sinne, immer vorbeugend wirkt, sind eine Beratung und eine Behandlung eine gute Investition in die Zukunft. Die von mir empfohlenen Mittel sind mit einer Behandlung verbunden, die um die 200 Mark kostet. Dazu kommen die Kosten für die Produkte. Das kann erst einmal zu einer stattlichen Summe führen, doch es ist immer noch billiger, als das Geld für ein „allgemeingültiges" Cremchen zu verschwenden, von dem Sie gar nicht wissen können (auch die Verkäuferin nicht), ob es zu Ihnen paßt. Und in Sie hinein, denn alles wird über die Haut ja auch in den Blutkreislauf aufgenommen – allerdings kommt es von dort nicht immer dahin, wo man es haben möchte.

Ein gutes Schönheitsprogramm basiert deshalb auf der Harmonisierung der inneren Abläufe – also:

- bekömmliche Nahrung im fein- und grobstofflichen Sinne,
- ausgleichende Bewegung, Bodybalance,
- harmonisierende Berührungen (Massage und Eigenmassage),
- kosmetische Mittel (Cremes, Lotionen und Packungen), die möglichst exakt auf Ihre persönlichen Bedürfnisse abgestimmt sind,
- ausgleichende sanfte Medizin – wie Akupunktur und Osteopathie.

Selbst wenn ich persönlich natürlich nicht alle Produkte kenne, ist mir aufgefallen, daß alle exzellenten Kosmetikerinnen, bei denen ich in Behandlung war, meist nicht mit „Mainstream"-Firmen arbeiten, sondern mit solchen, die das Ganzheitliche einschließen. Akupunktur, Shiatsu (eine japanische Heilmassage) und Aromatherapie werden bei ihnen mit Kosmetik vereint. Doch ich bin zuversichtlich: In Zukunft werden ganzheitliche Analysen sicher auch zum Standard bei den großen Konzernen gehören.

Die Haut – ein Seismograph

Die Haut ist das äußerlich sichtbare Organ (während Lunge, Herz und Leber im verborgenen wirken), ein Schutzorgan, dessen Funktionen weiter reichen, als man denkt. Sie ist eine Art Seismograph, der ankündigt, wenn unsere inneren Organe von Disharmonien befallen sind. Wer nicht auf diese Warnung hört, wird krank. Eine Harmonie der Geist-Körper-Einheit zeigt sich in einer schönen, strahlenden und elastischen Haut. Viele der äußerlichen Zeichen, der unschönen

Der Unterschied zwischen herkömmlicher Kosmetik und ganzheitlicher Behandlungsmethode

Herkömmliche Kosmetik	Ganzheitliche Methode
Die Produkte werden im Labor entwickelt, durch gezielte Werbung wird der Bedarf geweckt.	Im Mittelpunkt steht der Mensch in seiner Ganzheit.
Kriterien für die Qualität des Produkttests: Konsistenz – Geruch – Farbe – pH-Wert	BIOENERGETIK = übergeordnete Steuerung
Messungen auf der Haut bei Testpersonen: ● Veränderung des pH-Wertes ● Veränderung der Spannung ● Veränderung des elektronischen Widerstandes ● Veränderung der Hauttemperatur ● Eindringungsvermögen des Produktes	Vordergründig bei dieser Methode ist die Analyse zur gezielten Erfassung der Hautprobleme durch Einbeziehung des ganzen Menschen. ● Gesichtszonen-Analyse ● Körperzonen-Analyse ● Gewebe-Analyse ● Computer-Analyse
Einteilung in fette, trockene oder sensible Haut, Mischhaut und Akne Keine Frage nach der Ursache! Vorrangig ist die Vermarktung des Produktes über Idee, Werbung und Aufmachung, der finanzielle Aufwand ist höher als für den Inhalt.	Erkennen der Ursachen für das Hautproblem, somit gezielter Einsatz von ätherischen Ölen, Trägerprodukten und Behandlungsmethoden, wie Ernährungsempfehlungen, spezifische Diäten oder Badekuren.
Ätherische Öle nur 0,2 bis 0,5% beinhaltet. Wichtigste Eigenschaften des Produktes: spontaner Effekt, Skin-feeling, Elastizität, Geruch, Farbe, pH-Wert = Vortäuschen bestimmter Qualitätsmerkmale (Verkaufspsychologie)	
Ergebnis: schneller, aber kaum anhaltender Behandlungserfolg!	Ergebnis: dauerhafter Erfolg, zufriedene Kunden!

Veränderungen, die man als Alterungsmarkierungen vermerkt, sind es nicht. Sie haben gar nichts mit dem biologischen Alter zu tun. Das sind Ausreden.

Schlaffe Scheußlichkeiten, fahles Aussehen und Tränensäcke sind in 99 Prozent der Fälle nur äußerlich sichtbare Zeichen für eine innere Überlastung der Organe. Wie das? Es ist ganz leicht zu verstehen. Unser Äußeres ist wie eine Landschaft. Die Haare sind ein Wald. Unterirdisch fließen Ströme, in denen Nahrungsmittel weitertransportiert werden. Kleine Energie-Seen (Niere, Herz, Leber) „verstoffwechseln" im Rhythmus mit der Natur die Nahrung. Die Nahrungsaufnahme erfolgt über Pforten (Mund, Nase, Augen, Ohren). Die Überreste verlassen uns auf bekanntem Wege, wo dann andere Kleinstlebewesen ihr Vergnügen haben. Sobald man Dinge zu sich nimmt, die nicht richtig verwandelt werden können, verändert sich unsere Landschaft: Statt glatt und rosig wird die Haut deformiert und pickelig, statt einem gesunden Haarwald finden sich auf einmal nur noch brüchige, glanzlose Halme auf dem Kopf, die Frisur erweckt den Eindruck von eingefallenen Soufflés.

Man sollte dankbar sein, wenn man die äußeren Zeichen „lesen" kann, denn dies ermöglicht, jenen Schäden vorzubeugen, die man sonst schlicht als ererbtes Schönheitsdrama hinnimmt! Ein Beispiel: Ihre Tante Emmy hat Tränensäcke, und Sie entdecken mit 27

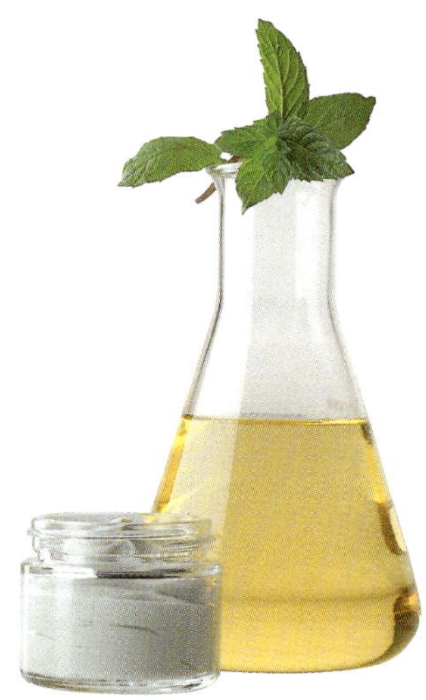

Schönheitsprobleme und ihre organische Ursache

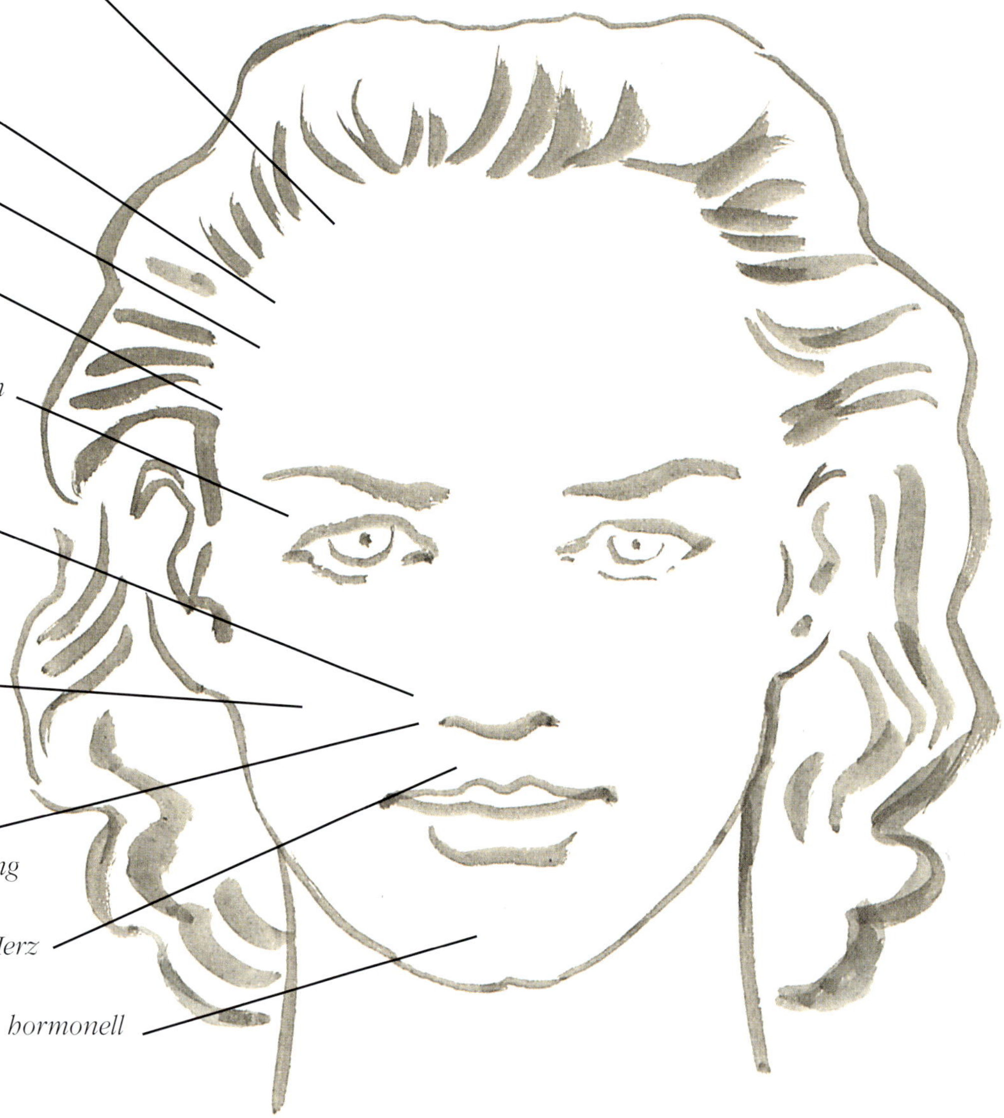
① *Rötung der Stirn, schuppende Haut: Blase*
Falten auf der Stirn: Dünndarm
② *Entzündliche, gerötete Haut: Dünndarm*
③ *Stirn, blaß nach dem Essen: Herz*
④ *Geschwollen, druckempfindlich: Leber*
⑤ *Geschwollene Augen: Nieren, Darm*
Fältchen: Leber
⑥ *Schwellungen seitlich der Nase und unter den Augenwinkeln: Magen*
⑦ *Tiefe, vertikale Falten auf der Wange: Atemorgane (Raucherhaut)*
⑧ *Schwellungen seitlich der Nase: Dickdarm, Nebenhöhlenentzündung*
⑨ *Schweißperlen auf der Oberlippe: Herz*
⑩ *Graue, bräunliche Haut: Unterleib, hormonell*

eines Morgens beim Aufwachen, daß Sie jetzt ebenfalls mit Tränensäcken geschlagen sind – und plötzlich aussehen wie Tante Emmy. Rennen Sie jetzt nicht in den nächsten Kosmetikladen, um sich dort ein sündhaft teures Augengel zu kaufen. Erwarten Sie nicht, daß damit das Problem behoben werden kann. Eine pflegende Kosmetikbehandlung beginnt im Inneren des Körpers. Für mich sind deshalb Nahrung und pflegende Kosmetik untrennbar miteinander verbunden.

Schönheitspflege – Wissen ist Macht

Wer sich mit Schönheitspflege beschäftigt und sich auf diesem Gebiet auskennt, dem wird oft – von trägen und neidischen Mitmenschen – vorgeworfen, er hätte nichts anderes im Kopf. Mir zum Beispiel. Das Gegenteil ist richtig: Wer sich auskennt, entwickelt eine gewisse Routine, die ohne Geld- und Zeitverschwendung das Optimale erreicht. Wenn man einmal soweit ist, kann man das Thema Schönheitspflege getrost zu den Akten legen. Das Wissen hat sich verselbständigt und geht Ihnen in Fleisch und Blut über wie das morgendliche Zähneputzen. Das Motto meiner täglichen Schönheitsrituale heißt deshalb auch: Zeit verwenden – nicht verschwenden! In meiner Morgenkosmetik verbinde ich drei Behandlungsarten: Akupressur, Aromatherapie und Pflege mit nährenden Cremes. Für alles brauche ich nicht länger als 35 Minuten.

Ähnlich reduziert sind auch die Produkte, die ich dafür verwende. Fürs Gesicht: ein reinigendes Öl, eine milde Seife, eine Feuchtigkeitscreme für den Tag und eine Fettcreme für die Nacht. Für den Körper: ein schäumendes, ölhaltiges Waschmittel, das ich mit aromatherapeutischen Essenzen mische (Sie sollten sich genau informieren, welcher Duft Ihnen gut tut), Rubbelhandschuhe, Fett- und Feuchtigkeitslotion.

Basisempfehlungen für kosmetische Pflegerituale

❍ Machen Sie sich bewußt, daß die kosmetische Behandlung durch innere Abläufe, im Zusammenspiel mit den Kräften der Natur ihre wichtigsten Impulse erhält. Erst dann können die auf die Haut aufgetragenen Mittel ihre Wirksamkeit entfalten.

❍ Sie müssen sich die Zukunft als Ziel vorstellen und nicht die Vergangenheit und Ihre Jugend glorifizieren. Machen Sie sich ein schönes Bild von sich selbst. Auch mit siebzig, gerade mit siebzig. Sagen Sie sich mit zwanzig, ich werde mit dreißig erfahrener sein, mehr interessante Geschichten erlebt und gehört haben. Meine Augen werden, wie meine Bewegungen, souveräner sein als jetzt. Von dreißig bis vierzig lernt man, sicherer die Wahl zu treffen. Man kann besser allein sein, hat aber auch dauerhafte Freundschaften geschlossen, vielleicht Kinder großgezogen und seinen eigenen Stil gefunden.

Ich bin jetzt Anfang fünfzig. In dieser Zeit lernt man zu schätzen, was man für sich selber gelernt hat und wie gut der Körper es einem dankt. Man kann endlich weise mit dem Wissen umgehen, und das läßt einen die Dinge mit mehr Humor sehen. Man ist nicht mehr so leicht aus der Fassung zu bringen. Man ist mit den Freunden älter geworden, die Beziehungen haben an Substanz gewonnen. Die Arbeit fällt einem leichter, man läßt sich weniger gefallen und kann mit gutem Gewissen sagen „danke, den Fehler hab' ich schon mal gemacht, ich brauche ihn nicht mehr…"

Meine Vorstellung von mir mit sechzig ist überhaupt nicht negativ. Rein äußerlich möchte ich nur beweglich bleiben. Einen langen grauen Zopf will ich haben und schönen ethnischen Schmuck tragen. Meinen eigenen Garten pflegen (auch wenn er noch so klein ist), gelegentliche Reisen mit dem Zug unternehmen (mit sechzig braucht man wahrscheinlich keine Vergewaltigungen mehr zu fürchten) und vor allem meine Freunde genießen.

❍ Das wichtigste Ziel der Schönheitspflege ist Beweglichkeit. Daher sind die Übungen der Atem-Acht (Seite 18) und von Bodybalance (Seite 50) als Vorstufe fürs „Make-up" unerläßlich.

❍ Seien Sie bei der Wahl Ihrer Mittel nicht an der falschen Stelle sparsam. Weder mit Zeit noch mit Geld.

❍ Gerade bei der Applikation von Cremes ist es wichtig zu wissen, in welcher Richtung man jene Stoffe zuführt, die Ihrer Geist-Körper-Einheit entsprechen. Ich habe mich seit Jahren mit diesem Thema beschäftigt, viele, vor allem englische und französische Bücher dazu gelesen und mich mit Experten unterhalten. Es fiel mir schwer, aus der Vielfalt

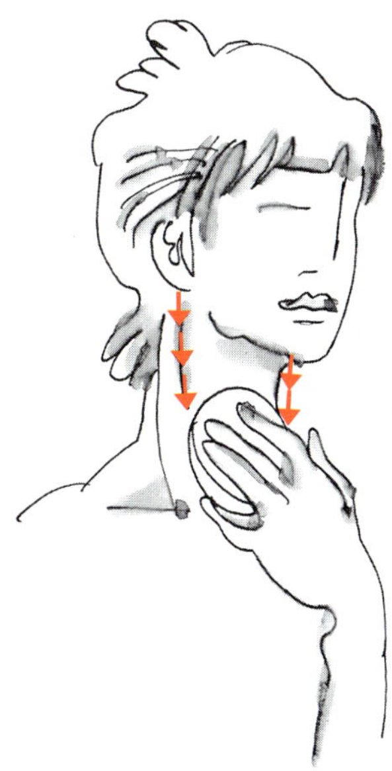

meiner Informationen die wichtigsten Tips für Sie auszuwählen. Die Ratschläge sind in diesem Buch destilliert, doch der beste und zuverlässigste Partner für Sie sind Sie selbst. Das bedeutet auch, daß man lernen muß, wann man sich unterwerfen kann und muß und wann besser nicht. In Bezug auf die tägliche Pflege können Sie, wenn Sie sich von Vorurteilen, Ängsten und falschen Hoffnungen frei gemacht haben, damit rechnen, daß Sie erfühlen, welchen Weg Sie bei Ihrer Pflege einschlagen sollten.

Nur an sich selbst spürt man, welcher Duft der richtige ist, wie lange und zu welcher Musik man gern tanzt, um sich fit zu halten, in welche Richtung und wo die Creme aufzutragen ist. Ich empfehle deswegen dringend jedem, (zumindest einmal) einen Shiatsu-Kurs zu belegen. Gerade Partnerschaften, die durchs Leben gehen (auch Kinder und Freunde), erfahren andere Dimensionen der Gesundung, wenn man sich auf einer fürsorglichen Ebene trifft, auf der man durch die Berührung des anderen auch über den eigenen Körper etwas lernt.

KOSMETISCHE PROBLEME – GANZHEITLICH GELÖST

Die folgenden Seiten behandeln die häufigsten kosmetischen Probleme ganzheitlich. Es versteht sich von selbst, daß Sie zumindest einmal ausführlich eine Bestandsaufnahme von sich selbst mit professioneller Beratung (Arzt, Heilpraktiker, Kosmetikerin) machen sollten, um dann, mit dem daraus entstandenen Wissen, eine Routine zu entwickeln, mit der Sie Ihre Geist-Körper-Einheit „warten" können.

Das System meiner Empfehlungen stammt aus der chinesischen Heilslehre. Ich selbst habe nur mit dieser Vorgehensweise positive Erfahrungen gemacht. Alle Personen, die ich kenne und die sich sinnvoll pflegen, tun dies im ganzheitlichen Sinne. Nur weil diese Informationen aus der östlichen Hemisphäre zu uns kommen, bedeutet das nicht, daß es in Europa oder anderen Kulturen keine ähnlichen Erkennungssysteme gab. Es hat sich nur mittlerweile diese Richtung auch bei uns etabliert, und die Zusammenarbeit zwischen West und Ost hat sich als äußerst fruchtbar erwiesen, ein Beispiel dafür ist die Verbindung von Akupunktur und französischer Kosmetik. Die Aromatherapien dagegen kommen nun vermehrt aus den orientalischen Ländern wieder zu uns.

Ausführlich behandle ich die Themen Haare, Augen, Gesichtsschwellungen, Falten, Übergewicht und unreine Haut. Ich versuche, sowohl auf die organischen Ursachen als auch auf die Heilmethoden einzugehen. Und zwar nach folgendem Schema: Ich beschreibe das Problem und erkläre Ihnen, wie Sie sich fein- und grobstofflich harmonisieren können. Damit das für Sie handfest wird – und auch mehr Spaß macht –, habe ich jeweils mehrere „Schönheitsrezepte" für Sie zusammengestellt. Die sanften ganzheitlichen Behandlungsmethoden sollten Sie – zumindest am Anfang – nicht ohne die Hilfe eines Experten anwenden. Deshalb gehe ich in diesem Buch auch nur kurz darauf ein, wie sinnvoll bzw. wenig sinnvoll sie zur Behebung der Ursachen sind.

Das Symbol

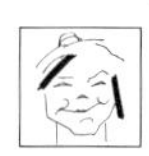 bedeutet sehr sinnvoll,

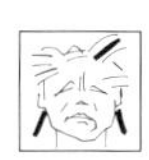 heißt nicht so sinnvoll.

Im Anschluß daran finden Sie Tabellen, die – quasi im „Schnelldurchlauf" den ganzen Körper behandeln. Auch hier gilt: Es ist wichtig, daß Sie nicht versuchen, sich im Alleingang zu heilen. Schönheitsprobleme sind am Anfang Indizien für Disharmonien. Wenn sich eine Disharmonie zur Krankheit verfestigt hat, kann man mit einem auf Kosmetik ausgerichteten System wenig heilen. Das im folgenden vorgeschlagene System dient also dem Erkennen und dem Vorbeugen.

„Gebrauchsanweisung" der ganzheitlichen Pflegerituale

Das Schönheitsproblem, egal, was es sein mag, entsteht in erster Linie durch eine genetische Prädisposition. Also, Sie haben von irgendjemand die Veranlagung geerbt. Diese Veranlagung kann durch eine kluge ganzheitliche Pflege „in Schach" gehalten werden. So kann man dicke Schenkel oder Tränensäcke daran hindern, Teil Ihres Aussehens zu werden. Die Veranlagung jedoch bleibt. Das bedeutet, daß Sie alle Faktoren der Pflege berücksichtigen sollten, um eben zu verhindern, daß Sie mit Mitte dreißig anfangen, so auszusehen wie „Tante Emmy" (eben mit Tränensäcken und dicken Schenkeln).

Ganzheitlich beinhaltet:

Feinstoffliches

also Luft, Licht und Farbe, Duft und Ton. Für jede Veranlagung gibt es Bekömmliches und Unbekömmliches. Sie selbst sollten sich für Ihre eigene Veranlagung sensibilisieren, lernen, was Ihnen auf der feinstofflichen Ebene bekommt.

Grobstoffliches

ist natürlich nichts anderes als unser Futter. Dieses ist – obwohl jeder Mensch individuelle Bedürfnisse hat – schon in zwei Kategorien, nämlich „eher bekömmlich" oder „eher unbekömmlich", zu sortieren. Bei der ganzheitlichen Pflege wird bei jedem Problem grundsätzlich das gegessen, was für Ihre Veranlagung bekömmlich ist. Es ist jedoch wichtig, nichts verbissen zu betreiben.
Also: Auch wenn Sie wissen, daß Speise X auf Dauer Ihr Problem verschlimmert, so sollten sie sie gelegentlich zu sich nehmen. Der verbissene Verzicht schlägt ins Gegenteil um.

Die Akupunkturpunkte

Selbstverständlich ist diese Behandlung grundsätzlich von einer Fachkraft zu betreiben. Was jedoch für den Laien möglich ist (für mich ist die Selbstbehandlung wie Zähneputzen), sind zwei Methoden: Einmal die Behandlung mit einem elektrischen Akupunkturstab (kann man für etwa 200 Mark in einem Sanitätshaus kaufen, und man bekommt ein gutes Infobüchlein dazu). Oder man massiert die Punkte mit Hilfe einer der empfohlenen Aromaessenzen mit kleinen, kreisenden Bewegungen. Das nennt sich Akupressur. Das allerbeste ist es, sich in einen Massagekurs zu begeben und sich zumindest so auszubilden, daß man Freunde und Familie fachkundig massieren kann.

Die Übungen

Diese Bewegungen stammen aus den Yoga-Übungen. Dabei geht es darum, durch das Dehnen und das Strecken die Energieeinflüsse wieder zu entspannen. Wichtig ist es, dies in einer wirklich guten, feinstofflichen Atmosphäre auszuüben. Und sanft bitte!

Die Kräuter

Werden meist zu Tee verarbeitet. Gelegentlich kann man sie einfach in den Salat tun.

Die schwarzen Punkte auf den nachfolgenden Zeichnungen zeigen Ihnen, wo Sie Akupunktur oder Akupressur durchführen können, um Ihre Schönheitsprobleme zu „bekämpfen".

Falten

Bevor man auf „Faltenjagd" geht, sollte man sich darüber klarwerden, daß uns ohne die Fähigkeit, das Gesicht in Falten legen zu können, ein schreckliches Schicksal ereilen würde. Man könnte über den Gesichtsausdruck keine subtilen Nachrichten mehr signalisieren und hätte die Mimik eines Insektes. (So sehen leider auch viele Menschen aus, die sich alles haben wegliften lassen.) Außerdem würde uns – ohne Faltenwurfsmöglichkeit – nach dem ersten Lächeln das Gesicht in Fetzen herunterhängen. Was für eine Wahl!

Deshalb rufe ich auf, der „Falte an sich" dankbar zu sein und sich mit etwas Vernunft an die „Faltenplage" zu machen. Es gibt schließlich solche und solche. Die guten Falten sind diejenigen, die dem Gesicht im Laufe der Jahre eine Art Patina verleihen. Jeder von uns kennt Menschen, die mit der Zeit interessanter und über die Erfahrung auch verführerischer geworden sind. Obwohl diese Art von Attraktivität in unserer Kultur mehr für Männer gilt, bekommt die Mauer des Vorurteils einen Riß, der nicht zu übersehen ist.

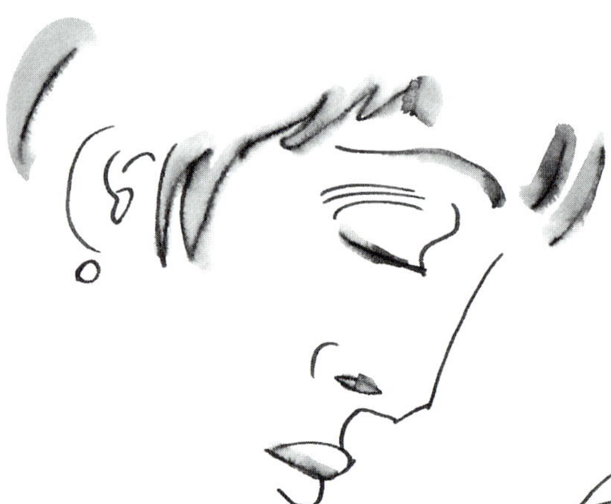

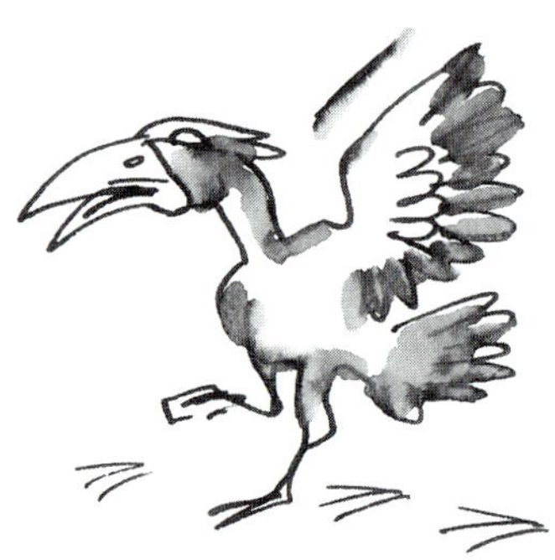

Im Filmgeschäft, in dem sich bei den Idolen gesellschaftliche Veränderungen sozusagen unter dem Vergrößerungsglas abspielen, ist Susan Sarandon die Ikone der weisen und wissenden Anziehungskraft. Im echten Leben hat die ältere (faltige) Frau eine Tradition im Vermitteln von Lebenskunst.

Warum, um Gottes Willen, haben trotzdem 90 Prozent aller Frauen eine derart panische Angst vor Falten? Die Antwort ist ganz einfach. Weil die Kosmetikindustrie – Hand in Hand mit ihrer in den Medien propagierten Werbung – uns Angst macht. Das ist Unsinn, „gute Falten" stören nicht. Andererseits können Falten auch eine Markierung, ein Signal für eine Schwächung der Organe sein. Diese Falten kommen und gehen. Sie sind keinesfalls mit jenen Mimikfalten zu vergleichen, mit denen ein Gesicht im Laufe der Zeit eine gewisse Art von Anziehungskraft gewinnt.

Wie gesagt, im allgemeinen Bewußtsein galten graues Haar und Falten bei Männern schon immer als Plus. Doch jetzt balancieren sich die Dinge aus. Das quälende Vorbild – ein im Sand liegender Adonis ohne Interesse an irgendetwas außer seiner eigenen Person – wird den Männern als Antwort auf die glatte Backfischschönheit, an der man sich als Frau grämen soll, sozusagen um die Ohren gehauen. Realistisch sind beide nicht, und ich kann nur sagen: Lassen Sie einen Mann, der Zwanzigjährige bevorzugt, ruhig seines Weges ziehen. Man braucht das nicht zu werten. Ich bin überzeugt, daß Susan Sarandon gut auf solche Männer verzichten kann. Viele Frauen, die ich kenne und die bereits über vierzig sind, haben sich nicht über Einsamkeit zu beklagen. Nur auf den Mann, der die Jugend sucht, muß man verzichten können.

Wichtig ist es, sich selbst im Älterwerden positiv wahrzunehmen, und da ist es elementar zu entscheiden, mit welchen Falten man gern lebt. Die meisten Falten sind heutzutage auch ohne Chirurgie zu entfernen. Das geht natürlich nur im ganzheitlichen Sinn. Wenn zum Beispiel Ihr Zinkhaushalt verarmt oder gestört ist, wird es nicht helfen, sich mit einer teuren Creme das Problem vom Hals (im wahrsten Sinne) zu schaffen. Nach einer Harmonisierung (in diesem Fall des Zinkhaushaltes) werden sich jedoch selbst hartnäckige Krähenfüße wesentlich mildern.

Im übrigen ist es nicht die Falte per se, die „alt aussehen" läßt. Es sind Müdigkeit und ein Mangel an Ausstrahlung. Das vertieft sich natürlich, wenn man sich ständig Sorgen ums Älterwerden macht, statt sich über die Freiheit zu freuen, die einem das Vergehen der Zeit in Form von Wissen und Erfahrung bringt.

Der philosophische Ansatzpunkt ist wichtig, denn ohne geistige Voraussetzung läßt sich nicht einmal ein gutes Gulasch kochen, geschweige denn ein verjüngendes Schönheitssystem entwickeln. Verjüngung bedeutet auf diesem Gebiet nichts anderes als die bewußte Unterstützung einer ständigen – auf Zellebene stattfindenden – Wiedergeburt, die sicher liebend gern einen geistigen Partner im eigenen Körper hat. Auf Körperebene sind Falten aller Art schlichtweg ein Zeichen mangelnder Durchblutung und Elastizität und der Unfähigkeit, Feuchtigkeit zu binden.

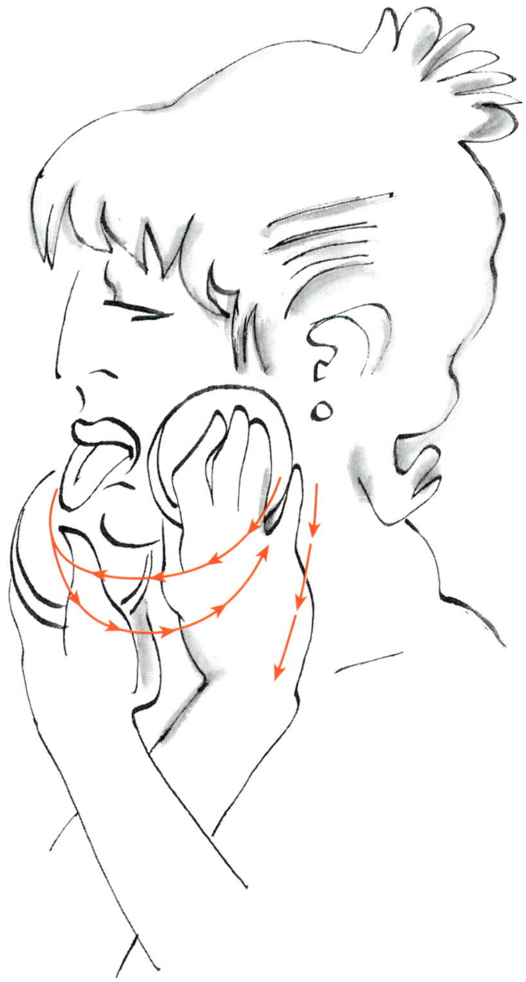

Es sieht schrecklich aus, aber es hilft gegen schlaffe Wangen und Doppelkinn: Strecken Sie die Zunge heraus und massieren Sie sich von den Wangen bis unters Kinn. Dies heißt in der Yogalehre „Löwe".

Mimik-Falten

Mimik-Falten können Ausdruck einer Einstellung dem Leben gegenüber sein – auch wenn man sie gelegentlich als störend empfindet. Man kann jedoch ganz pragmatische Übungen machen, die, täglich ausgeführt, ähnlich wie Zähneputzen und Nasenreinigung, gegen das Eingraben gewisser „Gedankenfurchen" wirken. Es ist eine Art Gesichtsgymnastik, und sie ist garantiert wirksam. Die Geschichte meiner Quelle wird Sie überzeugen, denn hier wird nichts verkauft!
Im Laufe der Jahre habe ich zwei Männer kennengelernt, beide sind über fünfzig, beide haben sehr anstrengende Berufe, sie gehen nie ins Fitness-Studio und keiner von beiden denkt je daran, sich irgendwelche Cremes ins Gesicht zu schmieren. Der eine ist Maler, der andere Musikprofessor, sie kennen sich nicht. Die Haut ihrer Gesichter ist nicht faltenlos, nur ist das Gesicht in etwa so, wie es wahrscheinlich auch vor zwanzig Jahren war. Auf meine Frage sagten mir beide, daß sie täglich ein- oder zweimal ihre Mimik turnen lassen. Ich selbst mache ebenfalls schon seit zwanzig Jahren als Teil meiner täglichen Übungen den „Löwen" aus der Yogalehre. Was sich darunter verbirgt, können Sie der Zeichnung entnehmen.

Natürlich ist es von Vorteil, damit möglichst in jungen Jahren anzufangen. Gerade diese Falten lassen sich jedoch auch später mildern.

Kleine Fältchen um die Augen

Ah, Sie denken wohl, Falte ist Falte? Mitnichten. Die kleinen Fältchen um die Augen, die Sie auf der Zeichnung sehr deutlich sehen können, sind ein Zeichen dafür, daß die Organe (vorneweg die Leber als Maria Callas des Organorchesters) überlastet sind. Alkohol, Milchkaffee, fritiertes Essen und Medikamente können dafür verantwortlich sein.

❍ Besprechen Sie mir Ihrem Arzt oder Heilpraktiker, ob Ihr Lebensstil etwas enthält, das Ihre Organe über die Maßen strapaziert. Es gibt zwar leberreinigende Mittel, doch das Wichtigste ist, zunächst einmal die Ursache zu beheben.

❍ Trinken Sie zum Frühstück Tee statt Kaffee und den Saft einer frischgepreßten Zitrone mit einem Löffel Olivenöl. (Klingt furchtbarer als es ist.)

❍ Halten Sie sich unbedingt an die in diesem Buch vorgeschlagenen Ernährungsrichtlinien.

❍ Beobachten Sie sich und Ihre Lebensgewohnheiten genau! Eine Schärfung der Sinne, wie im ersten Teil des Buches beschrieben, kann nur helfen.

Sonnen-Falten

Wenn Sie solche Falten haben, gehören Sie ausgeschimpft, das heißt nämlich, daß Sie leider nichts gelernt haben. In die Sonne zu gehen, birgt vor allem heutzutage weitaus mehr Gefahren als „harmlose“ Falten. Der Schaden ist nicht reparabel. Weder Liften noch Collagenspritzen können wirklich helfen. Die neue „Wunderwaffe“ Laser kann das Problem natürlich lindern, doch man muß sich klar sein, daß es für den Körper traumatisierend ist. Folgendes ist zu empfehlen.

❍ Gehen Sie nur mit Sonnenschutz – und zwar einem hohen – ins Licht, aber nie in die direkte Sonne.

❍ Tragen Sie Hüte und kleine fingerfreie Handschuhe.

❍ Lassen Sie sich im Winter mit Fruchtsäure peelen.

❍ Essen Sie reichlich Zink, Vitamin C, Cystein und Cystin (beides sind Aminosäuren), entweder in Tablettenform oder als Leber (biologisch) zweimal im Monat. Auch eine frische Zitrone und ein weichgekochtes Ei sind geeignet, einen Mangel auszugleichen.

❍ Gegen Sonnenflecke helfen nur ein tiefes Peeling oder eine Laserbehandlung.

Augenfältchen sind ein Zeichen für die Überlastung der Organe.

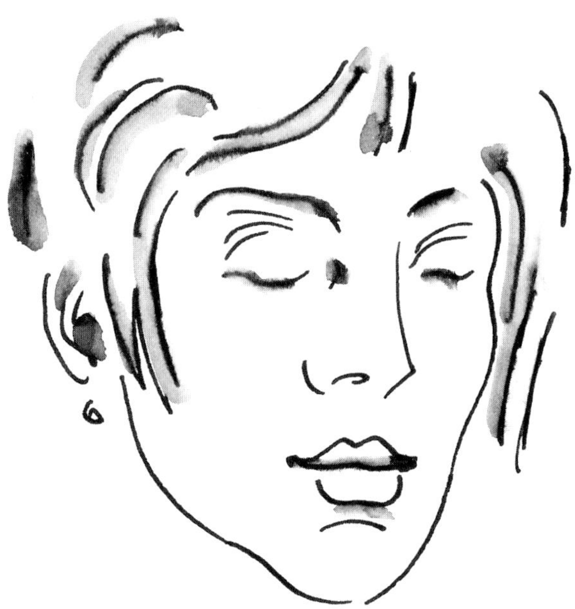

Fältchen durch äussere Einwirkung

Auch hier kann man durch vermeintlich Gutes viel Schaden anrichten. Vorsicht bei Cremes. Auf dem Oberlid können alle Fruchtsäurecremes Allergien und damit eine mikroskopisch kleine „Verdellung“ des Gewebes verursachen. Also lieber etwas mehr Augengymnastik und nichts außer einer vorsichtig ausgewählten, milden Augencreme auf die Haut um die Augen geben.

Fältchen, die plötzlich tiefe Furchen sind

Dieser Look ist leider oft unter dem Motto „Wer den Schaden hat, braucht für den Spott nicht zu sorgen" einzusortieren. Dieses auf Französisch als „Coup de vielle" bezeichnete Phänomen ist – egal, ob die Ursache Kummer, Krankheit oder Seelenpein sind – grundsätzlich ein Mangel an Durchblutung der Hautoberfläche. Statt eilfertig zum Chirurgen zu eilen, sollten Sie sich Gedanken um einen ganzheitlichen Aufbau der Gesundheit und des Wohlbefindens machen. Ihr Körper muß gereinigt und genährt werden – und zwar die gesamte Geist-Körper-Einheit!

Die Informationen im ersten Teil des Buches sollten sorgfältig auf Ihre persönlichen Bedürfnisse abgestimmt werden. Auch hier gilt es, die Maßnahmen am Schluß des Kapitels zu berücksichtigen.

Schlaf-Falten am Hals

Abgesehen von der Tatsache, daß sich Essen nach 18 Uhr fast immer am nächsten Morgen im Gesicht zeigt und wahrscheinlich der Beautykiller Nummer eins ist, ist die normale europäische Schlafweise (auf weiße, hohe Kissen gebettet) geradezu prädestiniert, einen am nächsten Morgen mit „Spurrillen" im Gesicht aufwachen zu lassen. Die meisten Dekolleté-Schäden (abgesehen von der Sonneneinwirkung) sind ebenfalls auf dieses Konto zu verbuchen. Es gibt in der Zwischenzeit viele verschiedene Kissen auf dem Markt. Ich persönlich schlafe auf meinem eigenen, selbstentworfenen (siehe Foto).

Was die Pflege betrifft, so wird der Hals gern vergessen. Wichtig ist es, die Creme vom Ohr bis zur Brust nach unten zu streifen; auf diese Weise wird die Lymphe entstaut.

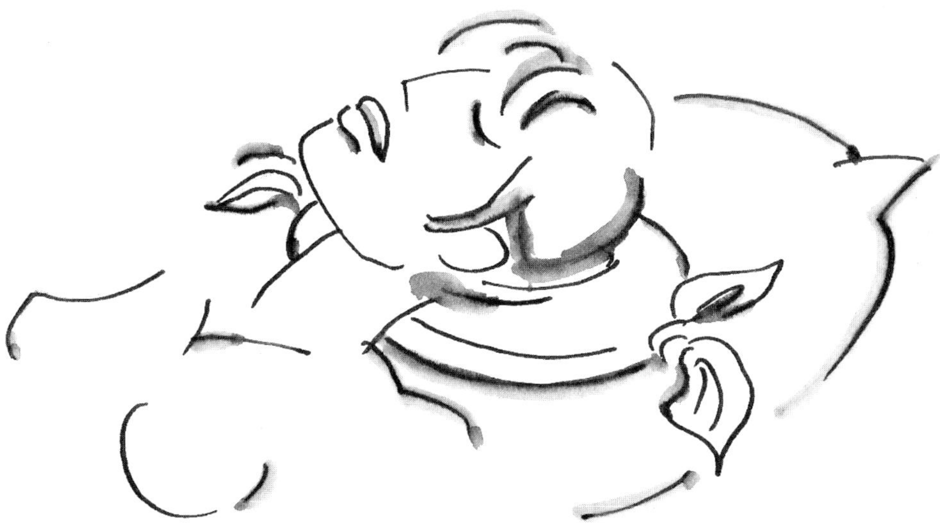

Das richtige Kissen ist der beste Schutz vor Schlaf-Falten am Hals.

Krissel-Fältchen am Körper

Wenn Sie täglich mit den empfohlenen Rubbel-Handschuhen und einigen Tropfen ätherischer Öle arbeiten, können Sie diesen winzigen Knitterfältchen am Körper vorbeugen und sie natürlich auch lindern. Wichtig ist vor allem eines: Die Haut ist ein Organ. Das heißt, wenn Sie nur einen Teil pflegen, zum Beispiel das Gesicht eincremen, wird sich das Organ Haut aus dem restlichen Körper die Nährstoffe ziehen, die es braucht. Ein Beispiel: Nach einem operativen Eingriff wird viel Zink zur Heilung der Wunde gebraucht. Zink wird aber auch zum collagenen Aufbau verwendet. Das heißt, Sie können Fältchen bekommen, weil das Zink woanders hinwandert. Ähnlich verhält es sich mit Cremes. Der ganze Leib, das komplette Organ Haut müssen versorgt werden. Am besten wirken Fett- und Feuchtigkeitscremes. Wichtig sind zwei Dinge: Cremen Sie sich sorgfältig und meditativ ein, nicht hastig oder ängstlich. Achten Sie dabei auf den Verlauf der Lymphbahnen!

Ansonsten gelten die Ernährungsrichtlinien dieses Buches auch zur Befeuchtung der Haut. Wie gesagt: Ernährung ist Kosmetik von innen.

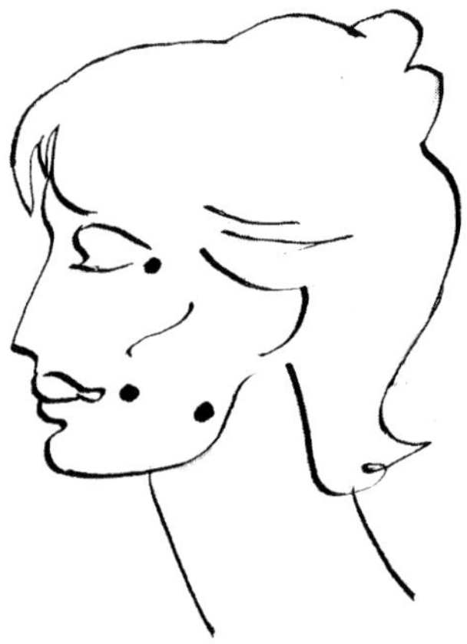

Wie man gegen die Probleme vorgeht

Feinstoffliche Aspekte

Luft

Sauerstoff ist das wichtigste Mittel gegen Falten. Eine Hautärztin hat mir einmal erklärt: „Schönheit ist eine Frage der Durchblutung.“ Deshalb ist die kosmetische Behandlung von Falten, sowohl vorbeugend als auch heilend, in erster Linie durch Gymnastik zu erreichen. Die Anreicherung des Blutes mit Sauerstoff entgiftet und ernährt. Ohne teure Cremes. Erst durch eine innere Bewegung können auch äußere Behandlungen wirksam sein.

Ich glaube, daß heftige und gesprungene Übungen nicht gut sind. Nicht umsonst gibt es den Begriff „Joggerface“, gemeint ist damit eine ganz bestimmte Art der Erschlaffung. Springen macht zwar Spaß, weil es einen an das Seilhüpfen der Kindheit erinnert. Trotzdem habe ich damit aufgehört, als ich meinen Busen bekam, Hüpfen hat sich von da an unangenehm angefühlt. Yoga und Tai Chi sind sehr viel sanfter. (Für meinen Geschmack allerdings ein bißchen zu sanft, deshalb habe ich die Bodybalance-Übungen, Seite 52, entwickelt. Sie bereiten mich in einer vitalen Meditation auf die eher hektischen Ansprüche des Alltags vor.)

Licht und Farbe

Zuviel Licht und vor allem zu viele UV-Strahlen machen alt und faltig. (Die Kosmetikindustrie spricht galanterweise von „reifer“ Haut.) Man sollte sich unbedingt schützen, aber nicht mit irgendeiner Creme. Ich verwende stets biologischen Sonnenschutz. „Mainstream-Kosmetik“ kann gefährlich sein, man muß genau aufpassen, welche Wirkstoffe die Sonnencreme enthält, weil die Wirkstoffe so fein gemahlen sind, daß sie problemlos in die Blutbahn eindringen können. Ich trage schon seit Jahren Hüte, seit kurzem laufe ich sogar mit Sonnenschirm und Handschuhen herum, wenn die Sonne vom Himmel sticht. Die Leute lachen zwar, wenn sie mir in diesem Aufzug begegnen (vor allem Jugendliche, die ihre Baseballkappen mit dem Schild nach hinten tragen), aber wie oft wird Vernunft belächelt: Wer zuletzt lacht, lacht am besten!

Auch mit Farben kann man sich vor Falten „schützen“, denn das Tragen der falschen Töne betont Falten beziehungsweise müdes Ausssehen nur unnötig. Nicht schmeichelhaft sind meiner Meinung nach Dunkelblau, Beige sowie gewisse Gelb- und Orange-Töne. Gut gegen „Müdigkeit“ sind dagegen Perlgrau, ein blasses Rosa sowie weiße Krägen an schwarzen Outfits.

Duft

Einige Tropfen aromatherapeutischer Essenzen im Waschwasser – sorgfältig ausgewählt mit einer Fachberatung und den Tips Ihrer eigenen Nase – helfen gegen den Zusammenbruch der Haut. Und nichts anderes sind Falten. Während das Gesicht mit dem Wassser gepült wird, atmen Sie die Düfte ein – und damit wird Ihr biochemischer Haushalt aufgeforstet.

Für die „reife“ Haut (wollen wir diese schonende Umschreibung für faltig und schlaff wählen) sind folgende Essenzen hilfreich: Zypresse, Salbei, Rosen- und Sandelholz, Geranie, Zitrone, Orange und Minze. Ich persönlich mag Rosenöl ausgesprochen gern.

Ton

Hier gelten ähnliche Richtlinien wie beim Thema Luft. Der richtige Ton, die richtige Melodie, der Rhythmus regen zur Bewegung an, lassen das Blut fließen und glätten damit die Haut.

Grobstoffliche Aspekte

„Hautfreundlich“ sind in etwa die gleichen Nahrungsmittel wie fürs Haar (siehe Seite 102). Eine gute Kombination sind gelegentlich zwei Eier im Glas mit einem frischgepreßten Orangensaft. Eigelb gilt in der französischen Ernährungsphilosophie als guter Fleischersatz. Allerdings sollte man die Eier ohne Brot essen (Trennkost!). Gut für Haut und Haar sind Hafer und Hirse in jeder Form sowie Algen, wie sie in der asiatischen Küche verwendet werden: als Suppenzusatz oder Salat.

Es gibt mittlerweile auch speziell auf die Haut abgestimmte Präparate (zum Beispiel mit Goldhirse), die, wenn man sich nicht „artgerecht“ bekochen kann, eine wichtige Nahrungsergänzung sind.

Schönheitsrezepte

Kürbis-Karotten-Soufflé

Zutaten:
250 Gramm Kürbis
250 Gramm Karotten
1 salzarmer Gemüsebrühwürfel
für die Béchamelsoße:
3 Eier
einige Blätter frischer Estragon
2 Eßlöffel Butter
2 Eßlöffel Mehl
etwas Milch und die Flüssigkeit aus dem Gemüsetopf

Zubereitung:
Dünsten Sie den Kürbis und die Karotten, in große Würfel geschnitten, mit dem Gemüsebrühwürfel weich. Tip: Wenn Sie die von mir empfohlenen Töpfe verwenden, brauchen Sie kein Wasser; die Nahrungsmittel (egal, ob Fleisch, Gemüse oder Obst) kochen im eigenen Saft.

Im Fall des Kürbis fällt dabei sogar noch Flüssigkeit an, die Sie beim Zubereiten der Béchamelsoße verwenden können. Erwärmen Sie dazu die Butter in einer kleinen Stahlpfanne (nicht zu heiß). Rühren Sie vorsichtig das Mehl ein, bis sich eine dickflüssige Konsistenz ergibt. Geben Sie nach und nach etwas Kürbissaft dazu (oder Milch). Wichtig ist es, die Soße ganz vorsichtig und behutsam anzurühren, das geht nur mit Feingefühl. Würzen Sie die weiche und geschmeidige Soße mit Estragon. Ich lasse die Blätter lieber ganz, aber das ist Geschmacksache, Sie können sie natürlich auch fein hacken.

Stellen Sie die Soße warm und trennen Sie die Eier: Das Eiweiß wird mit einer Prise Salz steif geschlagen, das Eigelb unter die Béchamelsoße gehoben.

Heizen Sie den Ofen auf mittlere Hitze vor. Fetten Sie eine Auflaufform oder mehrere kleine Soufflé-Förmchen (ich finde die weißen, geriffelten am schönsten) mit Butter ein und schwenken Sie sie mit Semmelbröseln aus.

Pürieren Sie den Kürbis und die Karotten und vermischen Sie beides mit der Béchamelsoße, heben Sie das Eiweiß vorsichtig unter. Füllen Sie die Masse in die feuerfesten Schälchen und stellen Sie sie in den vorgeheizten Ofen.

Wenn das Soufflé fertig ist, ist es im Idealfall aufgegangen und hat eine leicht braune Kruste. Ein Soufflé trennt den Weizen von der Spreu (was das kochtechnische Feingefühl anbelangt). Lassen Sie mich ein klein wenig prahlen: Ich konnte schon mit 18 ein Soufflé für zehn Personen zubereiten…

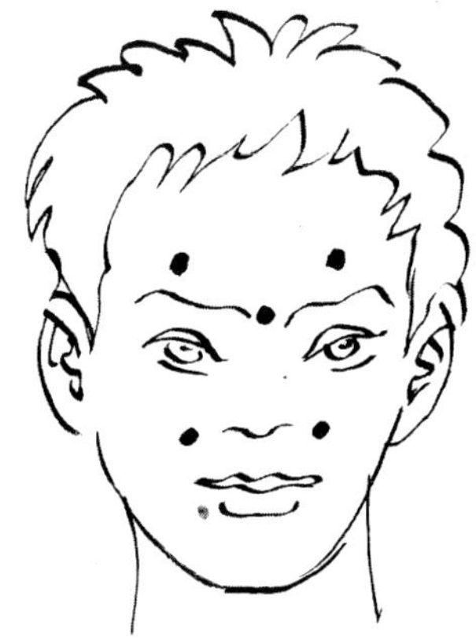

Ganzheitliche medizinische Behandlung

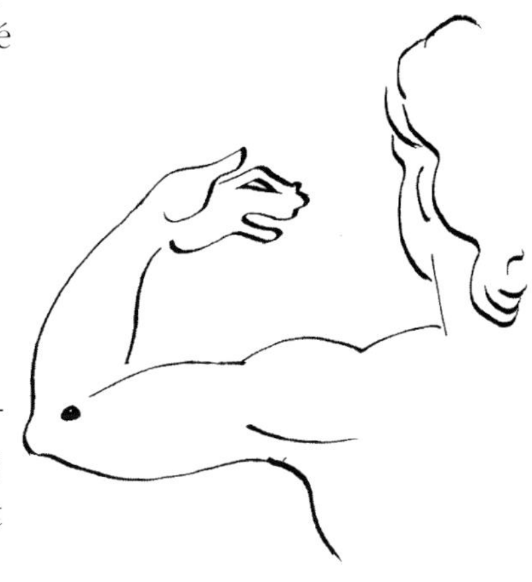

○ Akupunktur ist für die Linderung von Falten sehr wirksam, weil es die Durchblutung fördert, die Körperflüsse zum Fließen bringt und damit die Ursachen behebt.

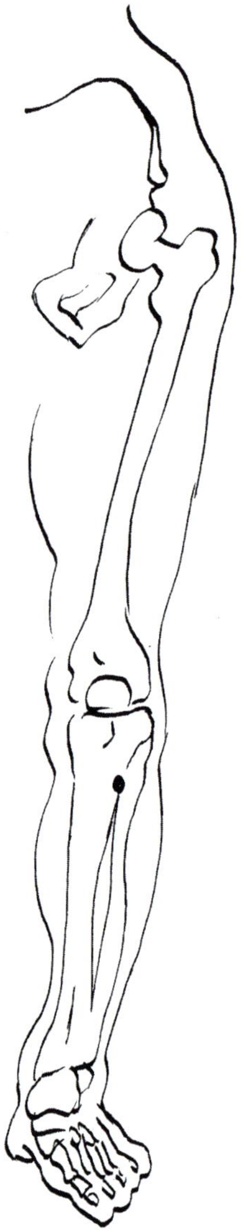

❍ Osteopathie baut Spannungen im Körper ab, die zu „Sorgenfalten" führen.
❍ Eine unsachgemäße Massage des Gesichtes kann mehr schaden als nutzen. Wichtig ist es vor allem, die Haut nicht zu verzerren. Deshalb sollte man eine Behandlung eigentlich nur von einer guten Kosmetikerin machen lassen.

Allerdings ist es sehr gut, sich nach dem Waschen mit kaltem Wasser, dem man ein paar Tröpfchen einer aromatherapeutischen Essenz beigefügt hat, mit einem Schwämmchen ein Paar Ohrfeigen zu geben. Das strafft die Wangen. (Sie sollten sich aber nicht grün und blau schlagen.)

Kräuter

Da Heilen mit Reinigen beginnt, empfiehlt es sich, leber- und gallenreinigende Tees zu trinken. Erst danach macht es Sinn, aufbauende Präparate zu nehmen. Alle eisenhaltigen Kräuter helfen gegen Falten, weil Eisen zur Zellbildung und damit für Ihre permanente „Wiedergeburt" wichtig ist. Enthalten ist Eisen in allen grünen Blättern wie Spinat, Basilikum oder Petersilie.

In der Apotheke gibt es ein Mittel names „Cappillaron", das meiner Erfahrung nach sehr gut die Müdigkeit der Haut behebt, vor allem während der wechselnden Jahreszeiten im Übergang vom Winter auf das Frühjahr, oder wenn der Sommer geht, und der Herbst kommt. Auch das Reisen gegen die Jahreszeiten ist für die Haut leider nicht das Ideale.

SOS-Quick-Fix

Sie werden, wenn Sie sich an meine Tips halten, sicher die Ursache Ihres Schönheitsproblems beheben und damit einem scheinbar genetisch unausweichlichen Schicksal entrinnen. Doch bis die vorbeugenden Maßnahmen greifen, gibt es einige Tricks, mit denen man die Symptome lindern kann. Diese praktischen Soforthilfemaßnahmen nenne ich für mich (und in diesem Buch) SOS-Quick-Fix. Die Maßnahmen, die ich in den folgenden Absätzen beschreibe, helfen gegen alle Schönheitsprobleme des Gesichtes, ganz egal, welche Ursache dahintersteckt.

1. Spielen Sie Musik, die Sie in eine belebende Stimmung versetzt. Ich bevorzuge sanfte afrikanische Klänge (ohne E-Gitarren oder ähnliches). Belebend finde ich auch Wiener Walzer. Ich habe die Wirkung von Musik schon im Kapitel „Ton – die Seele putzen" beschrieben: Töne haben eine heilende Wirkung, und da Schönheitsprobleme immer ein Zeichen der inneren, organischen Disharmonie sind, wäre es ein erster Schritt, sie mit schöner Musik als feinstofflicher Nahrung auszugleichen.

2. Füllen Sie ein Waschbecken mit heißem, aber noch berührbarem Wasser und fügen Sie ein paar Tropfen einer aromatherapeutischen Essenz zu. (Gut ist zum Beispiel Rosen- oder Sandelholz, Lavendel oder Geranie.) Nehmen Sie nun ein mittelgroßes Handtuch und tauchen Sie es ins Wasser. Lassen Sie es gut naß werden und wringen Sie es aus. Legen Sie das Tuch auf Gesicht und Hals und massieren Sie sich mit sanftem Druck.

Durch dieses Ritual erreichen Sie gleich auf mehreren Ebenen eine Entstauung und damit eine Abschwellung der betroffenen

Gesichtspartien. (a) Sie atmen aromatherapeutische Dämpfe ein, (b) Sie massieren die Stauungen ab, (c) die Wärme fördert die Durchblutung und läßt Stauungen abfließen, (d) sie lernen, sich liebevoll (wie eine Mutter) um sich selbst zu kümmern und Ihre eigenen Fähigkeiten zu stärken.

3. Weil Wasser kostbar ist, wird jetzt ein Massagehandschuh in das gleiche aromatisierte Wasser getaucht. Massieren Sie mit einigen Tropfen Waschflüssigkeit Ihren ganzen Körper. Duschen Sie anschließend zuerst warm und dann kalt. Die ganze Sache dauert nur etwa zehn Minuten und vereinigt Aromatherapie mit Akupressur und dem normalen Waschen. Sie sehen, auch Körperpflege ist eine Kunst!

4. Cremen Sie Körper und Gesicht mit einer Fett- und Feuchtigkeitsemulsion ein, in die Sie einige Tropfen Ihrer aromatherapeutischen Essenz geben. Die Haut ist vom Scheitel bis zur Sohle eine Einheit, ein Organ und sollte nicht partiell behandelt werden. Eine Creme, die auf die ganze Haut aufgetragen wird, ist wirksamer als eine, die nur das Gesicht behandelt. So, wie man einen Rasen ja auch als Ganzes sprengt. Die Applikation der Creme oder der Lotion sollte immer unter Berücksichtigung der Lymphbahnen erfolgen. Um die Augen sollte die Creme allerdings immer nur eingetupft werden, weil die Haut dort so empfindlich ist.

5. Wischen Sie sich abschließend mit einem feuchten Waschlappen oder einem feuchten Schwamm ab, der mit ein paar Tropfen der aromatherapeutischen Essenz getränkt ist und machen Sie sich nach Gusto mit Make-up zurecht. Die letzte Versorgung mit den duftenden Essenzen gewährleistet eine Behandlung, die den ganzen Tag anhält (dadurch, daß sich die Düfte in Ihrer Kleidung fangen).

Alles in allem dauert weder länger als die normale Körperpflege noch ist es teurer. Und doch schließen Sie damit auch das Feinstoffliche auf bodenständige Art ein.

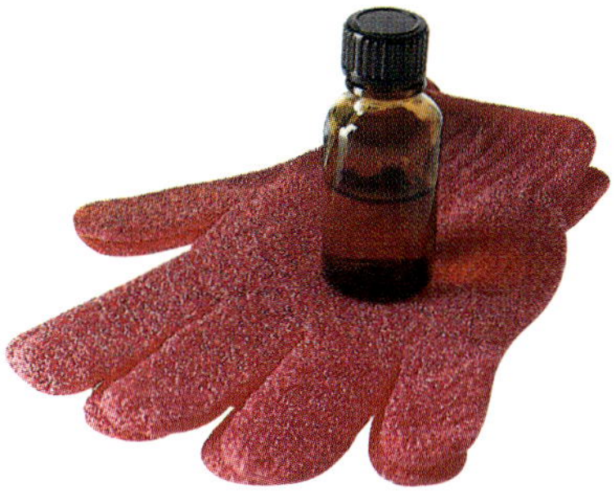

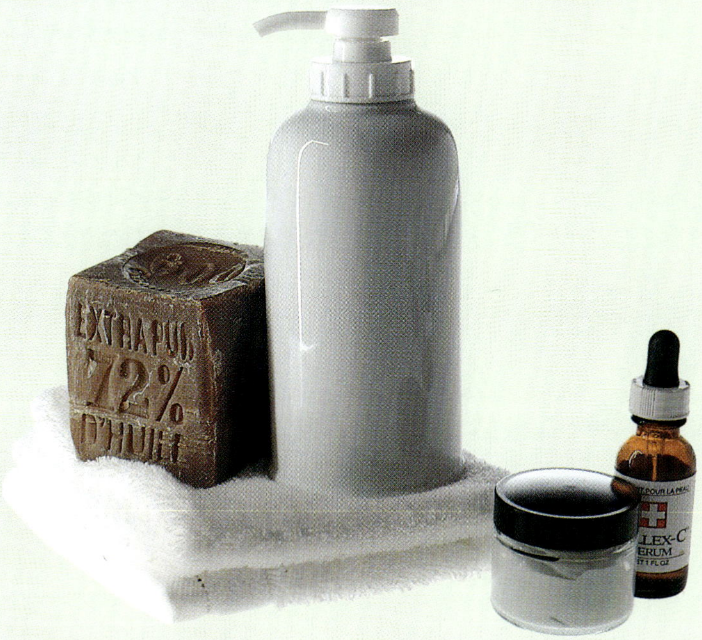

HAARE

Die Haare sind der Wald unseres persönlichen Körperplaneten. Der gesunde Haarwald ist ebenso an das Klima gebunden wie sein grünes Gegenstück. Diese Tatsache wird von Menschen, die vom Wunsch nach schönem Haar beseelt sind, gern vergessen. So träumt manche feinhaarige Blondine von dicken, lockigen Haaren, während manche Dame mit gekraustem Haar sich in ihren Träumen mit im Winde wehenden feinen Haaren sieht, ohne daß beide ahnen, wie gerecht die Pflegeprobleme bei beiden Arten verteilt sind.

Die meisten „Haarprobleme" sind gar keine. Und wenn Werbung und Filmindustrie nicht so wilde Behauptungen aufstellen würden (Blondes have more fun!), wären die katastrophalen Auswirkungen auf Haare und Umwelt durch eine Vielzahl unsinniger Produkte nicht so groß. Zum Glück ist in den letzten Jahren – Hand in Hand mit der Wiederentdeckung der Aromatherapie – etwas mehr Vernunft in die Frisiersalons eingezogen.

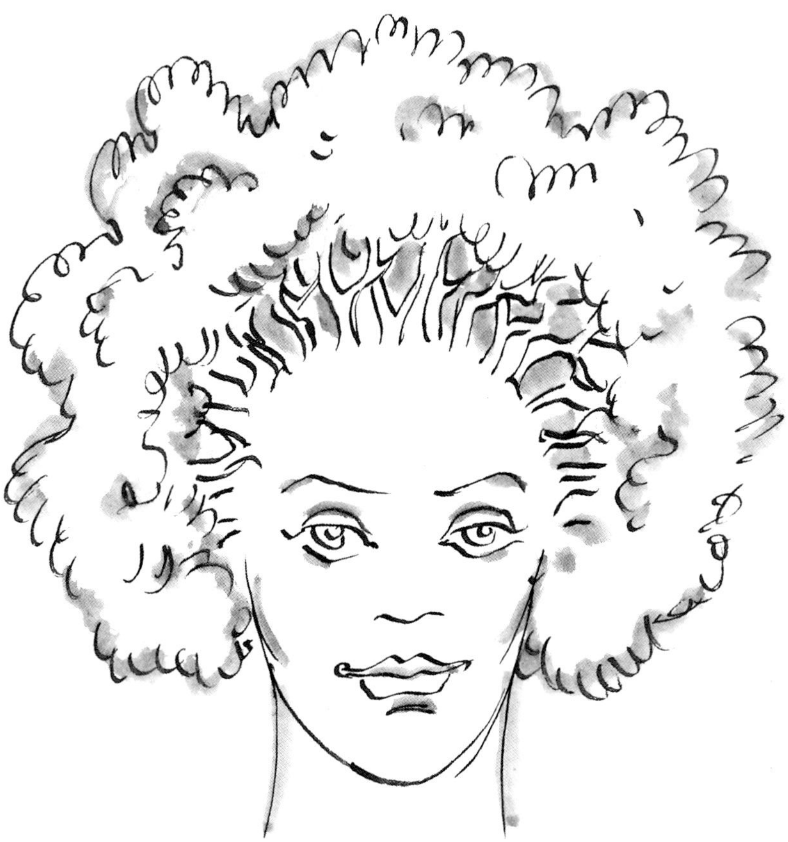

Haare sind (und waren schon immer) ein sexuelles Signal. Ein Zeichen von Pracht und Stärke und bei Frauen auch eine Auskunft über den Hormonhaushalt. Haare sind „freiwachsende Seide" und nicht nur ein herrliches Geschenk der Natur, sie deuten auch auf einen harmonischen Gesundheitszustand hin (oder eben nicht). Sowohl Körper- als auch Geisteszustand werden in der Frisur akkurat widergespiegelt. Die Verbindung von Sich-schlecht-fühlen und Schlecht-aussehen wird wohl nie so häufig beklagt wie bei Haaren. Vom Verlust der Haarfarbe bis zum Haarausfall bei Liebeskummer gibt es wenige Körperteile, die so nachhaltig geschädigt werden können. Und selten ist es so lange sichtbar, ganz einfach deshalb, weil sich das Haar eben seine Zeit nimmt, um nachzuwachsen.

Wenn Sie meinen, Ihre Haare wären in einem schlechten Zustand, sollten Sie, bevor Sie irgendwelche organischen Ursachen mutmaßen, genau überdenken, ob Sie mit ihnen nicht einfach übermäßig viel Unfug getrieben haben! Färben und Dauerwellen sind eigentlich – streng genommen – vollständig abzulehnen. Keine Pflege, auch wenn sie noch so gut und teuer ist, kann die Haare so schön glänzen lassen, wie das Haar in seinem unbehandelten Zustand. Ausnahmen sind einfache Tönungen, die sich wieder rauswaschen lassen. Es ist also wichtig zu versuchen, die Haare bestmöglich in naturnahem Zustand zu erhalten. Selbst wenn die Haare ergrauen, ist es besser, nur ein paar Farbsträhnchen einzufärben. Eine stärkere Betonung der Augenbrauen läßt graues Haar sogar zum optischen Vorteil werden. Denn wenn das Gesicht faltig wird, macht nichts älter als eintönig gefärbtes Haar.

Auch wenn die selbstgeschaffenen Haarprobleme einen beträchtlichen Prozentsatz einnehmen, sind auch die organischen Ursachen vielfältig: Schilddrüse und Leber, Pilze im Darm, Hormonstörungen oder Vitaminmangel können die Verantwortung tragen.

Eine Randbemerkung: Der „Harvard's Guide To Woman's Health" berichtete kürzlich, daß es eventuell eine Verbindung gibt zwischen dem Haarefärben (speziell dunkle Farbe) und den verschiedenen Formen von Krebs.

Wie man gegen die Probleme vorgeht

Feinstoffliche Aspekte

Luft

Eine regelmäßige Atemgymnastik und mindestens eine Stunde täglich an der frischen Luft sind für die Gesundheit der Haare wichtig, weil sie sonst wegen des Sauerstoffmangels nicht richtig durchblutet werden. Wenn die Sonne stark scheint, empfiehlt es sich heutzutage aber, neben der Creme mit Lichtschutzfaktor für die Haut auch einen UV-Schutz für das Haar aufzutragen. Praktischerweise ist er häufig in vielen handelsüblichen Stylingprodukten enthalten, die man ohnehin „für die Optik" verwendet.

Licht und Farbe

Beides ist sehr wichtig für gesundes Haar. Ein Mangel an UV-Licht (auch wenn zuviel davon genauso ungesund ist) läßt das Haar nicht nur verblassen (so daß man im Winter oft mausgraue Haare hat), sondern kann auch zu Haarausfall führen.

Farbe kann aber auch unter einem anderen Gesichtspunkt heilend wirken: Die richtige Wahl der Kleiderfarben läßt in der Gesamtkomposition die Haare besonders schön strahlen. Statt die Haare mit ungesunder Chemie zu färben, kann man die gleiche Wirkung auch mit der Farbe drumherum erreichen. Der richtige Pullover kann die eigene Haarfarbe unterstützen – wie man das ja auch macht, um die Augen besonders zu betonen.

❍ Blonde Haare werden durch kräftige Töne verstärkt, Beige kann leicht langweilig wirken.
❍ Rotblondes Haar kann durch Rosttöne oder Terrakotta zum Leuchten gebracht werden.
❍ Braunes Haar wird durch schokoladebraunen Samt und andere Brauntöne belebt, Braunrot und „Ochsenblut" gibt glamouröse Effekte.
❍ Graues Haar können Sie durch das Tragen starker Farben aufpeppen. Wirkt fein statt fad!
❍ Schwarzes Haar, speziell mit dunkler Haut, bekommt durch Pastellfarben einen besonderen Reiz. (Sehen Sie sich doch nur die indische Farbpracht an.)
❍ Bei heller Haut und dunklem Haar sehen die Farben am besten aus, die mit den Augen korrespondieren.

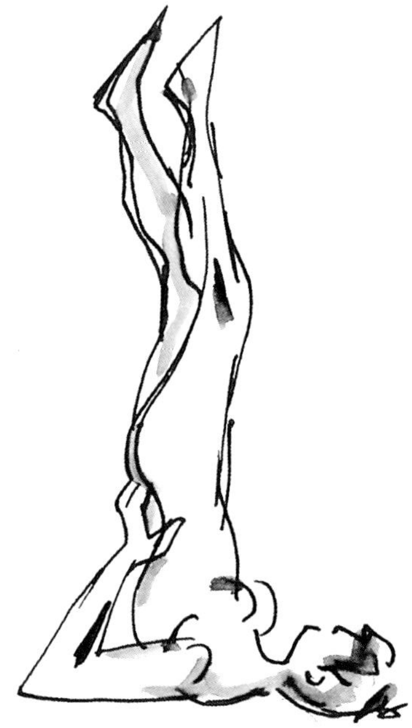

Duft

Eine Kopfmassage, die die Haarwurzeln kräftigt, wirkt Wunder. Sie ist gut für gesundes Haar – und für die Seele. Am besten wird sie morgens, eine Minute lang, liebevoll (am besten den Partner mit in das Schönheitsprogramm einbinden) gemacht. Massieren Sie den Kopf in kleinen Kreisen von der Kopfmitte nach außen.
❍ Die empfohlenen Essenzen für trockenes Haar: Kamille, Rosmarin, Sandelholz, Lavendel, Geranie.
❍ Für fettiges beziehungsweise gegen fettiges Haar: Salbei, Zitrone.

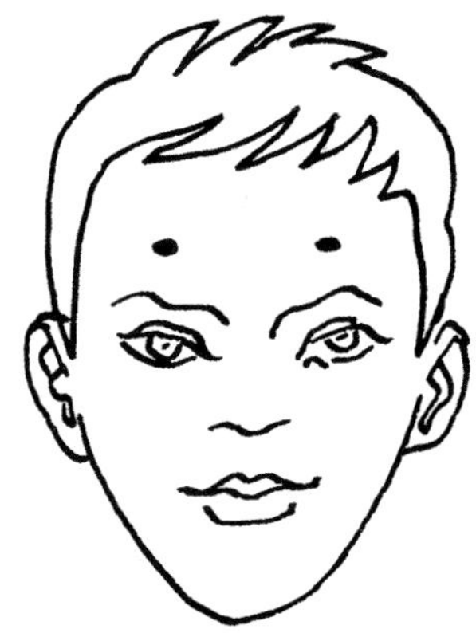

Ton

Wenn Sie glauben, Töne sind bei der Haarpflege unerheblich, täuschen Sie sich. Bedenken Sie, daß der Ton sich auf dem schnellsten Wege auf die Befindlichkeit auswirkt und damit eine ganze Reihe von Folgen hat. Das „genervte" wie das glückliche Gehirn beeinflussen schließlich unsere Stimmung. Durch permanenten Lärmstreß werden das vegetative Nervensystem und damit alle Orga-

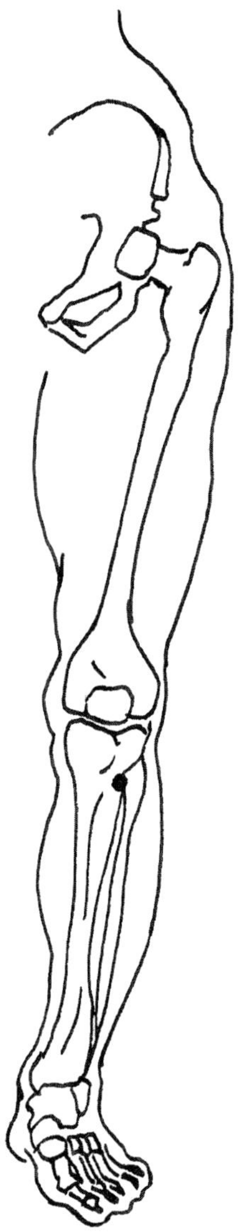

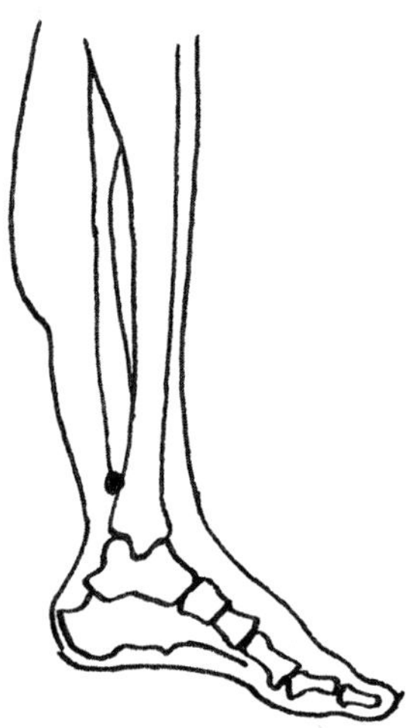

ne überfordert. Das wirkt sich vor allem auf die „Pumpe“ aus – auf den Blutdruck und den Herzrhythmus. Aber auch der Magen und damit die Verdauungsleistung werden durch „Krach“ in Mitleidenschaft gezogen.

Die Empfehlung aus dem ersten Teil des Buches (unter „Ton – Die Seele putzen“) sind deshalb auch für Haarpflege wichtig.

Grobstoffliche Aspekte

„Wundermittel“ für die Haare

❍ Haferflocken
Diese etwas merkwürdig klingende Behandlung ist sowohl für die Haare als auch für die Haut gut. Ich habe sie (nachdem es eine Empfehlung meines Lieblingsarztes ist) trotz anfänglicher Skepsis stoisch ausprobiert. Bevor man irgendetwas anderes trinkt oder ißt, nimmt man morgens einen Löffel trockene Haferflocken in den Mund. Diese kaut man so lange, bis sie gut eingespeichelt sind und man den Brei herunterschlucken kann. Es gibt Angenehmeres! Trotzdem ist es ein billiges und gutes Mittel zur Stärkung der Haare. Schon nach ein paar Wochen sieht man den Erfolg.

❍ Goldhirse
Es ist nicht einfach, Hirse zuzubereiten. Zum Glück gibt es in Tablettenform Mittel, die Goldhirse enthalten. Ich habe damit sehr gute Erfahrungen gemacht, nachdem mir seelischer Kummer die Haare drastisch reduzierte.

❍ Vitamine und Mineralien
Vitamin A (bitte auf korrekte Dosierung achten), Vitamin B-Komplex, Vitamin H (Biotin) und Zink sind für die Haare ebenso wie Cystein und Eisen sehr wichtig.

Durch die Gefahren beim Fleischverzehr ist es schwer, leichten Herzens einmal im Monat Leber zu empfehlen, welche die entsprechenden Vitamine und Mineralien enthält. Vegetarier lehnen dies ohnehin strikt ab. Nach Absprache mit einer Fachkraft sollte man sich also ruhig mit Hilfe von hochwertigen Vitaminen jene Stoffe zuführen, die man sonst schwerpunktmäßig durch Innereien bekommt.

❍ Algen und Algenprodukte sind für die Haare sehr zu empfehlen.

Ernährung

Im Prinzip kann man davon ausgehen, daß die normale Eßweise den Haaren alles gibt, was sie zum Wachsen brauchen. Es gibt deshalb auch kein Mittel, das die Grundstruktur Ihrer Haare verändert. Doch die Schönheit der Haare wird durch mangelnde Ernährung sehr negativ beeinflußt.

Für die Haare gelten die allgemeinen Regeln wie für die innere Gesundheit und die äußerliche Schönheit:
❍ essen Sie schwerpunktmäßig Gemüse, Obst und Getreide,
❍ nur gelegentlich Fisch und Fleisch,
❍ Nüsse sind generell gesund, das richtet sich aber auch danach, ob man zu Übergewicht tendiert,
❍ generell: je farbiger Gemüse und Obst sind, desto höher ist der Anteil an Vitaminen und damit ihr Nährwert (bitte nicht mit Kalorien verwechseln),
❍ Essen nach 18 Uhr ist tabu.

Schönheitsrezept

Lamm im Hirsebett („Mein Couscous“)

Zutaten:
200 Gramm Hirse
1 kleine Lammkeule (alternativ: ½ Huhn ohne Haut)
1 salzarmer Gemüsebrühwürfel

1 Suppengrün
4 große, dunkle Karotten
1 Kohlrabi
2 kleine Gemüsezwiebeln
2 Petersilienwurzeln
1 große Süßkartoffel
300 Gramm geschälter Kürbis
125 Gramm Butter
1/2 Tasse Mehl

für die Soße:
250 Gramm Kichererbsen (fertig gekocht aus dem Glas)
4 Gemüsezwiebeln
1 salzarmer Gemüsebrühwürfel
1/2 Tasse Rosinen
Saft einer Zitrone
gemahlener Kreuzkümmel
Meersalz und frischgemahlener Pfeffer
gemahlener Zimt

Zubereitung:
Geben Sie die Hirse in ein Sieb und spülen Sie sie mit heißem Wasser ab. Anschließend wird die Hirse mit Wasser (es sollte die Hirse drei Finger breit überdecken) und einem Brühwürfel in einen Topf gegeben, in dem sie etwa eine halbe Stunde auf kleiner Flamme weichgekocht wird. Währenddessen werden in einer Porzellanschüssel 1/2 Tasse Mehl und ein Viertelpfund Butter mit den Händen verknetet, so daß sich kleine Krümel ergeben (wie beim Streuselkuchen). Sobald die weiche Hirse abgekühlt ist, wird sie sorgfältig mit den Butter-Mehl-Krümeln vermischt und wieder in den Topf gegeben. Mit etwas Wasser etwa 10 Minuten köcheln lassen.

Bereiten Sie zwei Töpfe vor, einen für Fleisch und Gemüse, einen für die Soße. Die Lammkeule wird in reichlich Gemüsebrühe (Brühwürfel plus Suppengrün) bei mittlerer Hitze gargekocht. Fügen Sie nach einer Dreiviertelstunde das geputzte, in grobe Stücke geschnittene Gemüse hinzu. Sie können das Gemüse natürlich nach Gusto variieren.

Schneiden Sie in der Zwischenzeit die Zwiebeln für die Soße, hacken Sie den Knoblauch in feine Stücke und dünsten Sie beides in etwas Gemüsebrühe an, bis die Zwiebeln glasig sind, und fügen Sie dann die Rosinen hinzu. Lassen Sie beides zehn Minuten bei kleiner Flamme köcheln, löschen Sie die Soße mit dem Zitronensaft ab und schmecken Sie sie mit Kreuzkümmel, Zimt, Salz und Pfeffer ab. Ganz zum Schluß werden die Kichererbsen hinzugefügt.

Inzwischen sind auch Lamm und Hirse fertig. Am besten, Sie servieren das Essen in einer großen, flachen Schüssel. Geben Sie die Hirse in die Mitte, richten Sie das Fleisch darauf an und verteilen Sie das Gemüse darum herum. Schütten Sie einen Teil der Suppe auf Hirse und Gemüse, den Rest können Sie entweder in kleinen Schalen zum Essen reichen – oder auch als Vorspeise.

Die Zwiebelsoße wird wie eine Dekoration (eine sehr wohlschmeckende) über das Lammfleisch gegeben.

Getränkevorschlag:
Tee aus frischer Minze, mit braunem Zucker gesüßt

Kräuter

Es empfiehlt sich, jene Shampoos und Spülungen zu verwenden, die tatsächlich pflanzliche Wirkstoffe enthalten. Sie sind oft teurer als die üblichen Drogeriemittelchen, doch sie sind auch einfach besser. Es ist wie mit dem Saft einer echten Zitrone und dem seltsam riechenden, zitronenähnlichen Extrakt, den man in Bahnhofsgaststätten oft als „Zitrone" zum Tee bekommt. Es ist einfach nicht das gleiche. Investieren Sie in diesem Fall lieber etwas mehr Geld. Welche Kräuter für Sie die richtigen sind, richtet sich nach der Haarart.

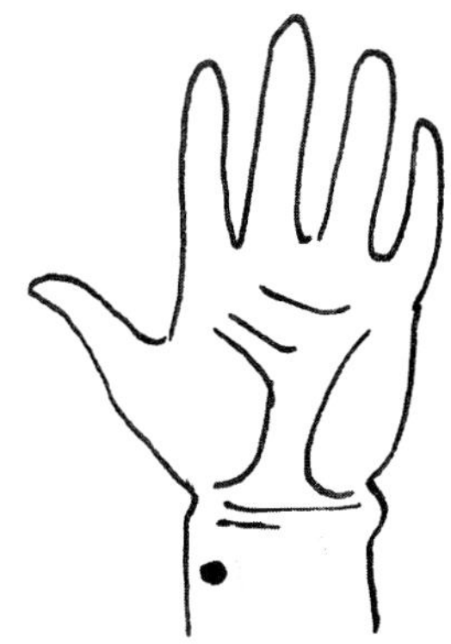

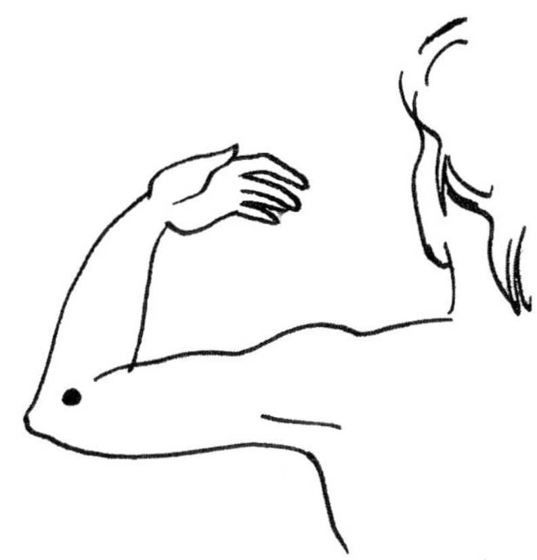

Schwellungen um die Augen

Verquollene Augen am Morgen sind nichts anderes als ein Zeichen organischer Überlastung. In jungen Jahren legt sich das meist von allein, später ist es häufig nur noch durch eine Operation zu „heilen". Verursacht wird das Problem durch ungesunde Lebensgewohnheiten, die die Niere (und den Darm) so belasten, daß sie die Augenpartie „überschwemmen". Da jedoch im Körper (wie auf dem gesamten Planeten) alles mit allem verbunden ist, gibt das Erscheinungsbild am Morgen rotes oder grünes Licht für die Eß- und Trinkgewohnheiten.

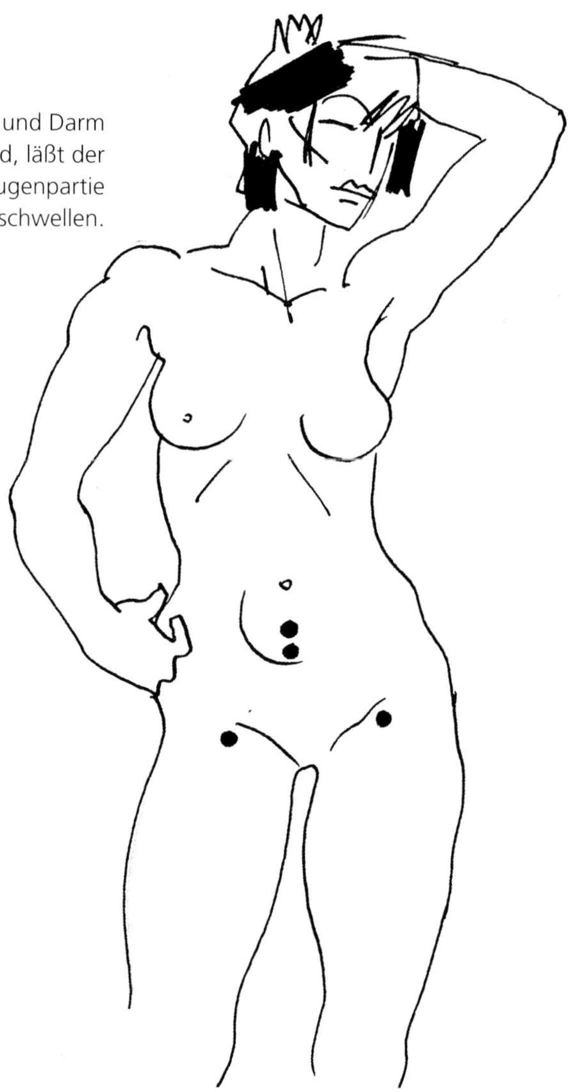

Wenn Nieren und Darm überlastet sind, läßt der Körper die Augenpartie anschwellen.

Wie man gegen die Probleme vorgeht

Feinstoffliche Aspekte

Luft

Geschwollene Augen verschwinden bei einer feinstofflichen Behandlung schnell und effektiv. Bewegung, zum Beispiel meine Bodybalance-Übungen, die damit verbundene tiefe Atmung und ein Einatmen beschwingender Aromen sind zur Entstauung unerläßlich. Da die Nieren schwach arbeiten, soll die Flüssigkeit auf sanfte Art durch Bewegung in andere „Bahnen" gelenkt werden. Bitte halten Sie sich bei diesen Übungen warm. Also nicht am offenen Fenster turnen, sondern das Zimmer vorher lüften und dann bei geschlossenem Fenster möglichst mit duftenden Essenzen zu beschwingender Musik tanzen. Wie lange? Einfach, bis Sie sich gut durchblutet fühlen, also rote Backen haben und etwas schwitzen.

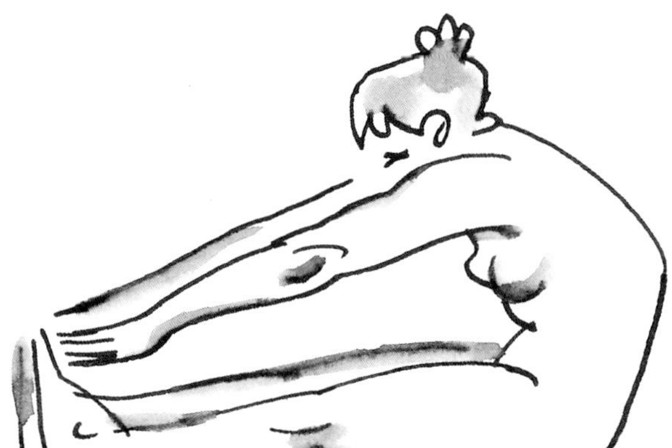

Licht und Farbe

Da es darum geht zu „entstauen", sollten anregende Farben betrachtet werden, wie gelb, aprikose, hellgrün, hellblau – frische Töne eben, die helfen, den „Sumpf im Gesicht" zu bekämpfen.

Duft

Atmen Sie Essenzen wie Efeu, Eukalyptus, Geranie, Lavendel, Rosmarin, Wacholder und Sandelholz ein, indem Sie täglich ein paar Tröpfchen ins Waschwasser geben. Sie können sich damit auch die korrespondierenden Punkte (siehe Zeichnung) auf dem Rücken massieren.

Ton

Ich persönlich liebe Reggae und finde diesen Rhythmus oder auch Beat stimulierend. Es geht aber auch Wiener Walzer. Klassische Musik ist eine sehr persönliche Angelegenheit, für mich ist sie eher für eine abendliche Beruhigung förderlich. Doch hier müssen Sie sich von Ihren eigenen Ohren beraten lassen.

Die Töne regen zur Bewegung an, das Bewegen und das Schwitzen entgiften und entschlacken Ihren Körper, und die Schwellungen im Gesicht reduzieren sich. (Erwarten Sie also nicht, daß es hilft, sich aufs Sofa zu setzen und den Klängen von Wiener Walzer zu lauschen.)

Grobstoffliche Aspekte

Generell gilt: Nach 18 Uhr sollten Sie nichts mehr essen, höchstens eine leichte Gemüsesuppe, die nicht zu salzig ist. Es sei denn, Sie gehen anschließend tanzen oder radfahren oder planen sonst irgendeine schweißtreibende Unternehmung. Auch auf Getränke aller Art sollten Sie abends lieber verzichten. Trinken Sie nur bei Durst (dann aber schon, Sie sollen schließlich nicht verdursten). Vermeiden Sie unbedingt überflüssige Medikamente.

„Schönheitsmörder"

❍ Tierisches Eiweiß wirkt negativ auf die Nieren. Vergleichen Sie (pardon für die Intimität) den Uringeruch am Morgen, wenn Sie viel Fleisch gegessen haben, mit dem Geruch, wenn Sie am Tag davor nur Obst und Gemüse zu sich genommmen haben. Der Duft spricht keine Bände – er singt Opern.

❍ Oxalsäure belastet die Nieren ebenfalls. Sie findet sich in Schokolade, Spinat, Rote Beete und Erdbeeren. Sie sehen, es gibt auch eine ganze Menge „gesunder" Dinge, die am nächsten Morgen entstellen können.

❍ Milchprodukte sind nicht so gesund, wie uns die Milchindustrie erzählen will. Einzige Ausnahme: Joghurt; er ist für die meisten Menschen sehr bekömmlich.

❍ Zucker in jeder Form (leider auch Honig) kann Pilze im Darm sprießen lassen und ist daher schädlich.

❍ Spät abends Salz zu essen, ist sicher keine gute Idee. Schon deshalb, weil es durstig macht und die Nieren nachts auch gern ausruhen. Ob Sie – außer im Krankheitsfall – ganz auf Salz verzichten sollten, müssen Sie individuell mit einem Arzt oder Heilpraktiker abklären.

❍ Alkohol ist leider, leider furchtbar ungesund (so viel auch für einen guten Wein spricht). Wer morgens häufig mit verschwollenen Augen aufwacht, muß seinen Alkoholkonsum auf einmal die Woche reduzieren und auch dann nach Möglichkeit nicht am Abend. Es sei denn, Sie gehen tanzen. Wer abends noch einmal schwitzt, kann damit einen Lymphstau vermeiden.

❍ Kaffee (ist meine einzige Sucht, und ich schreibe diese Zeilen sehr ungern) ist ein Genußmittel, das die Lymphe staut. Auch wenn er gut gegen niedrigen Blutdruck wirkt, sollte er nie mehr als eine Gelegenheitssünde sein. Schwellungen um die Augen kann man vermindern, wenn man stattdessen auf Caro-Kaffee oder Kräutertee ausweicht – vor allem Yogitee ohne Teein ist sehr bekömmlich.

❍ Obst ist mit Vorsicht zu genießen – denn es enthält Zucker und der ist auch in dieser „gesunden" Form nicht das Wahre, wenn man zu geschwollenen Augen neigt. Ausnahmen sind

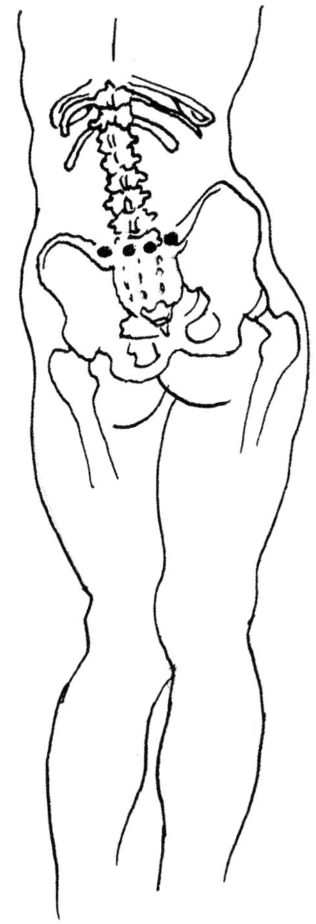

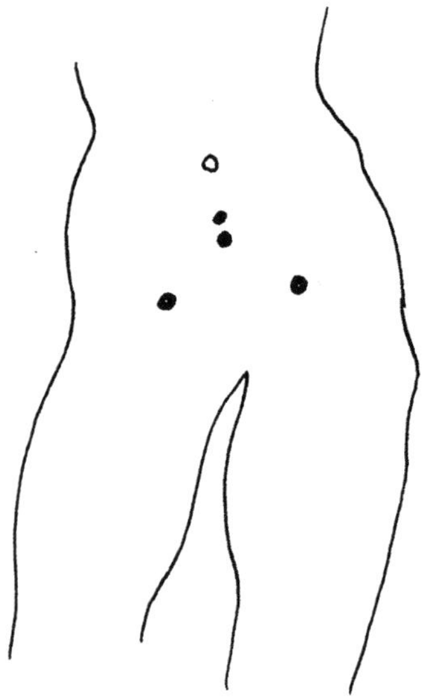

Wassermelonen und Zitronen. Testen Sie die „Obstfrage“ vorsichtig an sich aus und ziehen Sie im Zweifelsfall eine Fachkraft zu Rate.

„Wundermittel“ gegen geschwollene Augen

❍ Haferflocken: Eine dreitägige Haferkur hilft als vorbeugende Maßnahme gegen Schwellungen im Gesicht, weil sie den Körper entgiftet.
❍ Kürbis, in den verschiedensten Formen.
❍ Artischocken und das Wasser, in dem sie gekocht wurden (verwenden Sie einen vegetarischen, salzarmen Brühwürfel).
❍ Löwenzahnsalat mit Zitrone, Olivenöl und gerösteten Kürbiskernen. Das ganze mit einem grünen Salat ist Futtermedizin par excellence.
❍ Spargel ist, unter dem Gesundheitsaspekt betrachtet, nicht nur eine Delikatesse, sondern auch ein wundervolles Schönheitsmittel gegen geschwollene Augen (und außerhalb der Saison jederzeit in Tablettenform erhältlich).

Schönheitsrezepte

Kartoffelsuppe mit Brunnenkresse

Zutaten:
4 große, mehlige Kartoffeln
eine Handvoll Brunnenkresse
$^1/_2$ Bund Lauchzwiebeln
1 Becher Joghurt
2 Eßlöffel salzarme Gemüsebrühe
$^1/_2$ Teelöffel Cumin (Kreuzkümmel)
$^1/_2$ Teelöffel Pesto

Zubereitung:
Kochen Sie die gewaschenen Kartoffeln ohne Wasser (in einem Spezialtopf oder in etwas Gemüsebrühe), bis sie weich sind und stellen Sie sie geschält warm.

Die Brunnenkresse wird in kleine Stücke geschnitten und mit der Hälfte der feingehackten Lauchzwiebeln in etwas Gemüsebrühe angedünstet (bei kleiner Flamme und mit geschlossenem Deckel). Sobald alles gar ist, pürieren Sie alle Zutaten mit einem Mixer und fügen genug Quellwasser hinzu, bis sich eine sahnige Suppe ergibt. Schütten Sie die Mischung zurück in den Topf und halten Sie alles bis zum Servieren warm. Vermischen Sie den Joghurt mit Pesto und Cumin und geben Sie ihn kurz vor dem Kredenzen in die Suppe. Darüber streuen Sie den Rest der feingehackten Lauchzwiebeln.

Dazu schmecken einige Scheiben Hirsebrot mit Zwiebelbutter sehr gut (und sind bekömmlich).

Schwarzwurzel- und Selleriepüree

Zutaten (für je eine Person):
je 100 Gramm Schwarzwurzeln und Sellerie
1 Tasse salzarme Gemüsebrühe
1 Prise gemahlener Rosmarin
1 Eßlöffel Joghurt
Petersilie-Blättchen zum Garnieren

Zubereitung:
Dünsten Sie Schwarzwurzeln und Sellerie in der Gemüsebrühe weich und fügen Sie den gemahlenen Rosmarin hinzu. Pürieren Sie alles im Mixer, sobald es auf ein bißchen wärmer als lauwarm abgekühlt ist. Garnieren Sie das Püree mit einem Löffel Joghurt sowie mit Petersilie.

Dieses Gericht ist ein hervorragender „Nudel-Reis-Kartoffel“-Ersatz, weil es „neutral“ ist und sich deshalb gut mit Eiweißmahlzeiten verträgt.

Ausseneinflüsse

❍ Nicht zu flach schlafen, verwenden Sie ein gutes Kissen.

❍ Nicht zu viel fernsehen! Kurz vor dem Schlafengehen duschen; die negativen Ionen aus dem Duschwasser gleichen etwas aus. Es kann auch helfen, wenn Sie das blaue Meditationsbild auf Seite 30 betrachten. (Überprüfen Sie aber, ob nicht eine andere Farbe das „Schwimelgefühl", eine Art Druck, um Ihre Augen mindert).

❍ Vorsicht bei Wimperntusche! Die Chemie rund um das Auge beeinflußt sein biochemisches Gleichgewicht. Verwenden Sie am besten ein Naturprodukt. Das gilt auch für das Abschminken.

Kräuter

Weil die Ursachen für geschwollene Augen in der Regel in Niere und Darm zu finden sind, halte ich einen Nierentee für sehr empfehlenswert. Ich möchte Ihnen mein persönliches Rezept verraten: Ich mische indischen Nierentee mit Süßholz. Drei Teelöffel Nierentee und einen Teelöffel Süßholz überbrühe ich mit einem Liter Wasser. Der Nierentee wirkt harntreibend, die Süßholzwurzel harmonisierend.

Da in einer ganzheitlichen Behandlung der Geisteszustand nicht „außen vor" gelassen werden darf, und eine Schwächung der Niere durch Angst und negative Spannung verschlimmert wird, sollten Sie diesen Tee am späten Nachmittag in Kombination mit dem Lauschen einer beruhigenden Musik trinken. Auf Reisen trinke ich gern Orthosiphonisblättertee, den es auch in Tablettenform gibt; auch er hat harntreibende Wirkung.

Ebenfalls entwässernd wirkt schwarzer Johannisbeersaft, den es auch als Tablette gibt, in Kombination mit Mäusedornwurzelstock.

Akupunktur

Als ich mich vor 30 Jahren in Amerika das erste Mal akupunktieren ließ, fingen gleichzeitig auch die Ärzte in Europa an, sich dieses Systems als Heilungshilfe zu bedienen. Es fällt keinem Asiaten schwer zu begreifen, was es damit auf sich hat, und auch im Deutschland der Neunziger fängt Akupunktur an, „normal" zu werden: Wenn es immer mehr Apotheken gibt, die sich auf „Chinesisch" spezialisieren, kann man das als Zeichen nehmen, daß in absehbarer Zeit der Akupunkteur zum Alltag gehören wird. Dann kann man getrost sagen, wir haben das Globale gelernt und den Umgang damit kultiviert.

Auf dem Gebiet der ganzheitlichen Kosmetik ist die Akupunktur eine Wunderheilerin, sie bewirkt ein sanftes, ganzheitliches „Lifting", indem sie die Organe wieder in Schwung bringt. Dieser Schwung im Körper ist auf der einen Seite elektrisch, auf der anderen flüssig. Der Akupunkteur entspricht dem Elektriker, der den „Saft" zum Fließen bringt und damit die beleuchteten Wasserspiele zum Funkeln.

Das System ist denkbar einfach: Alles im Körper ist mit allem verbunden. Jedes Organ hat seine entsprechenden Akupunktur-Punkte auf der Haut. Wenn diese Punkte stimuliert werden, wird die „Stauung" im entsprechenden Organ behoben, und die Energie kann wieder fließen. Das Organ wird quasi über diesen Knotenpunkt neu belebt.

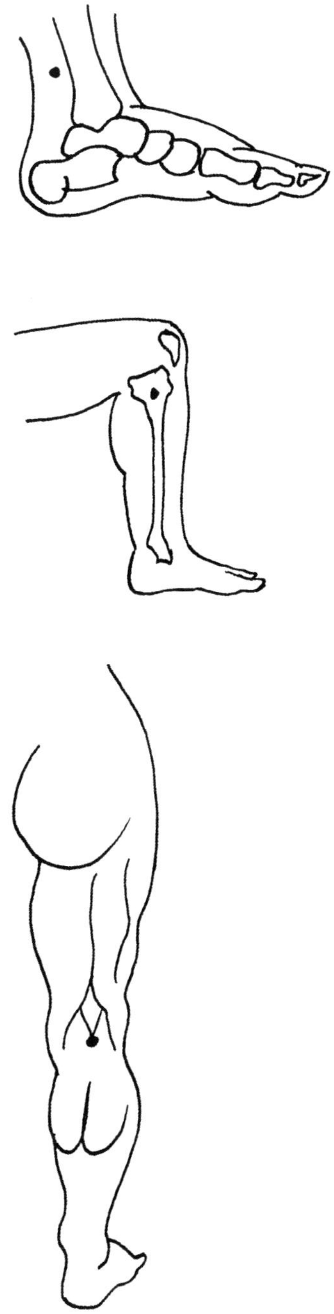

Diese Punkte korrespondieren im Körper mit der Niere. Ihre sanfte Massage hilft gegen Augenschwellungen.

Schatten unter den Augen

Wer sie hat, weiß, daß sie selten deshalb kommen, weil man schlecht geschlafen hat. Schatten unter den Augen sind eine Veranlagung, sie hängen mit der Hautbeschaffenheit zusammen – sie ist feiner. Auch wenn man sich als „Besitzer" oft ärgert (ich kann viele Lieder davon singen), daß sie alle Gefühle, Ängste und Verdauungsstörungen sofort durchscheinen läßt, ist sie gleichzeitig auch eine Art Ampel, die einen, wenn man analytisch mit ihren Warnzeichen umgeht, ein phantastisches Warnsystem bietet: Vorsicht! Dieses Essen ist unbekömmlich! Dieser Raum ist ungesund! Dieser Mensch ist anstrengend!

Wer zu Schatten unter den Augen neigt, weiß, daß sich jede Anstrengung sofort an dieser Stelle zeigt. Wenn man richtig krank ist, zum Beispiel mit einer Nebenhöhlenvereiterung im Bett liegt, werden die Schatten zum ständigen Begleiter. Man sieht viel „schlimmer" aus, als „die X", die eine dicke Haut hat und für die das Phänomen „Schatten unter den Augen" so spannend ist wie das berühmte Fahrrad in Chicago. Dafür hat „die X" aber auch kein Warnlicht im Körper, an dem Unbekömmlichkeiten abzulesen sind. Es gibt Menschen, denen Krankheiten nicht anzusehen sind. Dramatische Störungen machen sich bei ihnen erst später und anders bemerkbar. Es sind die Menschen, die – immer noch vital aussehend – urplötzlich tot umfallen. (Über diesen Hauttyp können Sie sich ausführlich im Kapitel Falten, Seite 92 informieren.)

So gesehen hat eine feine, transparente Haut auch ihre Vorteile. Allerdings weiß ich, daß man sich über diese Durchsichtigkeit, diese Unfähigkeit, Dinge zu verbergen, mehr ärgert als freut. Außerdem kommt dazu, daß dieser Hauttyp schnell errötet. Doch sich über Unabänderlichkeiten zu ärgern, ist sinnlos.

Eine mögliche organische Ursache können eine Nierenschwäche, eine Schwäche der Leber oder Pilze im Darm sein. Auch hier ist es sehr wichtig und unerläßlich, sich mit einer Fachkraft zu besprechen.

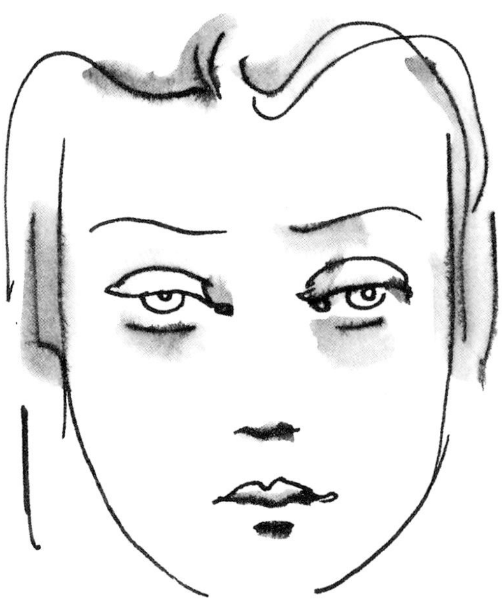

Menschen mit zarter Haut neigen zu Schatten unter den Augen.

Wie man gegen die Probleme vorgeht

Feinstoffliche Aspekte

Luft

Es ist unerläßlich und wichtiger als jede Behandlung von außen, mehrmals täglich ins „Schnaufen" zu kommen. Schatten unter den Augen sind fast immer ein sicheres Zeichen für Sauerstoffmangel.

Machen Sie regelmäßig die Übung „atmende Mitte" aus dem Atem-Acht-Programm (Seite 20). Sie pumpen sich damit voll mit „Luft-Champagner". Während Sie sich vor- und zurückbeugen, wird das Gesicht durchblutet. Wenn Sie sich nach den Tanzübungen ansehen, wissen Sie, daß die Übungen erst dann beendet sind, wenn Sie tief atmen und ein wenig ins Schwitzen gekommen sind. Zählen und warten bis es vorbei ist, nützt nichts!

Ihr tägliches Luftbad ist unerläßlich, Fahrradfahren ist dafür ideal. Wenn Sie nicht ohnehin Ihre Einkäufe damit erledigen, sollten Sie mindestens einmal am Tag im Freien und im Grünen eine Runde drehen. Im Winter ist es allerdings nur dann empfehlenswert, wenn Sie sich mit einem Schal, auf den Sie Ihre persönlichen aromatischen Essenzen geben können, gegen die kalte Luft abschirmen. Denn viele „Schattenmenschen" sind besonders kälteempfindlich.

Licht und Farbe

Der Niere wird die Farbe blau (für das Wasser) zugeordnet. Mir persönlich – als „schattenträchtigem Menschen" – tun Spaziergänge oder Radtouren am Wasser sehr gut, sie reduzieren meine Schatten. Zimmer mit blauen Wänden mag ich hingegen nicht. Ich habe auch noch nicht erlebt, daß sich Farbe, fern von Luft und Bewegung, schattenvertreibend auswirkt.

Duft

Was gern vergessen wird, sind die Auswirkungen moderner Düfte auf die Organe. Gerade eine feinhäutige Person kann sehen (vor allem morgens, wenn man in einem Hotelzimmer geschlafen hat, das vielleicht gerade mit einem dubiosen Mittel gestrichen, beklebt oder nur dekoriert wurde), wie sich gewisse unsichtbare Stoffe auswirken. Gründliches Lüften hilft ebenso wie die Behandlung mit aromatherapeutischen Essenzen. Allerdings sollte man zu Hause radikal auf alle Stoffe verzichten, die durch die Nase krank machen.

Bei der Pflege zur Verbesserung und zur Stärkung dieses Hauttyps sollte man sich zweimal täglich ein Sitzbad oder eine Waschung mit dem Schwamm gönnen. Ideal sind dafür die Essenzen von Salbei, Wacholder, Efeu und Sandelholz.

Ton

Wie bei allen anderen Streß-Problemen auch, spielt die Beeinflussung durch Töne eine große Rolle. Vor allem die gesummten Töne, als Teil des Bodybalance-Programms, spielen eine heilsame Rolle. Achten Sie nach den Übungen darauf, welche Tonlage Sie auf angenehme Weise in eine spannende Harmonie versetzt.

Grobstoffliche Einflüsse

Im wesentlichen gelten dieselben Nahrungsempfehlungen wie bei Schwellungen um die Augen (siehe Seite 105).

❍ Kein oder wenig tierisches Eiweiß, vor allem nicht in Kombination mit vielen anderen Nahrungsmitteln. Auch starke Käsesorten sind tabu.

❍ Gelegentlich deuten Schatten auf einen Energiemangel hin. Dies sollte mit einer Fachkraft besprochen werden.

❍ Auch Pilze, die sich im Darm einnisten, können Schatten unter den Augen verursachen. Deshalb sollten anfällige Menschen vorsorglich jede Form von Süßigkeiten vermeiden.

❍ Wer eine Weizen-Unverträglichkeit hat, kann beobachten, daß sich nach abendlichem Brotverzehr am nächsten Morgen die Schatten unter den Augen verschlimmern. Die Wirkung ist ähnlich wie bei starkem Alkoholkonsum, dem man ja gemeinhin die Schuld für schlechtes Aussehen gibt. (Nicht ganz zu unrecht.) Mir persönlich bekommt deswegen mexikanisches Essen gut, bei dem man Maistortillas statt Brot essen kann.

Schönheitsrezepte

Schatten unter den Augen haben in der Regel entweder eine Disharmonie der Niere oder eine Störung der Leber zur Ursache. Die Re-

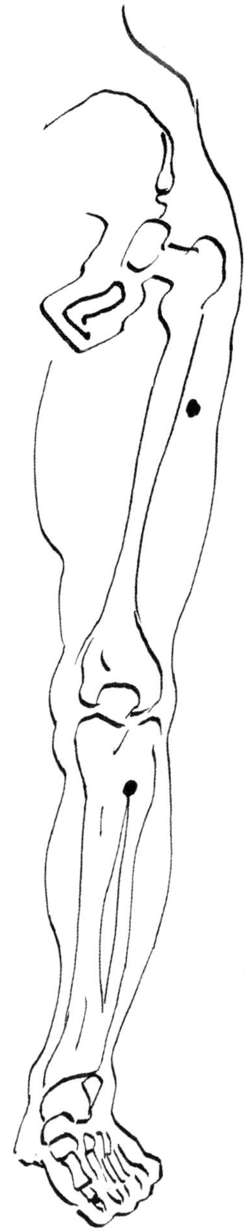

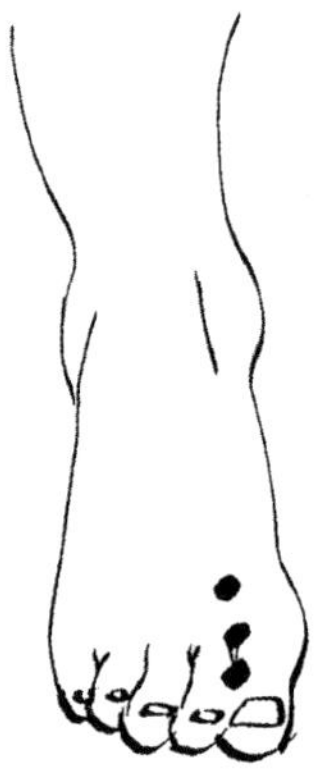

Im Körper ist alles mit allem verbunden. Deshalb tut eine Akupressur des Fußrückens gut, wenn man zu Ringen unter den Augen neigt.

zepte Artischocken im Tomatenbett und das Aprikosenkompott harmonisieren in erster Linie die Nieren, wogegen der Karotten-Rucola-Salat der Leber guttut.

Artischocken im Tomatenbett

Zutaten:
4 mittlere Artischocken
4 mittelgroße Tomaten
3 Gemüsezwiebeln
4 Knoblauchzehen
1 Tasse Olivenöl
salzarme Gemüsebrühe
1 Bund Petersilie

Zubereitung:
Putzen Sie die Artischocken vorsichtig, entfernen Sie nur die harten, stacheligen Blattspitzen, vom Stiel so wenig wie möglich abschneiden. Gemeinsam mit den ganzen, geschälten Zwiebeln werden die Artischocken nun in einem Topf Gemüsebrühe gekocht.

Bereiten Sie in der Zwischenzeit die Tomatensoße vor: In einer tiefen Pfanne werden die kleingeschnittenen Tomaten mit dem Knoblauch und einem Löffel Gemüsebrühe auf kleiner Flamme gedünstet.

Gießen Sie die Gemüsebrühe ab, sobald die Artischocken weich sind (die Blätter lassen sich dann leicht vom Stiel lösen) und geben Sie diese in eine feuerfeste Auflaufform. Schütten Sie die Tomatensoße dazu und lassen Sie das Gericht noch etwa 15 Minuten bei mittlerer Hitze im Backofen brutzeln.

Verteilen Sie vor dem Servieren das Olivenöl über die Artischocken und würzen Sie alles mit der feingehackten Petersilie.

Aprikosenkompott

Zutaten:
500 Gramm Aprikosen
eine Handvoll gehackte Kürbiskerne
Süßstoff aus dem Reformhaus
einige frische Minzeblätter
eventuell 1-2 Eßlöffel Speisestärke

Zubereitung:
Die Aprikosen entkernen und vierteln. Bei kleiner Flamme werden sie ganz langsam mit geschlossenem Deckel gedünstet, bis sie halbweich sind. Dann den Deckel herunternehmen und vorsichtig weiterköcheln, damit die Flüssigkeit entweichen kann, eventuell das Kompott mit etwas Speisestärke eindicken und nach Geschmack mit Süßstoff abschmecken.

Lassen Sie die Nachspeise in einer schönen, weißen Porzellanschale abkühlen und garnieren Sie sie vor dem Servieren mit den gehackten Kürbiskernen und den Minzeblättern.

Karotten-Rucola-Salat

Zutaten
5 große, dunkle Karotten
1 Bund Rucola
3 Eßlöffel Olivenöl
Saft einer Zitrone
einige Spritzer Sojasoße

Zubereitung:
Raspeln Sie die Karotten nicht zu fein in eine tiefe Salatschüssel und fügen Sie das Olivenöl, den Zitronensaft und nach Geschmack die Sojasoße hinzu. Kurz vor dem Servieren schneiden oder reißen Sie den Rucola in mundgerechte Stücke und mischen ihn unter den Karottensalat.

Kräuter

Borretsch-Saft und Orthosiphonis (indischer Nierentee) als Trinkkur sind sehr empfehlenswert. Nach Absprache mit Arzt oder Heilpraktiker können Sie auch ein chinesisches Mittel trinken.

Aufgedunsenes Gesicht

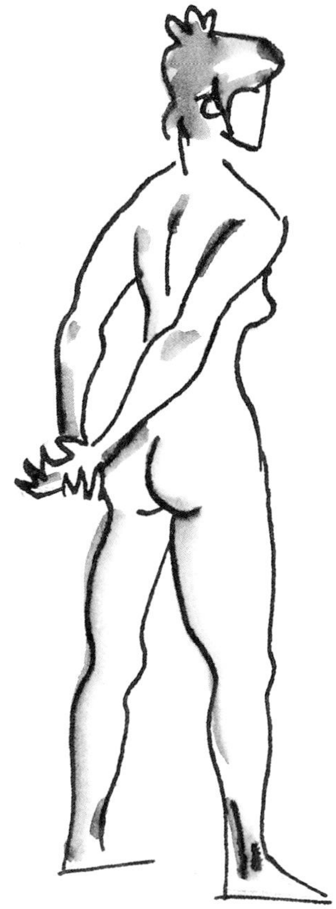

Meistens wird ein geschwollenes Gesicht durch eine Darmvergiftung verursacht, also eine Störung des mikroökologischen Gleichgewichts. Die Stauungen oder Überforderungen des Organs zeigen sich als Überschwemmung im Gesicht. Mund und Nase sind Teil des Verdauungsapparates. Wenn der harmonische Ablauf gestört ist, entsteht ein Rückstau.

Die meisten Menschen verwechseln eine gesunde Darmflora mit der Fähigkeit, einmal täglich auf die Toilette zu gehen. Mitnichten – da besteht ein großer Unterschied. Ich erspare Ihnen die detailliertere Beschreibung des Zusammenbruchs unserer Darmflora; es besteht allerdings eine gewisse Ähnlichkeit mit den Umweltproblemen unseres Planeten (vor allem, was die Winde betrifft).

Eine Überprüfung dieser Ursache kann am besten über eine Untersuchung des Stuhlgangs in einem mikrobiologischen Fachlabor erfolgen. Eine Möglichkeit der Eigenbehandlung (allerdings ist es sehr wichtig, sich mit einer Fachkraft zu beraten): Trinken Sie nach dem Ayurvedischen System über den Tag verteilt heißes Wasser. Dies reinigt den Körper von innen. Es empfiehlt sich, ein paar Tage Einläufe mit schwarzem (möglichst biologischem) Kaffee zu machen. Die Aufnahme der grobstofflichen Nahrung sollte sich in dieser Zeit auf gedünstetes Gemüse reduzieren.

Eine weitere mögliche Ursache für ein geschwollenes Gesicht ist eine Nebenhöhlenvereiterung, deren Ursprung eine Grippe ist. Hier hilft nur eines: Ab zum Arzt oder zum Heilpraktiker. Eine Sinusitis sollte (nach Rücksprache) mit einem Medikament behandelt werden. Wichtig ist es jedoch, solche Zusammenbrüche des Körperökosystems zu verhindern, indem Körper und Geist auf der fein- und grobstofflichen Ebene nicht überfordert werden.

Wie man gegen die Probleme vorgeht

Feinstoffliche Aspekte

Luft

Das Trainieren der Tiefenatmung (siehe „Atmende Mitte“ der Atem-Acht-Übungen, Seite 20) ist von großer Wichtigkeit, da sich der Darm durch nervöses Verhalten verkrampft. Dadurch wird die Nahrung nicht verdaut, sondern verfault und vergiftet so den Menschen von innen. Die Schwellung im Gesicht ist sozusagen das unverdaute Essen des letzten Jahres!

Duft

Geeignete Essenzen, ein Gesicht abschwellen zu lassen, sind: Majoran, Minze, Zypresse, Geranie, Kamille, Orange und Sandelholz. Die genannten Duftstoffe können sowohl als Massageöl als auch als Zusatz zum Waschwasser

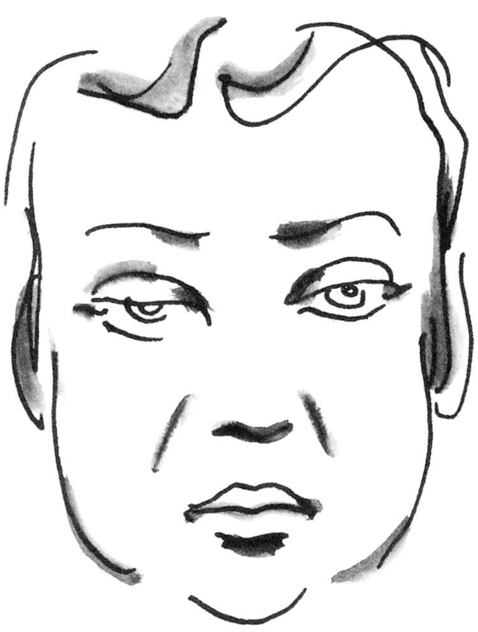

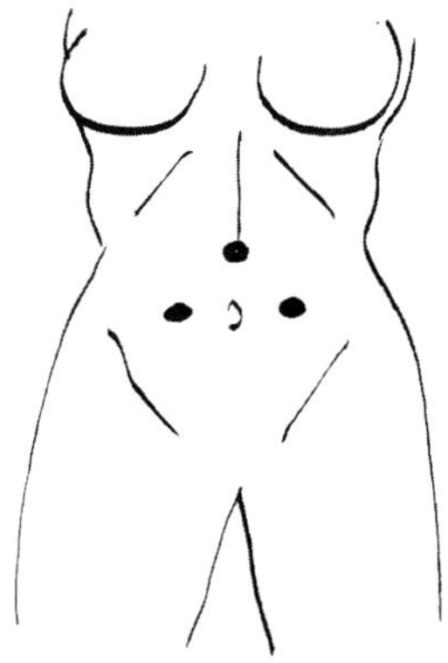

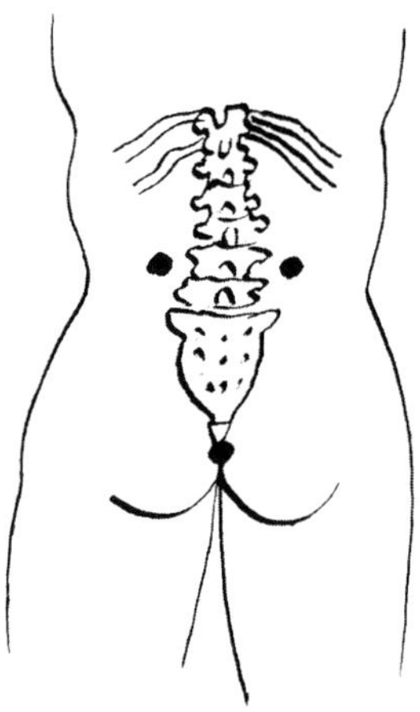

verwendet werden. Ein nach Majoran oder Minze duftendes Essen hilft ebenfalls, Stauungen im Gesicht abzubauen.

Ton

Wer seine Empfindlichkeiten im Darmbereich spürt, sollte sich vor Gerede aller Art hüten. Es muß nicht jede Nachricht angehört werden – nicht die vielen Ratschereien am Arbeitsplatz, nicht jede dumme Werbung. Geben Sie sich lieber abends den Tönen von Wellen hin. Lassen Sie sich im New Age-Sinne berieseln. Oder gehen Sie in einen Park und lauschen dem Vogelgezwitscher. Führen Sie konstruktive Gespräche. Meiden Sie negative, nörgelnde Menschen, ohne sie zu verurteilen.

Grobstoffliche Aspekte

Trennkost

Grundregel Nummer eins bei einem geschwollenen Gesicht: Nicht oder nur gelegentlich nach 18 Uhr essen! Es empfiehlt sich, Trennkost einzuhalten und zwar die radikale Fassung. Das heißt: pro Mahlzeit nicht mehr als zwei harmonisierende Nahrungsmittel.

Die Wirkung von Trennkost ist relativ simpel. Statt sich an biochemischen Fachausdrücken wund zu wundern, können Sie sich es so vorstellen: Jede Nahrung hat ein eigenes Temperament. So haben Sie vielleicht einen Freund, der sehr gesellig ist, dessen Kommunikation hauptsächlich auf Humor baut. Ein anderer Freund ist ein tiefsinniger Poet. Ein Abendessen, bei dem Sie beide einladen, geht höchstwahrscheinlich schief, jeder für sich allein dagegen ist ein Gewinn. Ähnlich ist es mit der Nahrung. Auch Magen und Darm sind wie ein Salon, und jede gute Gastgeberin weiß, daß sich gewisse Temperamente nicht vertragen.

Wie Sie Ihre „Gästeliste" (die Nahrungsmittel betreffend) vorteilhaft gestalten, können Sie der folgenden Tabelle entnehmen. Unbedenklich ist immer die Kombination zweier Produkte aus einer Kategorie. Die neutralen Nahrungsmittel können überall als Beilage gegessen werden. Sie enthalten weder viel Stärke noch Eiweiß oder Säure und stellen damit an die Verdauung keine speziellen Anforderungen (doch wie bei allen meinen Ratschlägen gilt es auch hier, mit den eigenen Sinnen die Bekömmlichkeit zu überprüfen).

❍ Fleisch und Fisch lassen sich sehr gut mit Zucchini, Zwiebeln, Knoblauch, Sellerie, Karotten, Kohl oder Brokkoli und Spinat sowie allen Arten von Salat kombinieren. Tip: Statt Kartoffelpüree kann man Selleriewurzelpüree oder andere neutrale Gemüsesorten zu einem Soufflé verarbeiten. Es braucht nur ein Löffel Mehl und ist ein hervorragender (und bekömmlicher) Ersatz für die üblichen Beilagen (Reis, Kartoffeln, Nudeln). Außerdem läßt sich Fleisch, vor allem Lamm, sehr gut mit Obst geschmacklich aufwerten. Pflaumenkompott, Zwiebeln mit Zitronensaft und Rosinen, Mangos und Papayas, leicht gedünstet, sind gut für die Verdauungsverwertung von Fleisch (wohlgemerkt: Fleisch am besten nur selten und dann biologisch).

❍ Eier lassen sich gut mit Tomaten und Käse mischen. Ein Käseomelett mit einer Soße aus gehackten Tomaten und fein geschnittenen Kräutern, Zitrone, Salz und Pfeffer ist eine gute Eiweißmahlzeit. Auch Orangensaft, getrunken zu weichen Eiern, ergibt eine bekömmliche Kombination.

❍ Stärkehaltige Nahrungsmittel, zum Beispiel die allseits beliebten Nudeln, machen natürlich viel eher satt als Eiweißmahlzeiten. Die Pasta läßt sich italienisch oder auch chinesisch kombinieren. In asiatischen Geschäften werden leckere Reisnudeln und vor allem die wunderbaren Reispfannkuchen in verschiedenen Variationen angeboten. Ob Nudeln oder Reis, Hirse oder Dinkel – alle Gemüsesorten außer Tomaten lassen sich hierzu kombinieren. Das Problem mit der Tomate ist, daß sie sich verdauungstechnisch eher wie eine Frucht verhält und nicht wie Gemüse. Solange die Tomate nicht gekocht wird, sondern im Rohzustand kleingehackt und dann nur kurz angedünstet wird, scheint sie besser zu Nudeln zu passen. Auf Seite 76 finden Sie ein Frischtomatenrezept.

„Schönheitsmörder“

Wie so oft, ist die Gesundheit des Darms – und damit eine eventuelle Schwellung des Gesichtes – nicht nur davon abhängig, was man ißt, sondern auch davon, was man nicht lassen kann:

❍ Alkohol, weil er einen ohnehin gestreßten Darm nur unnötig belastet,
❍ gemischte, schwer verdauliche Speisen, zum Beispiel Schweinebraten mit Bratkartoffeln,
❍ Fritiertes aller Art,
❍ Kaffee, egal, ob mit oder ohne Milch,
❍ gezuckerte Säfte und Süßigkeiten lassen Pilze blühen und gedeihen,
❍ Essig und essighaltige Speisen,
❍ grobes Brot, am besten man verzichtet für eine Weile vollständig auf Brot und ersetzt es durch Reiswaffeln (fad, aber bekömmlich),
❍ blähende Gemüsesorten (wie Bohnen),
❍ faseriges Fleisch.

Schönheitsrezepte

Hühnersuppe

Zutaten:
½ Freilandhuhn
1 mittelgroßer Weißkohl
1 Bund Karotten
1 Rettich
2 Petersilienwurzeln
2 mittelgroße Gemüsezwiebeln
4 Eßlöffel gekörnte Gemüsebrühe

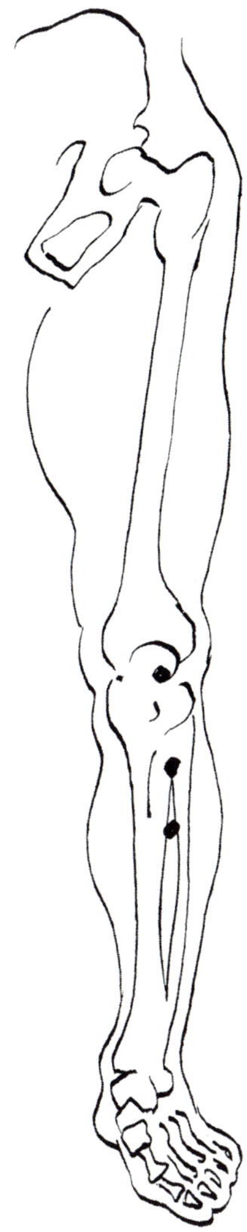

Stärkehaltige Nahrungsmittel	Eiweißhaltige Nahrungsmittel	Säurehaltige Nahrungsmittel	Neutrale Nahrungsmittel
		Steinobst	alle Gemüsesorten außer Bohnen
Kartoffeln	Fleisch	Zitrusfrüchte	
Brot	Fisch	Tomaten (vor allem gekochte)	
Mehl	Meeresfrüchte	Erdbeeren	
Getreide (Weizen, Hafer, Hirse etc.)	Milch und Milchprodukte		
Reis	Eier		
Banane			
reife Birnen			
Papaya			
süße Weintrauben			
Rosinen			
Topinambur			

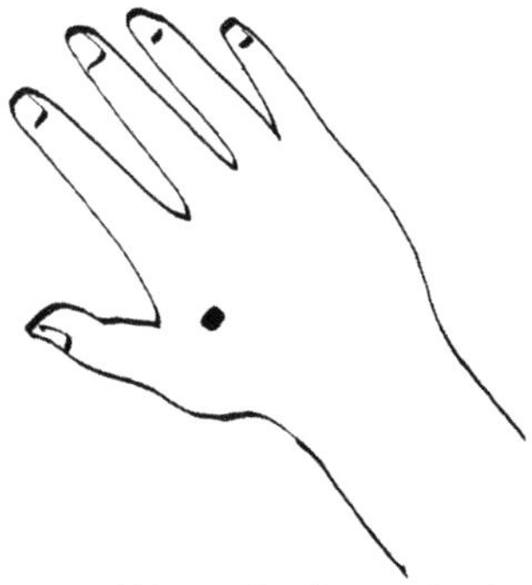

Wenn Sie diesen Punkt mit einem elektrischen Akupunkturstab behandeln, entspannt sich Ihr Verdauungsapparat.

für die Soße:
1 Bund frischer Koriander
1 Bund Petersilie
1 große Knoblauchzehe
6 Blätter frische Minze
1 Tasse Olivenöl

Zubereitung:
Das Huhn waschen, Haut und Fett entfernen. Putzen Sie das Gemüse und zerteilen Sie es in Stücke, die man später gut in einem Suppenteller unterbringen kann. Der Kohl wird geviertelt, die Strünke entfernt.

Geben Sie alle Zutaten in reichlich Gemüsebrühe und lassen Sie die Suppe eine gute Stunde sanft köcheln (nicht brodeln).

Während die Bouillon die Küche zum Duften bringt, fertigen Sie die Soße an: Hacken Sie die Kräuter sehr fein und verrühren Sie sie mit so viel Olivenöl, bis sich eine dicke, grüne Soße ergibt.

Gießen Sie jetzt die Suppe durch ein Sieb, lösen Sie das Hühnerfleisch von den Knochen, zerteilen Sie es in mundgerechte Stücke und richten Sie es mit dem Gemüse in einer flachen Schale an. Die Brühe wird in Tassen serviert. Reichen Sie die Kräutersoße zum Würzen.

Kräuter

Lassen Sie sich in der Apotheke folgendes mischen: 100 Gramm gemahlener Flohsamen (in der Apotheke frisch geschrotet) und 10 Gramm Heilerde. Rühren Sie die Mischung mit kaltem (oder lauwarmen) Wasser an. Schnell trinken. Am besten abends. Die beste Erde kann man in Frankreich kaufen; sie heißt dort Argile Verte.

Massage – Streicheln der Seele

Man könnte sagen, daß Massieren und Massiertwerden die wichtigsten Behandlungen zur Erhaltung der Gesundheit sind. Es gibt ein englisches Sprichwort, das sagt: „An ounce of prevention is worth a pound of cure." (Grob übersetzt: „Ein Gramm Vorbeugung ist mehr wert als ein Pfund Heilung.") Sicher ist, daß Vorbeugen billiger ist, als nachher die Krankensuppe auszulöffeln. Speziell mit Massagen als Teil einer Harmonisierungs-Routine ist viel zu erreichen. Einmal pro Woche eine liebevolle Massage verhindert eine Vielfalt an Erkrankungen. Sogar der Besitzer einer großen Kosmetikfirma hat mir gegenüber einmal zugegeben, das Wichtigste für die Schönheit sei eine liebevolle Massage.

Wir brauchen eine Neukultivierung dessen, was unseren Cousins, den Affen, als Selbstverständlichkeit gilt. Da wird für die Körperpflege nicht gezahlt, sie besteht aus Gegenseitigkeit und heißt schlicht: Du laust mich, ich laus' dich! Auch wenn Ihnen das sehr primitiv erscheint und Sie sich ein bißchen amüsiert über solche Vorstellungen empören, so ist die gegenseitige „Lauserei" doch etwas, womit sich mit Einfühlungsvermögen sehr viel zur Erhaltung eines stabilen und harmonischen Körperzustandes erreichen läßt.

Gerade die Massage betreffend, leben wir gespalten: Entweder man liegt vorm Fernseher und läßt sich von einer grotesk aussehenden Maschine mechanisch kraulen (also mit einer Maschine vor einer Maschine – und das soll gesund sein), oder man zahlt für eine professionelle Behandlung von einer fremden Person, was einer Maschine

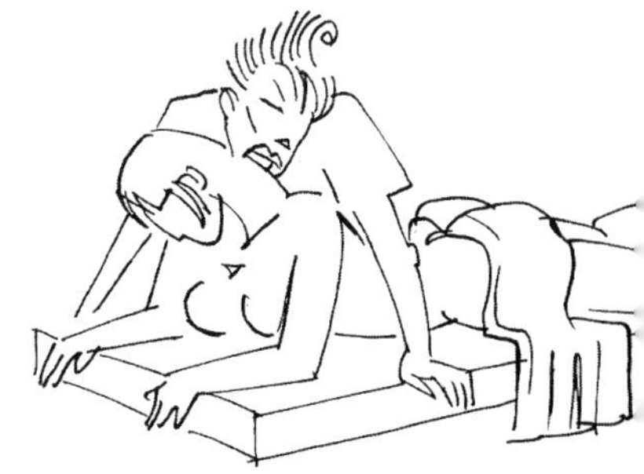

vorzuziehen ist. Bei einer Krankheit ist der Profi sicher wichtig, doch diese Massage hat nichts mit liebevollem Berühren zu tun. (Was ohne Sexualität ohnehin kaum noch praktiziert wird.)

In einem orientalischen Hammam dagegen gehört diese Art der Berührung zur Routine. Ein Hammam ist eine Art Dampfbad, in dem sich entweder Frauen oder Männer (aber auf jeden Fall getrennt) aufhalten. Man trifft sich dort mit Freundinnen oder Töchtern von Freundinnen zu einer Art dampfendem Kaffeekränzchen. Die Höschen werden anbehalten, sonst aber nichts. Der Körper wird automatisch in die Kommunikation integriert. So wurde bei mir begutachtet, wie mein lädiertes Bein heilt, vor allem wie es im Vergleich zum intakten aussieht.

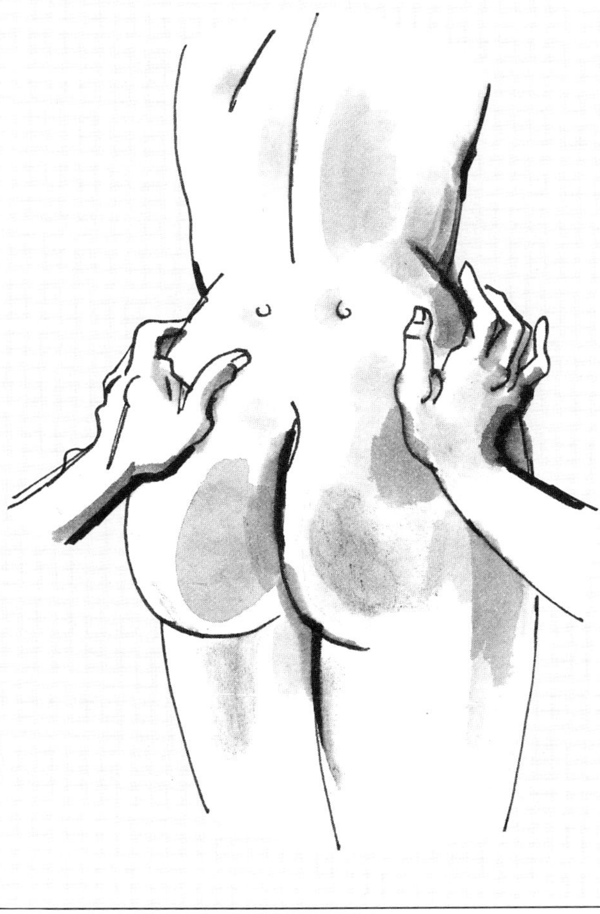

Es wird geguckt, ob der Po wieder dicker oder dünner geworden ist. Auffällig ist der liebevolle Umgang mit sich selbst: Niemand ächzt über ein wenig Cellulite und einen ein bißchen hängenden Busen, denn in dieser Kultur wird die Freude über die Weiblichkeit nicht mit dem Maßband gemessen. Auch im Hammam gibt es eine professionelle Masseurin, die sich allerdings im Verhalten sehr von den unsrigen unterscheidet. Sie kommentiert mit viel Humor und Lust das, was sie gerade anfaßt. So war sie begeistert von meiner Beweglichkeit und amüsierte sich über meine miauende Klage, als sie meine Hüfte durchwalkte.

Wer dies nicht kennt, kann sich die liebevolle Berührung, die natürlich nicht mit kalten, sondern auch dem Empfinden nach warmen Händen erfolgt, nur schwer vorstellen. Es ist bejahend und herzlich, ohne dabei begehrlich zu sein. Erotische Gefühle ermöglichen es, sich im eigenen Körper wohlzufühlen, weil er nicht behandelt wird wie abgepacktes Fleisch. Diese Art der Berührung meine ich, wenn ich von liebevoller Massage spreche. Dazu muß man Freundschaften kultivieren. Man kennt das sich gegenseitige Massieren doch fast immer nur als Wegbereiter für Sex. Dabei ist gerade eine nicht sexuelle Hinwendung hierbei ein Fundament der Harmonie.

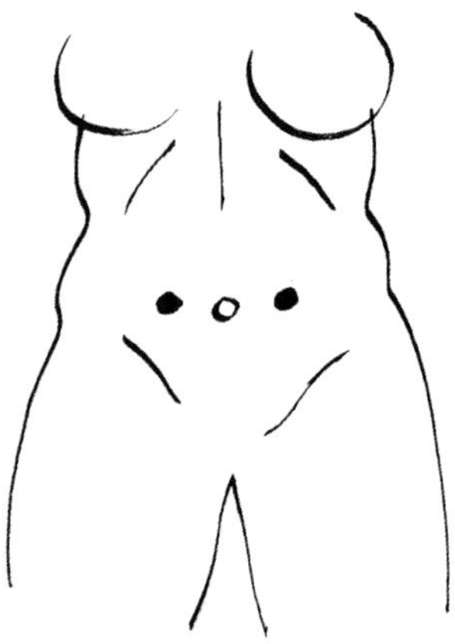

Übergewicht

Egal, wie man es drehen und wenden mag: Übergewicht ist ein auf Körperebene sichtbarer Geisteszustand. Man verwendet zuviel oder die falsche Nahrung für die eigenen spezifischen Bedürfnisse. Die Gründe dafür sind vielfältig:

❍ Sie kennen sich im eigenen Körper nicht aus und treffen deshalb die falsche Nahrungsmittelauswahl. Überprüfen Sie in einem kleinen Tagebuch, das Sie eine Woche lang akribisch führen, Ihre Nahrungs- und Bewegungsgewohnheiten.

❍ Sie essen etwas, worauf Sie allergisch sind. Das richtige Produkt herauszufinden, ist eine komplizierte Angelegenheit, doch es gibt Anhaltspunkte. Führen Sie zur Orientierung ein Eß-Tagebuch, in das Sie alles eintragen. Achten Sie darauf, nach welchen Speisen Sie plötzlich wie „aufgeblasen" sind. An den Händen und Füßen sieht man es am schnellsten. Dieses Thema sollten Sie möglichst mit einer Fachkraft besprechen. Sicher ist, daß Nahrungsmittel, die man wie ein Süchtiger in sich hineinschlingt (zum Beispiel das tägliche Glas Bier oder Wein, Weizenprodukte oder Schokolade), zu Allergien führen können.

❍ Für die ordentliche Verwertung von Nahrungsmitteln (damit „Futter" in Energie umgewandelt werden kann) ist es außerordentlich wichtig, eine intakte Darmflora zu haben. Wenn Sie zuviel wiegen, kann das auch durch eine Störung des mikrobiologischen Gleichgewichtes im Darm kommen. Nur eine Stuhlanalyse kann dies klären.

❍ Im ersten Teil des Buches, in „Die Klugheit der Sinne", wird das Thema Gewicht und Geruch behandelt. Grundsätzlich ist zu sagen, daß Essen, das nicht nach Essen riecht, aber auch der Verlust der Kochrituale, die entsinnlichte Zubereitung, Gründe für Übergewicht sein können. Bereiten Sie sich, wann immer möglich, Ihr eigenes, biologisches Essen – am besten mit lieben Freunden. Riechen Sie das Essen, genießen Sie den Duft.

❍ Im Kapitel Ernährung wird das streßgebundene Essen angesprochen. Auch dieses Verhalten läßt sich über ein „Futtertagebuch" gut analysieren.

Es ist generell der beste Weg, sich über die im ersten Teil des Buches vorgeschlagenen Wege zu harmonisieren. Das Übergewicht müßte dabei eigentlich von ganz allein verschwinden. Immer wieder passiert es, daß Menschen, wenn sie sich verlieben, eine aufregende Reise unternehmen oder einfach mit einer neuen spannenden Aufgabe betraut werden, wie von selbst abnehmen. Versuchen Sie, sich diese mentale Aufgabe zu stellen, dann verschwinden die Pfunde auch.

❍ Bewegung hilft, das Körpergefühl zu steigern. Wenn ich nur eine Sache zur Wahl hätte, wäre Radfahren durch die freie Natur mein Favorit. Natürlich liebe ich meine täglichen Tanzübungen, doch Radfahren bindet darüber hinaus in die freie Natur ein.

Es ist nicht nur das Essen...

Seien Sie nicht befremdet, wenn ich das Feinstoffliche so ausführlich mit dem Thema Übergewicht verbinde. Aber neueste Forschungen haben eine persönliche Erfahrung von mir wissenschaftlich bestätigt: Die Entsinnlichung unserer Lebensgewohnheiten – mit synthetischen Ersatzstoffen auf allen Ebenen – bringt unsere harmonischen Abläufe durcheinander, und das zeigt sich auch in der Unförmigkeit, die oft fälschlicherweise als automatischer Bestandteil des Älterwerdens gewertet wird.

Vor Jahren war ich in Ghana. Es gibt dort keine Tourismusindustrie, wohl aber Menschen, die hinreisen. So wie ich anläßlich eines afrikanischen Musikfestes. Die ersten

Tage bin ich mit einem afrikanischen Lehrer durchs Land gereist. Ich war überwältigt von der schwarzafrikanischen Atmosphäre. Die Eindrücke sind nicht mit wenigen Sätzen abzufertigen. Ich hatte das bewegende Gefühl, irgendwie am Ursprung vieler Dinge zu schnuppern. Eine der Beobachtungen war, daß die Einwohner, von hinten gesehen, altersmäßig nicht einzuschätzen waren, zumindest die Landbevölkerung nicht. Zuerst dachte ich – was sicher nicht ganz falsch ist –, daß es die Haut ist und das Gehen auf dem weichen Boden, das diesen Menschen den anmutigen Gang der Jugend erhält. Ich dachte, es wäre genetisch bedingt. Dann traf ich auf einem der Konzerte einige Afroamerikaner. Es war verblüffend, wie an den Körpern die Unterschiede zu bemerken waren. Die Figuren der Amerikaner waren im älteren „Stadium" mit all jenen Makeln gezeichnet, die wir als normale Altersmerkmale bezeichnen: „wellige" Schenkel, Rettungsringe etc.

Zyniker können jetzt behaupten, ich hätte wohl nur Afrikaner getroffen, die nichts zu essen bekommen. Das stimmt nicht. Ghana hatte zu dem Zeitpunkt weder kriegerische Unruhen noch Hungersnöte zu verzeichnen. Es ist nur einfach so, daß Menschen, die in dieser großzügigen Natur leben, ihre Grazie und Anmut altersunabhängig behalten. Das Essen und die Gerüche dort, das Gehen auf weichen Wegen ließen auch mich rank und schlank und besonders ruhig werden, obwohl ich gerade einen Kreuzbandriß und eine Operation hinter mir hatte. Das Essen wurde, wie es mir gefällt, in Gruppen zubereitet. Man stand also immer in einer nach Gewürzen riechenden Küche, mit einer Gruppe witzig aufgelegter Frauen, die sich über meine käsige Haut lustig machten. Ich sehe auf den Fotos von damals immer aus wie „der Geist von Christine zu Besuch".

In dieser Koch- und Eßatmosphäre fand ich exakt die gleiche Stimmung wie bei mir in München wieder, als ich dort mit meinen halbwüchsigen Kindern lebte, und wir beim Kochen immer Freunde um uns hatten. Ich aß nur Biokost, die herrlich roch. Wir waren gesund und kein Gramm zu dick. Diese Essensatmosphäre ist strenggenommen die einzige, in der Essen bekömmlich ist. Man wird atmosphärisch auf die optimale Verwertung der Speisen vorbereitet. Nachdem Essen jahrelang auf simple Nahrungsaufnahme reduziert war, habe ich in jüngster Zeit beobachtet, daß das gemeinsame, gesellige Essen wieder mehr gepflegt wird. Ich organisiere – und andere tun es auch – kleine Gesellschaften, bei denen man gemeinsam kocht.

Was ich mit meinem Ausflug nach Afrika sagen will: Wer unter zuviel Gewicht leidet, sollte sich dem Essen zuwenden und nicht an Diäten denken. Und zwar dem Essen in guter Atmosphäre, wo die Farben, der Geruch und die Schönheit der Nahrungsmittel entsprechend gewürdigt werden. All dies sättigt meist so, daß die Aufnahme über den Mund der kleinste Teil des Essens wird.

Feinstoffliches und Grobstoffliches müssen bei der Nahrung zu einer verbundenen Angelegenheit werden. Dann hat man auch keine Gewichtsprobleme mehr. Die Wissenschaft bestätigt dies.

Wer mehr als gelegentlich ein Paar Pfunde zuviel hat, sollte sich einer genauen Mineralstoffanalyse unterziehen. Manche Versicherungen zahlen das. Es ist teuer und kostet über tausend Mark. Ich halte es aber (wie eine genaue Stuhlprobe, um zu erfahren, ob sich Pilze oder andere Unerfreulichkeiten im Darm eingenistet haben) für unerläßlich, wenn man sich umkrempeln möchte. Das eben heißt, sich selbst neu zu gebären: von fett auf wohlgefällig, um gern im eigenen Körper zu leben, um in sich selbst einen zuverlässigen Partner zu haben.

Bei diesem Thema lassen sich das Fein- und das Grobstoffliche nicht trennen. Vor allem bei stark übergewichtigen Menschen nicht. Es fehlt entweder an geistiger oder an körperli-

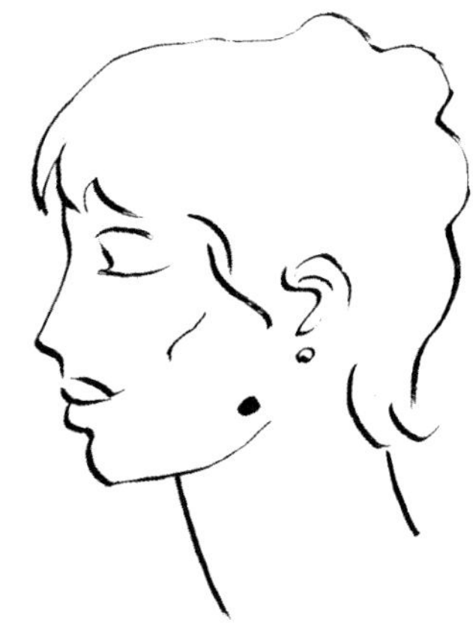

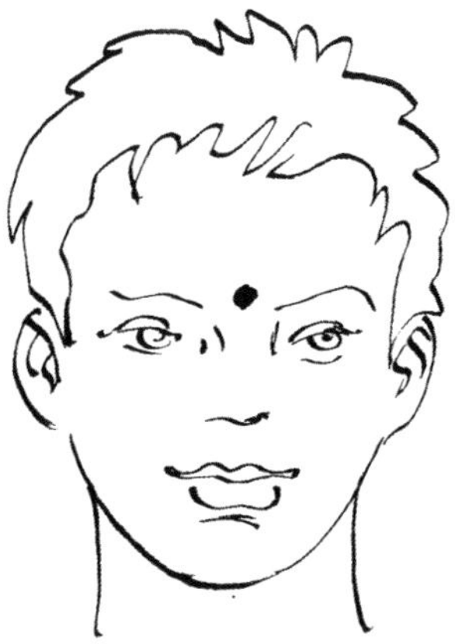

cher Nahrung. Die Bestandsaufnahme hat also nicht unter dem Aspekt, „mit welcher Diät kann ich mich diesmal quälen", stattzufinden, sondern mit den Fragen:

❍ Welche geistige Nahrung und welche geistigen Strukturen fehlen mir?
❍ Habe ich Menschen und Dinge, die ich liebe (mit denen ich kochen, aber auch diskutieren kann)?
❍ Welche körperlichen Aktivitäten gehören zu meinem Alltag?
❍ Habe ich ein „Lebewesen" (auch Pflanzen oder Tiere), die durch meine Fürsorge und Pflege gedeihen?
❍ Wie steht es mit meiner Geruchs- und Geschmackswelt?
❍ Esse ich gern in Gesellschaft oder mampfe ich lieber allein vor mich hin?

Machen Sie eine Bestandsaufnahme Ihrer Gewohnheiten! Nur Sie können Ihr Leben umstrukturieren. Es ist leicht, kommen Sie nicht mit Ausreden. Das zählt nicht. Auch die Fähigkeit zum Glücklichsein braucht ein System. Fangen Sie an, lieber noch heute. Fett zu sein, macht das Leben „schwerer". Außer, Sie lieben Ihr Übergewicht, aber dann würden Sie diese Seiten nicht lesen.

Immer Ärger mit der Cellulite

So, jetzt zu einem Thema, über das ich mich schon seit Jahren ärgere. Es betrifft die Eigenwahrnehmung der meisten Frauen. Wenn Frauen sich über Cellulite ärgern, ist es, als ob sich ein Hund über sein Fell ärgert!

Cellulite gehört bei vielen Frauen einfach dazu. Das weibliche Fett ist anders aufgebaut als beim Mann. Man muß deswegen nicht genoppt sein wie eine Matratze, trotzdem sind gewisse Veranlagungen, vor allem bei der betont weiblichen Frau, einfach da. Ein runder Po tritt einfach nur äußerst selten in Verbindung mit superschlanken Oberschenkeln auf. Wir müssen uns frei machen von diesem absurden Modediktat. Das heißt nicht, daß man jene scheußlichen Depots züchtet, die sich ansammeln, wenn man den Körper aus der Harmonie bringt.

Durch mein gebrochenes Bein und das damit verbundene Ruhigstellen habe ich erfahren, wie schnell sich plötzlich besagte Cellulite ansammelt. Ich hatte ein normales, weibliches Bein mit Muskeln und mit einer kleinen „Garnierung", mit der ich absolut leben konnte, und ein zweites Bein, das mir zeigte, was sich so alles deponiert, wenn man sich nicht bewegt. Sobald ich mich wieder aufs Rad traute, fingen diese Depots an zu verschwinden, doch selbst nach über einem Jahr ist das rechte Bein immer noch etwas gewellter als das intakte. Ich arbeite daran. Nur tue ich es in dem Bewußtsein, daß die Kräfte, die die sogenannte Cellulite auf mein Bein „hexen", auch meine Wangen rund und meine Haut am Körper weich zaubern. (Das einzig Schöne an mir, meiner Meinung nach.)

Warum sollte ich mich deswegen häßlich und schlecht fühlen? Natürlich bin ich froh, wenn durch regelmäßiges Tanzen und den Verzicht auf zuviel Kaffee meine Schenkel glatter werden, nur – sie werden nie sein wie die Schenkel von Carl Lewis. Das gilt für viele Frauen. Also seien Sie realistisch und stoßen Sie sich nicht an gewissen Zeichen der Weiblichkeit. Sowohl Renoir als auch Modigliani haben noch Bewunderung für das Weibliche gezeigt. Die Männer, die heute für die Frauenmode verantwortlich sind, interessieren sich ohnehin nicht für Körperkontakt mit Frauen. Also!

Wie man gegen die Probleme vorgeht

Feinstoffliche Aspekte

Luft

Atmen fällt übergewichtigen Menschen meist schwer, und damit bildet sich ein Teufelskreis. Oft ist ihre Muskulatur nicht mehr richtig entwickelt, es macht ihnen keinen Spaß mehr, sich zu bewegen, und damit schnaufen sie auch nicht mehr richtig durch. Die Luft, unsere feinste Nahrung, fließt nicht so leicht ein, und der Körper versucht, dies durch noch mehr grobstoffliche Nahrung zu kompensieren. Sicher ist, daß Hunger – oder genauer gesagt: Freßattacken – mit der richtigen Atmung zu bremsen sind, doch dies muß in Zusammenarbeit mit ausgewählten Duftstoffen geschehen.

Wenn Sie sich in Ihr beweglicheres, schlankeres Selbst umwandeln wollen, so machen Sie abends, wenn feste Nahrung den größten Schaden anrichtet, folgendes Ritual:

Licht und Farbe, Duft und Ton

Statt eines Abendessens (konsequent bleiben!) mischen Sie sich (immer der Nase nach) ein Potpourri aus folgenden Düften: Vanille, Orange, Sandelholz und Ylang Ylang (ein Blumenduft). Geben Sie die Ihnen angenehmen Essenzen in eine Duftlampe (wenn Ihnen mein Vorschlag nicht zusagt, experimentieren Sie, um Ihren Duft zu finden). Breiten Sie auf Ihrem Lieblingsplatz (Bett, Sofa, Sessel oder Fußboden) ein Tuch mit den Farben aus, die Sie für sich als beruhigend ausgewählt haben.

Spielen Sie Töne, die Ihnen angenehm sind. Es ist besser, auf gesungene Lieder zu verzichten. (Wie erwähnt, kauen Sie damit ohnehin nur die Paarungsprobleme anderer wieder.) Die New Age-Musik hat auf diesem Gebiet (und für mich nur auf diesem) wunderbare Dinge zu bieten. Lesen Sie! Fernsehen ist, auch wenn ich jetzt gegen meine eigenen Interessen spreche, für die Psyche nicht sehr erbaulich. 30 Leichen pro Abend und überflüssige Aufregung tun für Ihr seelisches Gleichgewicht gar nichts.

Wenn es keine einladenden Wege zum Spazierengehen gibt, sind auch die Atem-Acht-Übungen abends eine gute Möglichkeit, das Abendessen zu „vergessen".

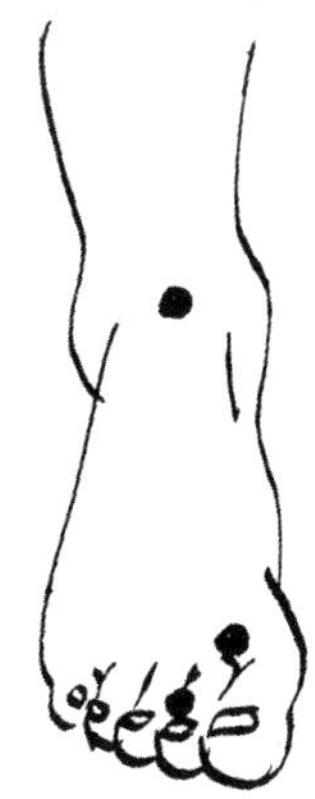

Grobstoffliche Aspekte

Sie sollten sich auf jeden Fall mit einer ganzheitlich orientierten Fachkraft ein Bild über ihre biochemische Persönlichkeit erstellen lassen. Sie müssen sich das so vorstellen: Ein harmonischer Körper und seine Gesundheit (nichts anderes also als eine gut organisierte Armee, die die Feinde = überflüssige Fettpolster in Schach hält) sind wie die berühmte, aus einzelnen Gliedern zusammengesetzte Kette. Fehlt auch nur ein Glied, so taugt die ganze Kette nichts. Fehlt im Körper ein Stoff über längere Zeit, bricht das ganze Ensemble zusammen. Um zu erfahren, was nicht stimmt, gibt es Blut- und Stuhlanalysen. Sie sind zeitaufwendig (und was den Stuhl angeht, auch etwas unerfreulich), doch ein simpler Pilz im Darm kann einen Zusammenbruch oder – im Falle von Übergewicht – eine Überflutung zur Folge haben, die alles kollabieren läßt. Und zwar schleichend. Man fühlt sich schlapp und unwohl, nichts macht Spaß! Nur auf dem Bett zu liegen und Pralinen zu naschen, gibt dem Leben noch irgendeinen Sinn…

Spätestens dann ist es dringend nötig, sich an die Ernährungsrichtlinien aus dem ersten Teil des Buches zu halten. Hier nur noch einmal die zwei wichtigsten Grundsätze:

❍ Starke Düfte aus dem aromatherapeutischen Bereich sowie die Gerüche von Speisen sind,

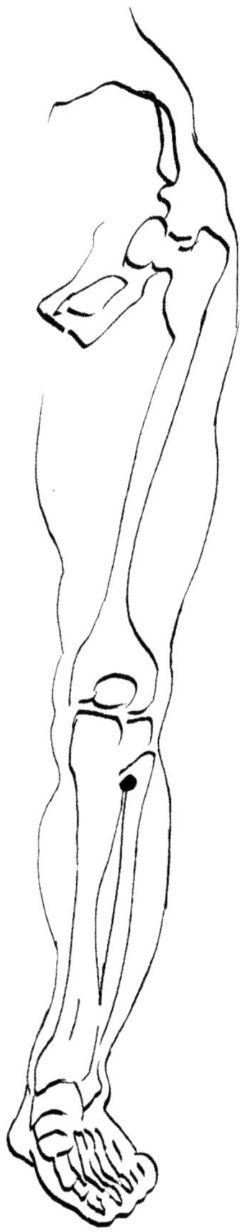

wenn sie tatsächlich als Duft genossen werden (und nicht als Geruchsstoß, kurz bevor man sich auf Fritten und Hamburger stürzt), immer das beste für eine realistisch schlanke und bewegliche Figur. Wenn Sie sich schon nicht gleich auf eine schlankheitsgünstige Lebensweise umstellen können (nur die wird auf Dauer helfen), sollten Sie sich zumindest um diese Gewohnheit bemühen.

❍ Essen Sie nicht mehr nach 18 Uhr. Davon wird man leichter und bekommt einen anderen Energiepegel. Ein schönes, nach gesunden Ernährungsprinzipien zubereitetes Mittagessen, selbst mit gelegentlichem Weinkonsum, ist dabei unerläßlich. Der Genuß einmal am Tag muß sein. Das ermöglicht den Verzicht abends, man kann immer sagen: „Du wunderbare Speise, dich krieg' ich noch, doch erst morgen mittag" – statt: „Ich darf das nie essen, drum tu' ich es jetzt..." Die Kunst des Lebens besteht eben auch aus der Wahl der richtigen Perspektive.

Schönheitsrezepte

Das Essen bei Übergewicht sollte – logischerweise – so leicht wie möglich sein (und nach 18 Uhr ein leerer Teller). Deswegen will ich Ihnen in diesem Kapitel verschiedene Gemü-

Osteopathie

Wenn Sie mit dem Wort „Osteopathie" wenig bis gar nichts anfangen können, dürfen Sie das getrost zugeben. Sie stehen nicht allein da. Im deutschsprachigen Raum ist diese Behandlungsweise immer noch viel zu wenig bekannt. Ich hatte vor Jahren in Frankreich meine erste osteopathische „Sitzung" – und war begeistert. Mein ganzheitlicher Schönheitsratgeber sollte deshalb – das war mir von Anfang an klar – neben Ernährungstips und meinen Tanzübungen, neben Massageempfehlungen und Beschreibungen der wohltuenden Auswirkungen von Akupunktur auch den handfesten Tip enthalten: Begeben Sie sich in osteopathische Behandlung. (Leider gibt es die bei uns noch nicht so häufig.)

Warum? Die Osteopathie hilft Ihnen, Ihre eigene Mitte zu finden – und zu behalten.

Bevor ich Ihnen erkläre, wie die Osteopathen ihre Arbeit sehen, möchte ich Ihnen meine persönlichen Erfahrungen damit schildern. Nach zwei dicht aufeinanderfolgenden Beinverletzungen (Kreuzbandriß am linken, Splitterdrehbruch am rechten Bein) spürte ich, wie mein Körper anfing, sich aus der Mitte zu entfernen. Er wurde „rechtslastig", ich war nicht mehr im Gleichgewicht. Die Hornhaut an den Fußsohlen änderte sich. Ich ging zu einem Orthopäden, der mir sagte, mein rechtes Bein sei acht Millimeter kürzer. Ich sollte also Einlagen tragen. Was ich tat. Eine Woche lang. Dann nicht mehr, denn mit der Schuheinlage wurde alles nur noch schlimmer.

Lassen Sie mich kurz beschreiben, was „aus der Mitte sein" sonst noch für Folgen haben kann: Die Muskulatur ändert sich und das seelische Gleichgewicht ebenfalls. Beides hat sich bei mir schon nach der ersten osteopathischen Behandlung gebessert. Allerdings waren weder mein Seelenzustand noch meine Hüfte im pathologischen Bereich.

Bei einer genauen Analyse des Beinproblems im Gespräch mit der Osteopathin fiel mir auf, daß gewisse Probleme mit dem Gleichgewicht schon vor den Unfällen da waren: Bei der Behandlung wurde eine alte Blinddarmnarbe mitbehandelt. Diese Heilungserfahrung war sehr dramatisch für mich, weil sich die Mitte schon scsuppen ans Herz legen. Ich selbst bin eine ausgesprochene „Suppentante".

Egal, ob Sie Kartoffeln, Karotten, Sellerie oder Kürbis (oder was immer Ihre bevorzugten Gemüsefavoriten sind) verwenden, das Prinzip ist immer gleich:

Dünsten Sie das Gemüse (auch verschiedene Sorten gemischt) in etwas vegetarischer Brühe weich, pürieren Sie es im Mixer und verdünnen Sie die Masse mit Quellwasser, bis sich eine sahnige Suppe ergibt. Schmecken Sie sie mit fettarmem Joghurt und frischgehackten Kräutern ab.

Als Beilage sind Reiswaffeln ideal, sie schmecken zwar – zugegeben – etwas langweilig, aber sie sind bekömmlich und belasten die Verdauung kaum.

Kräuter

Es gibt jede Menge Diät-Tees aus China, die zum Teil einen sehr schlechten Ruf haben. Nicht ganz zu unrecht: Es gibt kein Kraut, das Ihre Einstellung verändert. Wenn das Übergewicht jedoch mit einer geschwächten Niere zusammenhängt, ist es sehr hilfreich, die Nieren mit Orthosiphonis-Tee durchzuspülen.

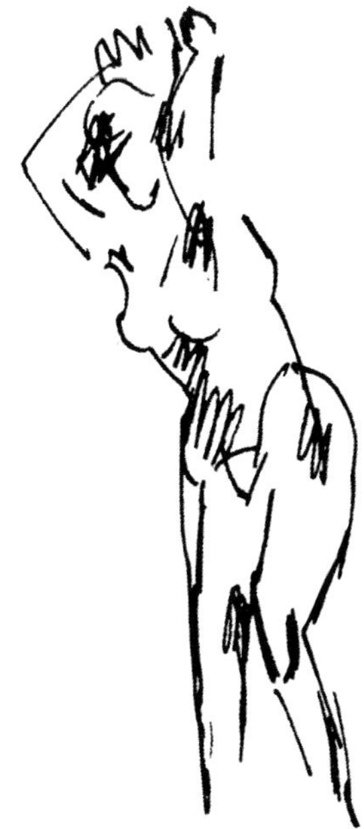

nach einer Behandlung sozusagen aus dem „Off" meldete: „Hallo, hier bin ich wieder!" Natürlich ändert sich das Lebensgefühl nach so einer Erfahrung. Die Mitte des Menschen atmet, und aus dieser Mitte kommt die Kraft. So wie die Akupunktur für den Fluß im Körper sorgt, kümmert sich die Osteopathie um den Erhalt der Mitte. Beides zeigt sich in der Harmonie der äußeren Erscheinung. Beides behandelt das Innere.

Jetzt zu den fachlichen Erklärungen (obwohl gerade in der Osteopathie die Erfahrung für das Verständnis eigentlich unerläßlich ist): Chiropraktik und Osteopathie stammen aus dem gleichen „Haus". Sie beeinflussen das Gerippe. Die Chiropraktik ist für den Behandler einfacher durchzuführen, der Heileffekt auf den ersten Blick schneller zu erreichen, denn die Problemzone wird buchstäblich wieder eingerenkt. Aber oft wird nicht wirklich die Ursache der Schmerzen beseitigt. In der Osteopathie dagegen werden Muskulatur und Sehnen beeinflußt – und sie schieben das Gerüst wieder ins Gleichgewicht. Die Osteopathie bezieht in ihre Betrachtungen vor allem drei Körpersysteme ein: den Bewegungsapparat, das Viszerale System (das sind die Bauchorgane) und den Craniosakralbereich (Kreuzbein und Schädelknochen).

Sie müssen sich das ungefähr so vorstellen: Wenn die Geometrie beim Auto nicht stimmt, werden die Reifen abgefahren, die Straßenlage verschlechtert sich. Das ist dann der „scheppse" Gesundheitszustand. Der Mensch ist natürlich ein weiches und emotionales „Gefährt", der Vergleich mit dem Wagen stimmt trotzdem ein wenig: Die Tendenz, nur noch auf einem der beiden Beine zu stehen, läßt einen à la longue schief werden – auch das Gemüt wird es. Andererseits kann man auch durch seelisches Mißbehagen innerlich und äußerlich aus der Mitte rücken.

In puncto Schönheitspflege ist der Besuch beim Osteopathen im weitesten Sinne als „Wartung" zu verstehen. Und Sie wissen selbst, wie schnell etwas ohne Wartung kaputtgehen kann, da nützt auch die schönste Lackierung nichts. Meiner Erfahrung nach fühlt man sich nach einer osteopathischen „Wartung" wie Phönix aus der Asche!

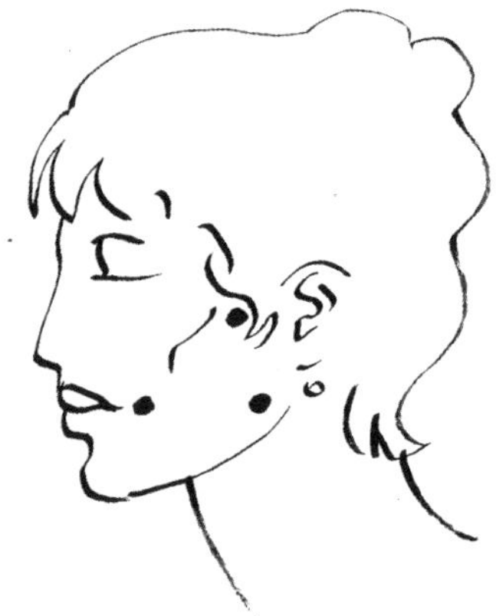

Unreine Haut

Der Pickel! Der Fleck! Die Pustel! Sie sind natürlich nichts anderes als etwas, was Sie zu sich genommen haben – in irgendeiner Form – und das sich nicht auf dem üblichen Weg verstoffwechseln läßt. Es gibt kein Schönheitsthema, bei dem so dringlich daran erinnert werden muß, daß Schönheitspflege Hand in Hand mit einem gewissenhaften Umgang mit der Natur geht. Mir persönlich graut es vor dem Wort Umweltschutz. Es entspricht der träumerischen Vorstellung, daß wir souverän und gnädig die arme, kleine Umwelt schützen. Das ist absurd, vergleichbar nur mit der Vorstellung, die Welt sei eine Scheibe!

Jede Styroporverpackung, jede überflüssige Tablette, jeder Farbstoff einer Bluse werden sich irgendwann gegen uns wenden und uns zeigen, was Mutter Natur für uns bereithält, wenn wir als Spezies nicht radikal umdenken. Die Natur ist nichts, was wir im eigentlichen Sinne schützen können. Alles, was passiert, ist, daß die Natur zu unfreundlicheren Lebensbedingungen gezwungen wird und uns abschüttelt wie ein Pferd die lästige Bremse.

Ich habe schon an vielen Orten gelebt, aber auch ohne meine Wenigkeit, die diese Beobachtungen gemacht hat, steht eines fest: Nirgendwo gibt es ekelhaftere Hautzustände als in der westlichen Welt. Akne vom Scheitel bis zur Sohle, Fast Food in der Hand und eine Haut wie ein Steuselkuchen. So entsetzlich aussehende Jugendliche habe ich in dem mir ebenfalls sehr vertrauten „ärmeren“ Marokko nicht beobachtet. Es ist eine Tatsache, daß in Ländern, in denen weder Alkohol getrunken noch Schweinfleisch gegessen wird, die Bevölkerung generell besser aussieht. Eine Ausnahme sind die Asiaten, die – zum Beispiel in Vietnam – auch Schweinefleisch essen. Solange Sie sich an Ihre eigene Eßkultur halten, sind Sie bis zu Ihrem Lebensende mit einer schönen Haut ausgestattet. Man kann deswegen Schweinefleisch nicht generell verteufeln, obwohl ich persönlich schon vom bloßen Hinsehen Pickel bekomme.

Außer Zweifel steht, daß die Kombination verschiedener Dinge die Menschen in unserer westlichen Welt so anfällig für Pickel macht. Wir dürfen unsere Nahrung, unser Wasser und unsere Luft nicht weiter so ruinieren. Das ist der Ansatzpunkt. Traurige Beispiele wie Seveso haben doch auf schreckliche Weise gezeigt, wie dramatisch die Folgen von Giften auf der Haut sind.

Schrecklicherweise ist ein Großteil der Präparate, die sich Frauen ins Gesicht schmieren, schädlicher als „nur“ Wasser und Seife. Es geht dabei nicht darum, ob nun etwas besonders chemisch ist oder nicht, denn alles auf dieser Welt besteht aus Wandel und Austausch – vor allem auf biochemischer Ebene. Was Pflanzen ausatmen, atmen wir ein. Es geht bei der modernen Allerweltskosmetik darum, daß neue, chemische Kompositionen auf den Markt geworfen werden, obwohl deren Verträglichkeit noch nicht erwiesen ist. Es ist wichtig, sich klarzumachen, daß die vielen Kräuter und Pflanzen nicht auf unserer Welt sind, um uns zu dienen. Wir als Gattung Mensch haben nur überlebt, weil wir in Harmonie mit diesen Stoffen „wachsen“ konnten. Verunreinigung und „Verpickelung“ sind also eine Frage der mangelnden Harmonie mit dem Kosmos. Die Ursachen für unreine Haut sind immer Unverträglichkeiten auf fein- oder grobstofflicher Ebene. Zum Beispiel Nahrungsmittel, die der Körper nicht „verstoffwechseln“ kann, sei es wegen der chemischen Zusätze, der Kochweise oder einer Allergie darauf.

Es entwickelt sich oft eine Sucht auf einen bestimmten Stoff. Viele Menschen sind sich nicht bewußt, daß ein ständig verzehrtes Nahrungsmittel, egal, was es nun ist, zu zweierlei Reaktionen führt: Man wird süchtig und man entwickelt eine Intoleranz. Es wohnen dann praktisch zwei Seelen in einer Zelle. Die eine „will immer“, die andere „kann nicht mehr“.

Eine extreme Form dieses Phänomens ist der Alkoholismus. Der Alkoholiker ist süchtig und verträgt den Stoff irgendwann nicht mehr. Die Folgen sind bekannt. Doch daß sich ähnliche Mechanismen bei allen Nahrungsmitteln (auch den feinstofflichen) einstellen können, ist weniger klar. Mir geht es mit Kaffee so. Ich habe mich an einen langsamen Ausstieg gemacht. Nur noch eine Tasse am Morgen. Gelegentlich verzichte ich und ersetze ihn durch Tee (von dem allerdings Tote auferstehen – so stark ist er). Am leichtesten fällt mir der Kaffeeverzicht in Marokko mit Minzetee. Gesüßt mit Honig oder Süßholzwurzel, läßt sich damit mein Bedarf nach einem für die Geschmacksnerven anregenden Getränk stillen. Wenn Sie also oft unter unreiner Haut leiden, sollten Sie auch darauf achten, wie Sie auf „normale“ Nahrungsmittel reagieren.

Die organischen Disharmonien als Ursache für unreine Haut sind vielfältig. Es kann an einer Entzündung des Darms liegen, eine hormonelle Störung sein, aber auch Pilze oder Infektionen tragen oft die Schuld. Ich reagiere auf gespritztes Obst mit Pickeln, die sich auf dem Hals und dem gesamten Dekolleté breitmachen. Deutsche Erdbeeren sind für mich deshalb tabu. Ihre ganz persönliche „Pickelursache“ sollten Sie am besten mit einer Fachkraft klären.

Wie man gegen die Probleme vorgeht

Feinstoffliche Aspekte

Luft

Leider ist es schon soweit: Schadstoffe in der Luft können sehr wohl einen negativen Einfluß auf die Haut haben. Wenn Sie in einer Gegend wohnen, in der „dicke Luft“ herrscht, sollten Sie unbedingt umweltschützerische Aktivitäten entwickeln. Oft verursachen Menschen in ihrer eigenen Wohnung schlechte Luft, obwohl Sie eigentlich für gute Luft sorgen wollten. Wenn Sie ein Luftreinigungsgerät verwenden wollen, sollten Sie es gründlich überprüfen. Selbst ein reines Mittel kann für Sie persönlich schädlich sein.

Bei unreiner Haut ist eine regelmäßige Atemgymnastik wichtig. Eine gute Durchblutung ist für die Schönheit der Haut das A und O, sie sorgt für die Reinigung und die Neubildung der Zellen.

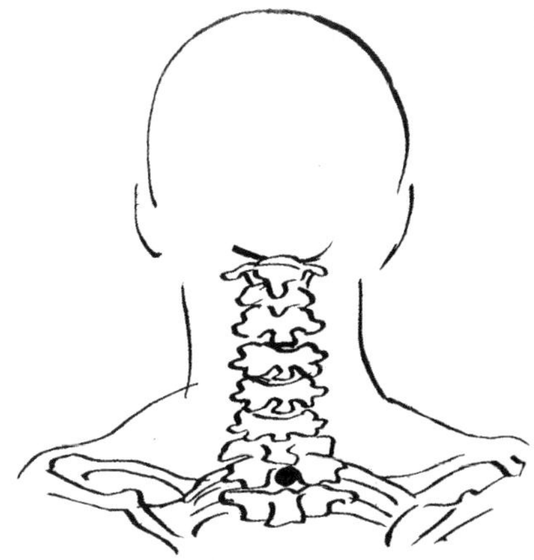

Licht und Farbe

In bezug auf eine unreine Haut sind die vier feinstofflichen Faktoren besonders innig miteinander verwoben. Ich kann nun nicht behaupten, daß Sie von einer bestimmten Farbe Pickel bekommen. Aber sicher ist, daß eine falsche Farbe (und speziell eine eintönige Überforderung, zum Beispiel im Schlafzimmer) einen Einfluß auf die Hormone haben kann – und damit natürlich auch auf die Haut.

Nicht zu empfehlen ist (entgegen etwaiger Trends) eine Beratung zu ihrem persönlichen Farbhaushalt. Die Einstufung in vier Richtungen (Frühlings- bis Wintertyp) ist absurd. Selbst auf einem so spekulativen Feld wie der Astrologie wird man immerhin in zwölf „Typen“ eingeteilt. Meine Bekannte Pia, eine sehr schöne Frau, die auf dem Gebiet der Kosmetik bewandert ist, antwortete einer „fachkundigen Farbberaterin“ auf die Frage: „Sind Sie ein Winter?“ mit: „Nein, ich bin ein Mensch.“ Lassen Sie sich bei dem Problem unreiner Haut nicht zur Eintönigkeit verführen!

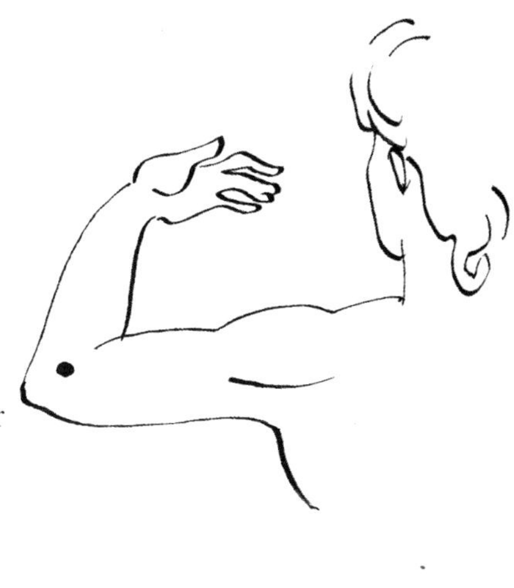

Duft

Grundregel Nummer eins: Jede Essenz kann irritieren. Wählen Sie also bitte mit Vorsicht aus! Die Verbindung Luft-Duft ist essentiell für eine klare, reine Haut und immer dann wichtig, wenn das Zuhause, die Höhle, das eigene

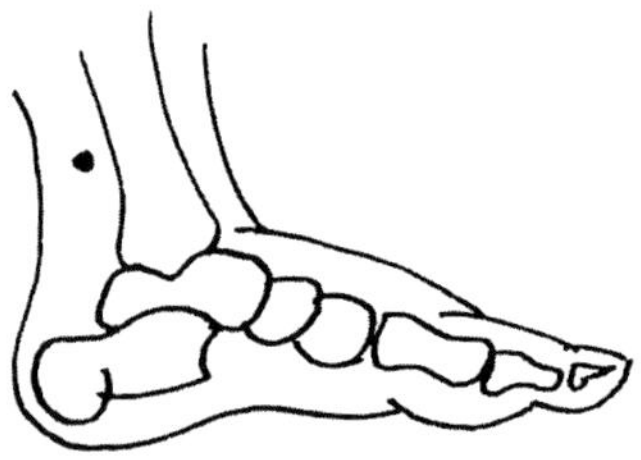

Nest als „Erholungsstation" dienen soll. Das Schlimmste, was ein Mensch sich antun kann, ist, das eigene Heim mit den Dingen zu „beschmutzen", mit denen man schon außer Haus zu kämpfen hat. Ersparen Sie sich zumindest im Schlafbereich, in der Küche und im Bad alle zweifelhaften Gerüche.

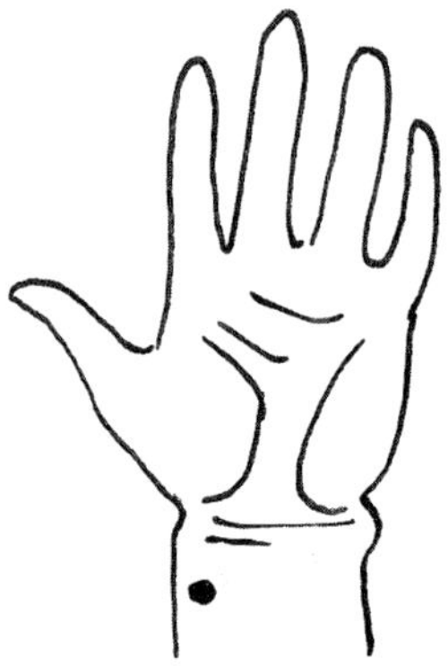

Ton

Die meisten Menschen spielen, wenn sie allein sind, Musik, die ihnen gefällt. Aber die meisten Menschen leben nicht gern allein. Viele Frauen auf der Suche nach einer Pflege zum Erhalt ihrer vitalen Anziehungskraft haben halbwüchsige Kinder. Nun kann es sein, daß die Musik ihrer Sprößlinge sie an den Rand des Wahnsinns oder zumindest in die Nähe einer hormonellen Disfunktion bringt. In den meisten Familien gäbe es wahrscheinlich ein musikalisches Minenfeld, wenn jeder „seine" Musik spielen würde. Manchmal hat man Glück: Mir ging es mit meinen Töchtern gut, wir lagen auf der gleichen Wellenlänge. Ich habe mich neuen Tönen nie versperrt, allerdings gab es Zeiten (zum Beispiel morgens, wenn ich schreibe), in denen der „Sound of Silence" eingehalten wurde. Wir haben auch gemeinsame Tanzgymnastik gemacht, und wenn Ihr Kind Sie doof anschaut, weil Sie zu Sechziger-Jahre-Musik turnen, dann soll es eben ins andere Zimmer gehen. Doch ernsthaft, es ist wichtig, sich über die Töne im Haus zu einigen. Die tiefen Bässe, die aus dem Zimmer des pubertierenden Sohnes erklingen, machen nicht nur Sie krank. Vor lauter Toleranz wird oft vergessen, daß Töne sehr wohl krank machen, wenn sie öfter als gelegentlich durch die Wohnung dröhnen. So können Sie von einer Rockband tatsächlich Pickel bekommen. Überprüfen Sie den Lärm im Haus! Zur Not hilft ein Walkman, doch Töne wirken nicht nur übers Ohr. Besser ist eine diplomatische Einigung mit Ihren Mitbewohnern.

Grobstoffliche Aspekte

Die gesunden Nahrungsprinzipien wurden im ersten Teil des Buches erklärt und behalten vor allem bei Problemen mit unreiner Haut ihre Gültigkeit.

„Schönheitsmörder"

- süße Getränke, vor allem alkoholische,
- reife, alte und scharfe Käse,
- zuviel Fleisch,
- Wurst (vor allem fette und pikante),
- heißes Fett,
- scharfe Gewürze,
- weißer Zucker und alles, was mit Zucker gemacht wird.

Sie sollten eine darmschonende Kost zu sich nehmen. Denn alles geht seinen Weg durch den Körper und muß durch Mund, Magen und Darm geschleust werden. Erst was sich in diesem Verteilersystem nicht verwerten läßt, landet auf Ihrer Haut. Wie Schrecklichkeiten, die im Bad nicht mehr durch das Abflußrohr können. Auch da muß man Haare, Fett, Reste alter Wattefasern und anderes rausholen, damit alles wieder ordentlich fließt. Und wenn Sie das in Ihrem persönlichen Kanalsystem immer brav machen, fein- und grobstofflich, dann kann Ihnen unter normalen Umständen nichts passieren.

Bevor Sie sich an den Neubeginn der Freundschaft mit Ihrem Körper machen, müssen Sie putzen. Reinigungskuren sind wichtig, auch wenn Sie schlank sind. Zum Beispiel lassen sich die Suppenkuren durch Sahnejoghurt anreichern, doch ein Großputz muß sein. Den Erfolg können Sie beinahe sofort sehen. Wenn Sie sich gründlich entgiftet haben, ist der Bauch im Liegen flach. Sie können den Darm abtasten, ohne daß Sie auf druckempfindliche Stellen stoßen. Ihr Atem ist morgens nach dem Aufwachen rein, und die Augen sind klar.

Wenn Sie dies erreicht haben, sollten Sie sich künftig an die empfohlenen Nahrungsprinzipien halten. Für eine Neubesiedelung des Darms brauchen Sie (am besten nach einer Stuhlprobe, deren Analyse und der Beratung durch eine ganzheitlich orientierte Fachkraft) Joghurt mit Milchsäurebakterien. Es gibt in der Apotheke auch gute Zusatzmittel, die das „Leben im Darm" aufforsten.

„Wundermittel" gegen unreine Haut

Die Ernährung sollte schwerpunktmäßig aus gedünstetem oder gegrilltem Gemüse bestehen, kombiniert mit Getreide wie Hirse, Reis und Roggen.

Essen Sie frisches Obst nur getrennt von anderen Speisen – und nur eine Sorte: entweder Aprikosen oder Äpfel oder... Achten Sie auf die Bekömmlichkeit, vielleicht verträgt Ihre Schwester Kirschen, Sie aber nicht! Verwenden Sie die Klugheit Ihrer Sinne!

Kräuter

Ich selbst habe in einer ganzheitlichen Kosmetikbehandlung folgende Kräutermischung empfohlen bekommen:
50 Gramm Boldobaum
50 Gramm Artischocke
20 Gramm Löwenzahn
10 Gramm Seifenkraut
20 Gramm Erdrauch (Fumaria).

Zwei Eßlöffel davon werden mit einem halben Liter Wasser drei Minuten gekocht und müssen dann 20 Minuten ziehen. Trinken Sie den Tee am besten ohne Zucker.

Diese Mischung hilft gegen Darmbeschwerden und Stirnhöhlenvereiterung. Sie müssen bedenken, daß bei uns, wie im Rest der Welt, alles mit allem verbunden ist. Mund, Nase, Ohren, Hals und Darm spielen im Körper Pingpong, so daß die Kräuter sowohl im „verstopften Kopf" (der Stirnhöhle) als auch im Darm wirken.

Abschliessend:

Viele, viele Kosmetikprodukte werden Ihnen mehr Schaden zufügen als nutzen. Bitte nehmen Sie sich die Zeit, mit einem ganzheitlich orientierten Experten darüber zu sprechen. Man wäscht sich – also trochnet die Haut aus, und man braucht Pflege. Wenn Sie eine Haut haben, deren Hilfeschreie nicht zu übersehen sind, ist das letzte, was Sie brauchen, Tünche oder zusätzliche Hammerchemie oder hochchemische Kosmetikprodukte!

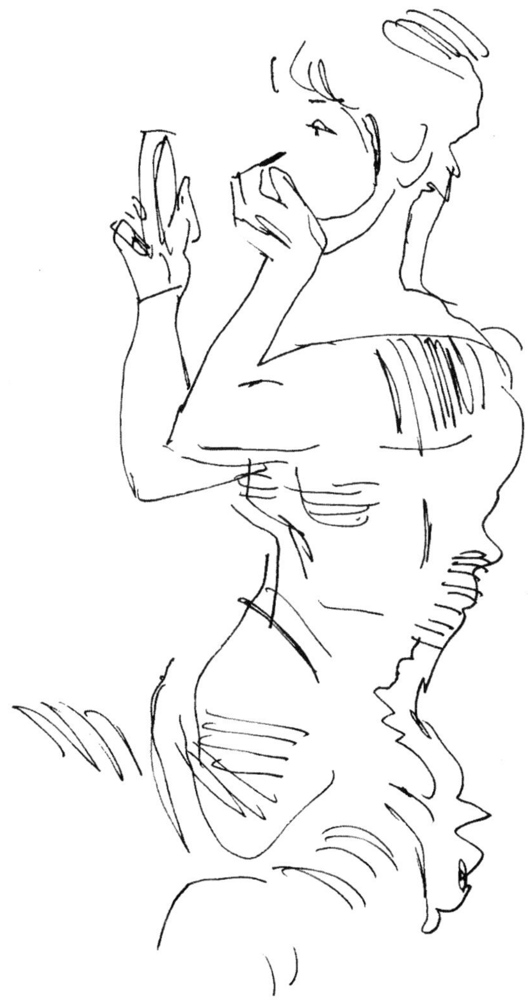

Schönheitsfehler – ihre Lösung auf einen Blick

Lippen

Problem	Ursache	Harmonisierung durch Eigenbehandlung			Behandlung durch Fachkräfte	
		Kosmetik Akupressur Massage	Ernährung Vitamine	Aroma-therapie	Aku-punktur	Osteo-pathie
blasse Lippen	Anämie, Durchblutungs-störungen, Trainingsmangel (im Küssen)	Massage mit einer weichen Zahnbürste, Tätowieren mit Langzeit-Make-up	Eisen Vitamin B Folsäure	Rosenöl, Pfeffer-minzöl	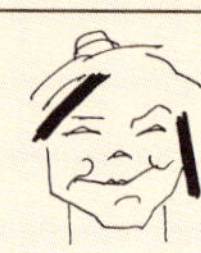	
spröde, trockene Lippen und Lippen-fältchen	Vitaminmangel, Durch-blutungsstörungen (zum Beispiel durch Rauchen), Flüssigkeitsmangel, Mineralstoffmangel	Rosenöl auf die Lippen geben, Fettcremes mit Lanolin verwenden	Vitamin A, E, H, Cystein (eine Aminosäure), Zink	Rosenöl, Geranie, Orange	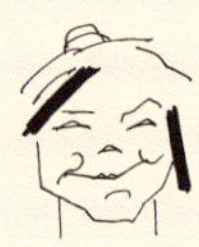	

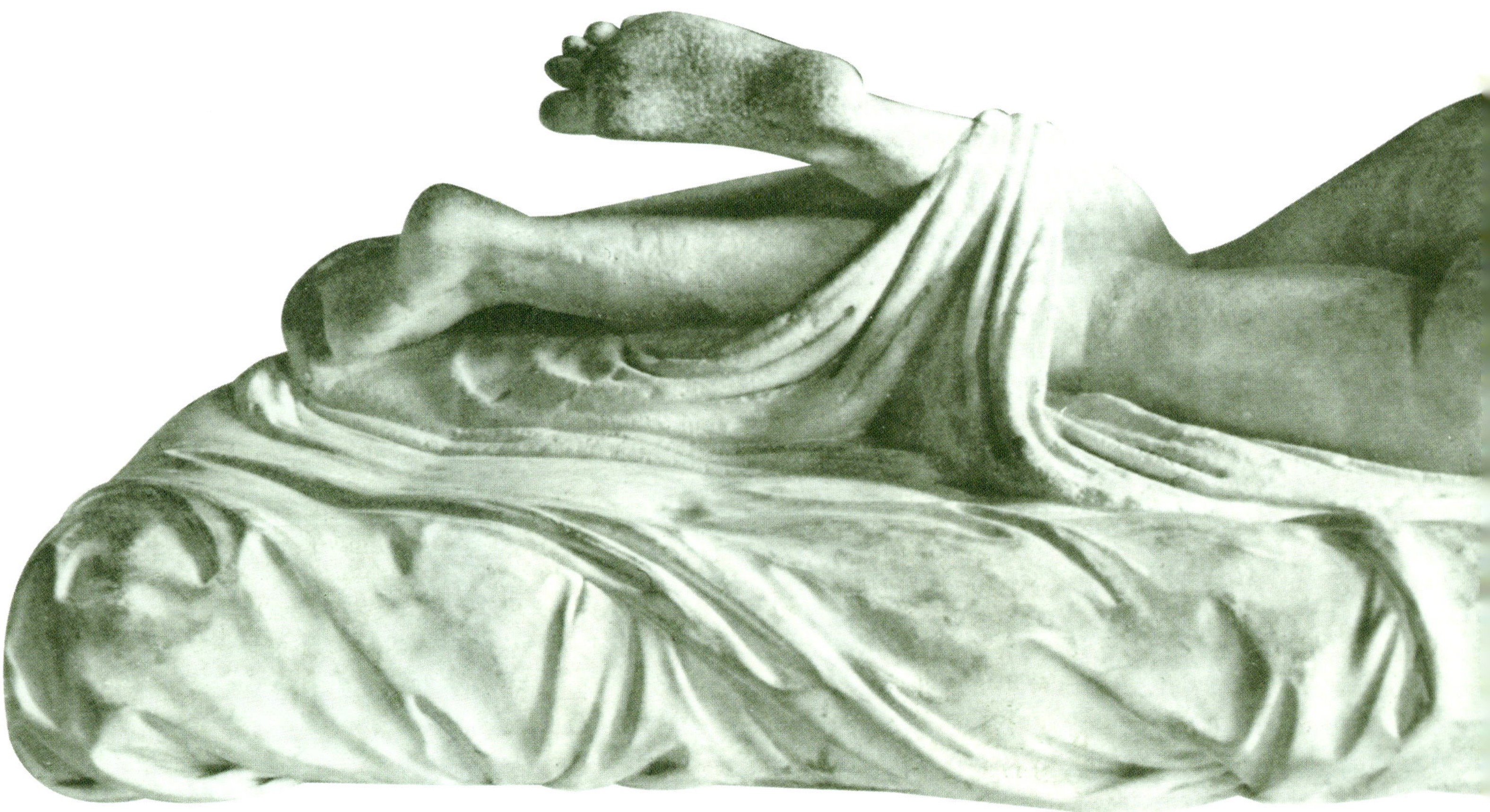

ZÄHNE

Problem	Ursache	Harmonisierung durch Eigenbehandlung			Behandlung durch Fachkräfte	
		Kosmetik Akupressur Massage	Ernährung Vitamine	Aroma-therapie	Aku-punktur	Osteo-pathie
braune Flecke auf den Zähnen	Rauchen, starker Teegenuß	kosmetische Zahnbehandlung entweder durch den Zahnarzt oder eine entsprechende Zahnpasta	kein Zucker	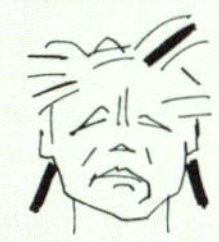	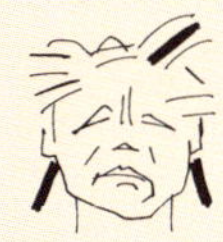	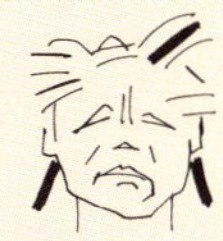
Parodontose	Verdauungsstörungen des Darms, mangelnde Zahnhygiene, Zahnstein	regelmäßige Zahnsteinentfernung, Mundwasser	Sanierung der Darmflora	Salbei, Kamille, Minze	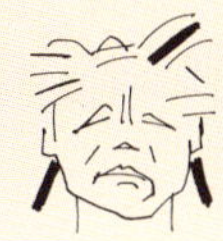	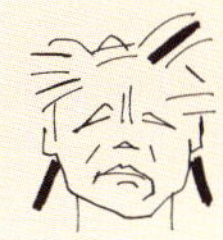

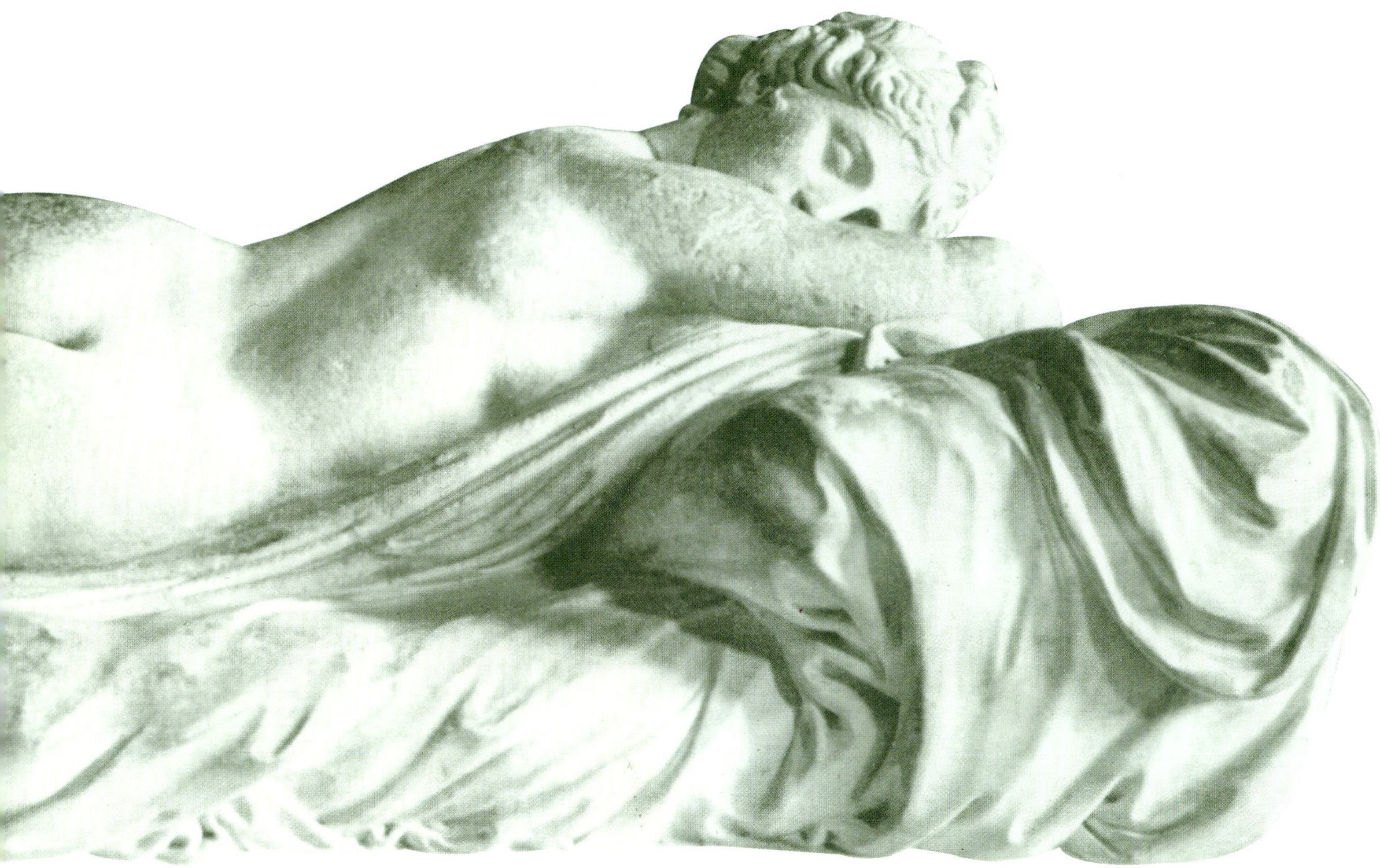

Haut

Problem	Ursache	Harmonisierung durch Eigenbehandlung			Behandlung durch Fachkräfte	
		Kosmetik Akupressur Massage	Ernährung Vitamine	Aroma-therapie	Aku-punktur	Osteo-pathie
Pickel	Überschwemmung des Körpers mit Gift, den unverdauten Nahrungsmitteln		Der erste Schritt sind die Darmsanierung und das Weglassen der schädlichen Nahrungsmittel, auch der feinstofflichen			
fleckige Haut	Darmflorastörungen	nach der Anweisung eines Dermatologen	Darmsanierung mit Milchsäurebakterien		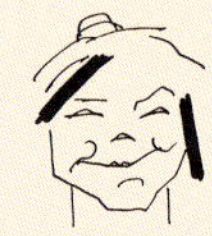	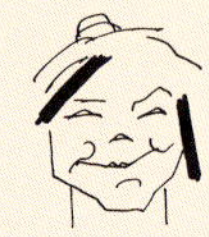
braune Flecken	Sonneneinwirkung	Fruchtsäurepeelings oder eine Laserbehandlung durch eine Fachkraft			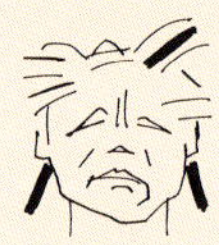	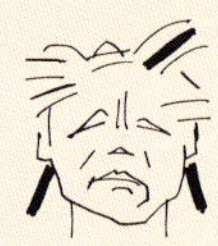
schlaffe Haut	Hormonstörungen, Sauerstoffmangel	Gymnastik, Massage mit Rubbelhandschuhen			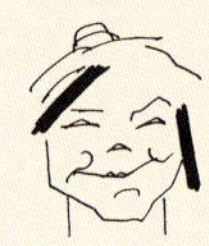	

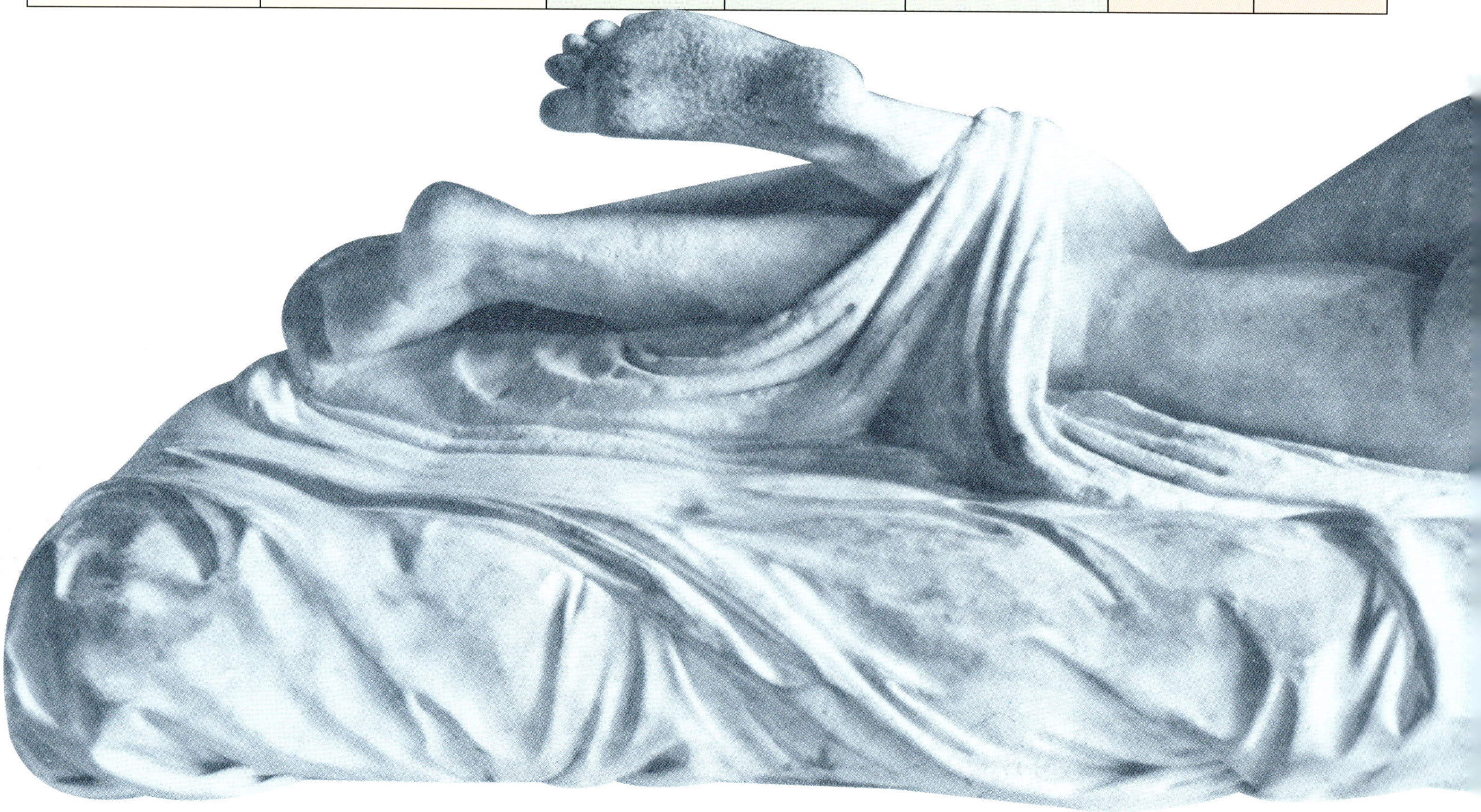

Nase

Problem	Ursache	Harmonisierung durch Eigenbehandlung			Behandlung durch Fachkräfte	
		Kosmetik Akupressur Massage	Ernährung Vitamine	Aroma-therapie	Aku-punktur	Osteo-pathie
verstopfte, geschwollene Nase	Allergien, Nebenhöhlen-entzündung	Nasenreinigung mit einem Wattestäbchen	Sanierung der Darmflora		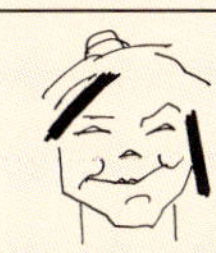	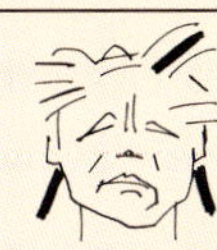
Mitesser	fettige Haut	siehe Kapitel „Unreine Haut", Seite 122	Leberfreund-liche Kost, keine Pommes Frites, kein Alkohol, keine Back-waren		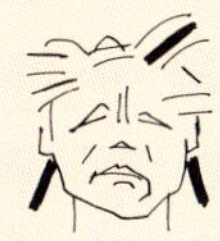	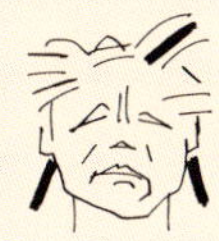

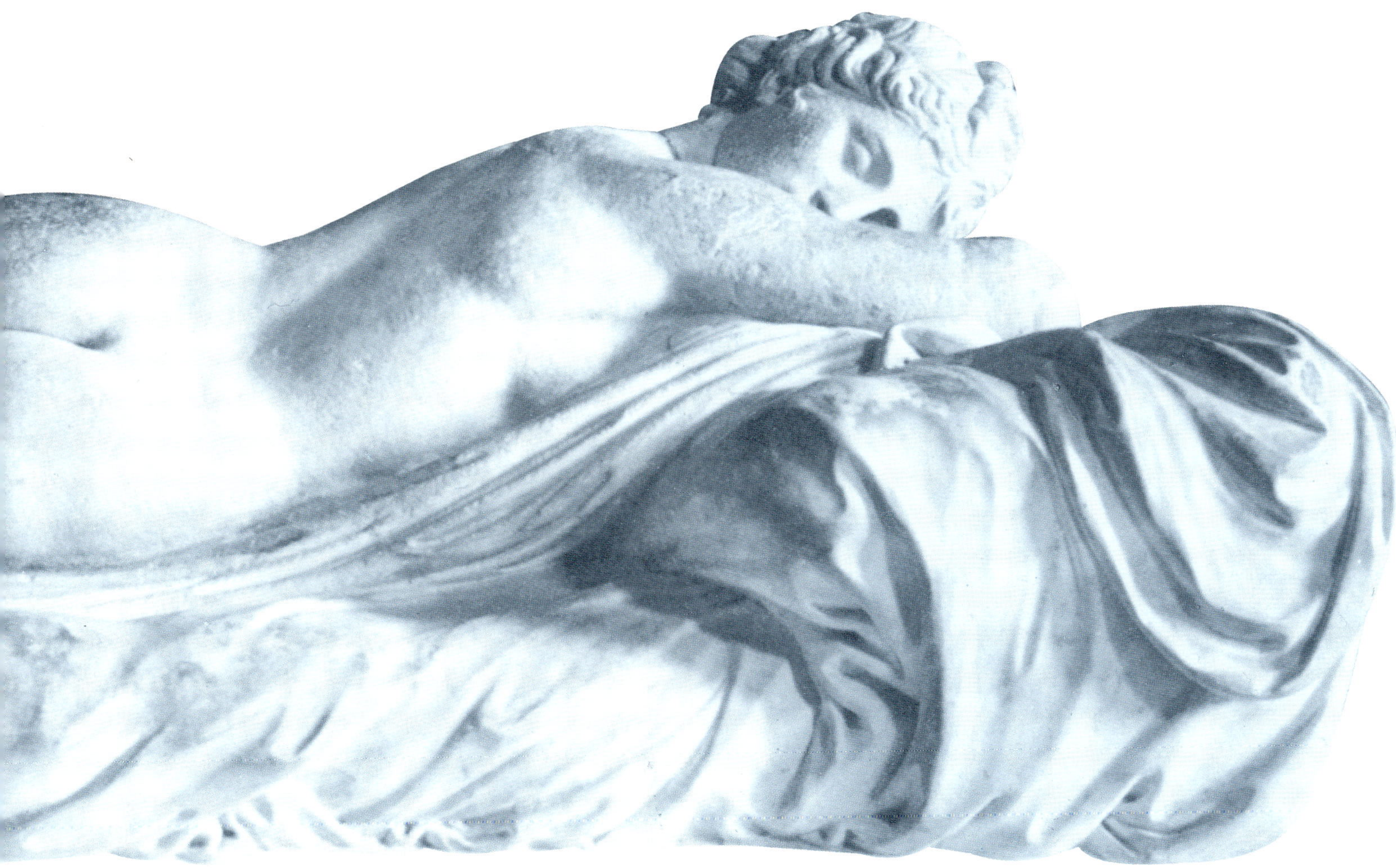

Hals, Schultern, Nacken, Dekolleté

Problem	Ursache	Harmonisierung durch Eigenbehandlung			Behandlung durch Fachkräfte	
		Kosmetik Akupressur Massage	Ernährung Vitamine	Aromatherapie	Akupunktur	Osteopathie
rote, fleckige Haut	Allergien, zum Beispiel auf bestimmte Kosmetikprodukte, Sonnenallergie, vegetative Störungen, labiler Bluthochdruck, Schilddrüsenstörungen	kalte Umschläge, Sonnenschutz	Sanierung der Darmflora, anschließend Vitamine und Mineralien	Teebaumöl, Kamille, Orange, Geranie	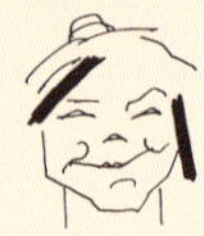	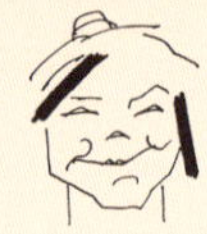
Falten am Hals	falsche Kopflage beim Schlafen, generell schlechte Kopfhaltung	Fettcreme, Kissenform siehe Seite 147	Vitamin A, H, Zink	Rosmarin, Geranie, Lavendel, Rosenöl	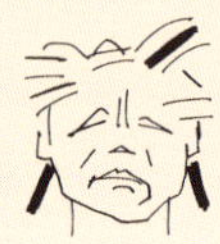	wenn das Problem von einer schlechten Haltung kommt 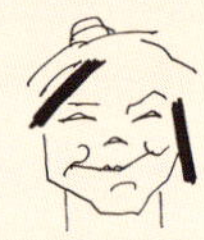
Stränge am Hals	leider Veranlagungssache, tritt vor allem bei „Schwanenhälsen" auf	läßt sich eigentlich nur chirurgisch beheben	ausgewogene, vorwiegend vegetarische Ernährung	ganzheitliche Feuchtigkeitscreme auf den Hals		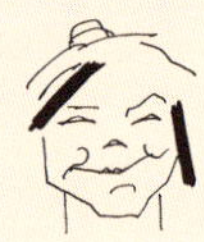
Fettpolster am Nacken (Dowagers Lump)	Haltungsschäden, Adipositas (starkes Übergewicht), Bewegungsmangel	siehe Bodybalance-Übungen, Seite 50	siehe Übergewicht, Seite 116			
trockene Haut	Durchblutungsstörungen, Vitaminmangel, Feuchtigkeitsmangel, Hormonmangel		Rohkost, vitaminreiche Ernährung	Geranie, Lavendelöl, Orange, Mandarine, Sandelholz		

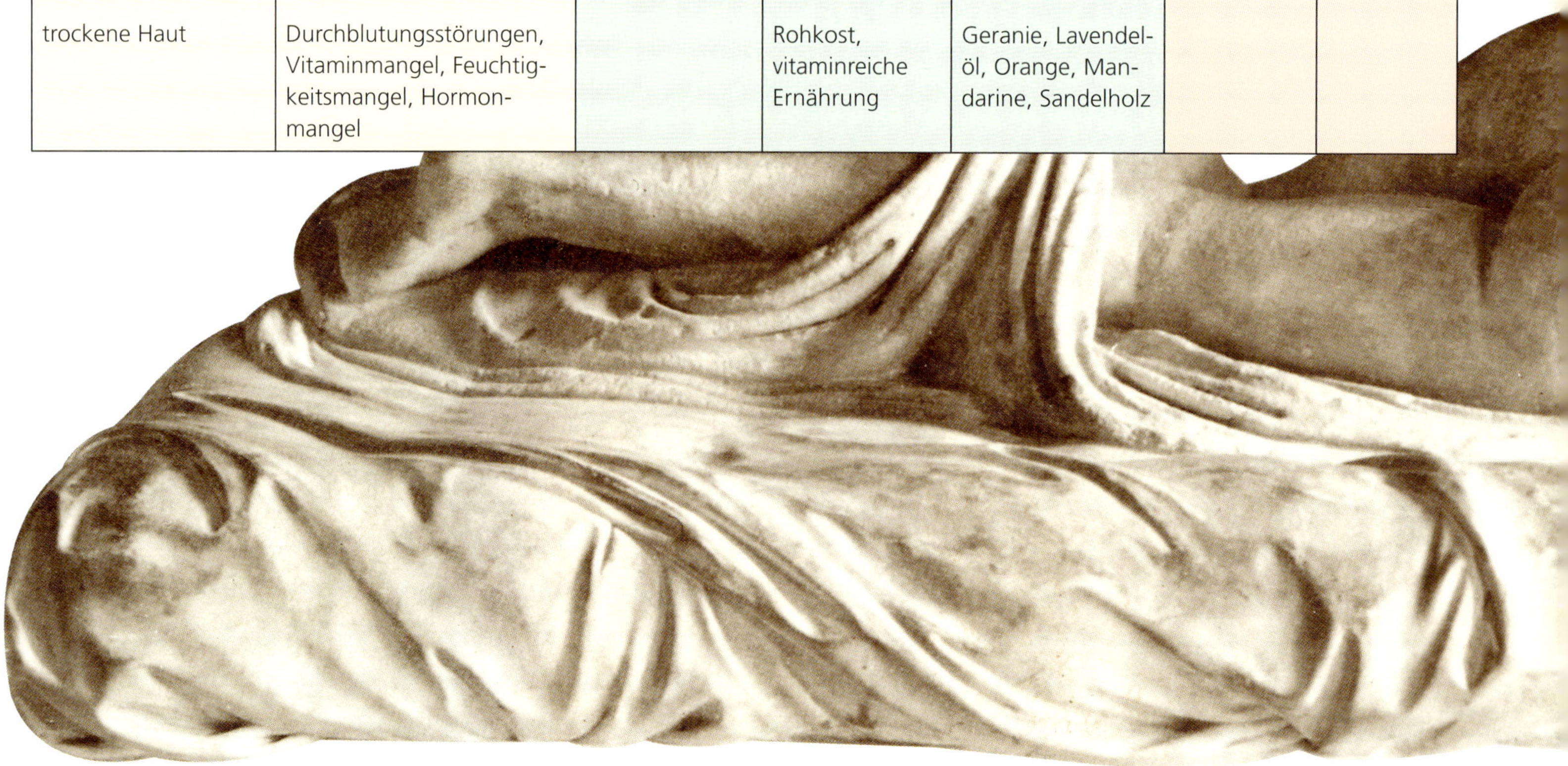

Arme

Problem	Ursache	Harmonisierung durch Eigenbehandlung			Behandlung durch Fachkräfte	
		Kosmetik Akupressur Massage	Ernährung Vitamine	Aromatherapie	Akupunktur	Osteopathie
trockene, schuppige Haut	Durchblutungsstörungen, Stauungen der Lymphe, Vitaminmangel, Dehydrosis (Entwässerung), Allergien, Ekzeme, Schuppenflechte	Trockenmassage, Körperöle	Vitamin A, C, H; Folsäure, Zink	Geranie, Lavendel, Orange, Sandelholz	bei Allergie 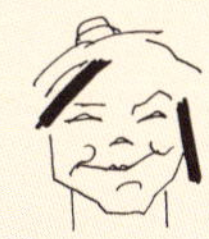	bei organischer Disharmonie 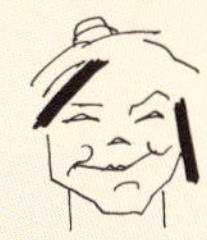
schlaffe Arme	fehlendes Muskeltraining, Gewichtsverlust, Tonusverlust der Haut bei Hormonmangel (Wechseljahre), Bindegewebsschwäche	Massage mit aromatherapeutischen Essenzen	Vitamin B, C, E; Enzyme, pflanzliche Östrogene, pflanzliche Proteine	Ginseng, Efeu, Rosenwasser	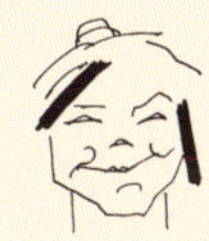	bei Neuritis Nervenentzündung, Muskelatrophie (Schwund der Muskeln, Nierenschädigung, Fehlstellung, Fehlhaltung

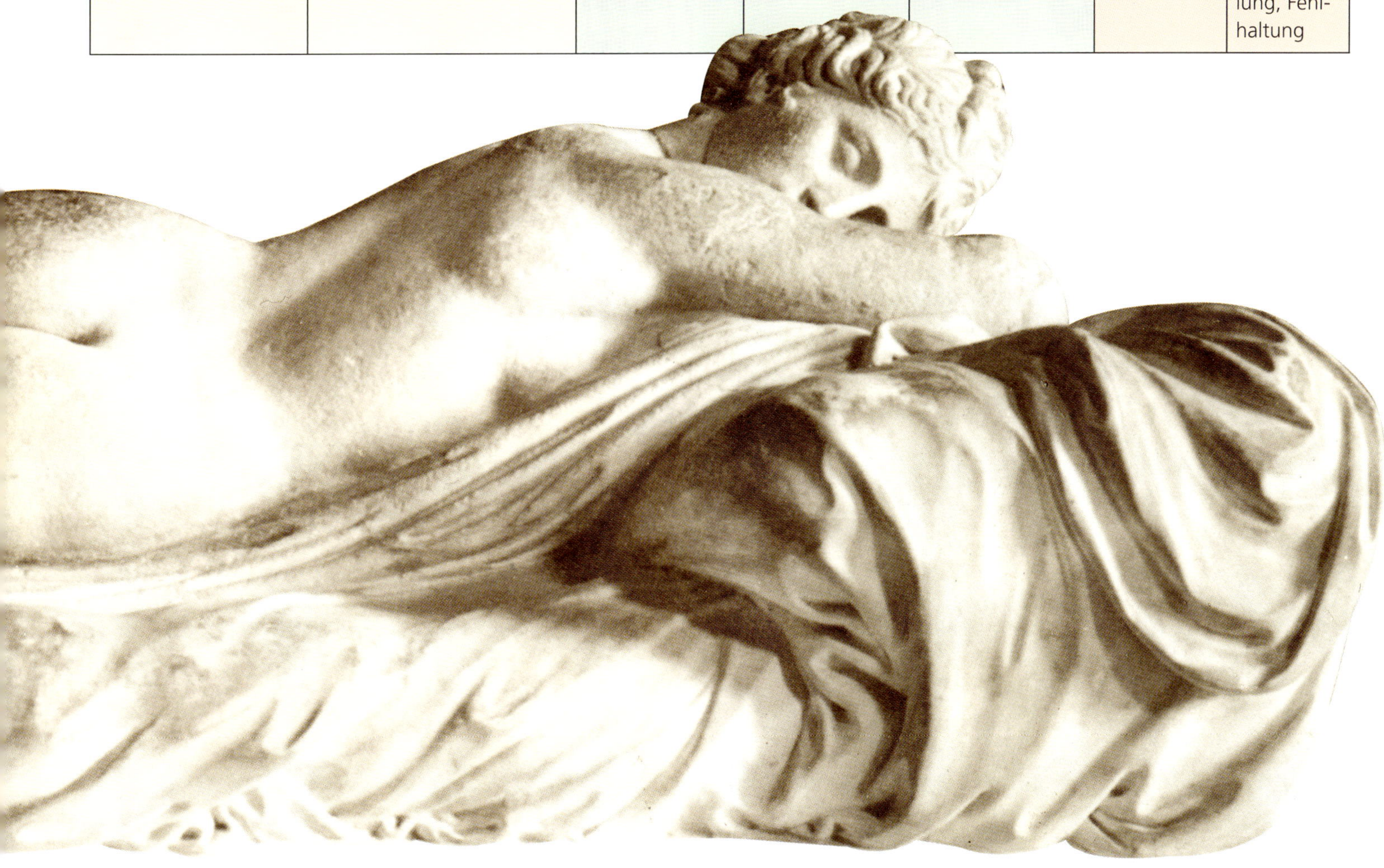

Hände und Fingernägel

Problem	Ursache	Harmonisierung durch Eigenbehandlung			Behandlung durch Fachkräfte	
		Kosmetik Akupressur Massage	Ernährung Vitamine	Aromatherapie	Akupunktur	Osteopathie
fleckige Hände	Durchblutungsstörungen, Sommersprossen, Altersflecke, Pigmentstörungen, Ekzeme	Bleichen durch Kältebehandlung, Laser oder Fruchtsäurepräparate	stoffwechselanregende Kost	durchblutungsanregend: Zypresse, Zitrone, Orange	bei organischer Disharmonie 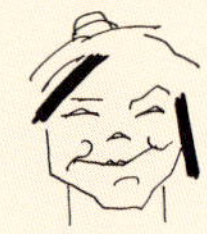	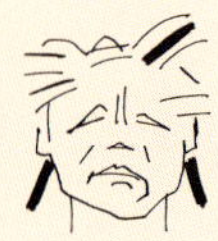
trockene Hände	allgemein trockene Haut, Schilddrüsenüberfunktion, Störungen der Psyche, Allergien, Mineralstoffmangel	Feuchtigkeitscreme über Nacht mit Handschuhen einwirken lassen	viel Flüssigkeit, Vitamin A, B, C, E, H	Geranie, Lavendel, Orange, Mandarine, Sandelholz	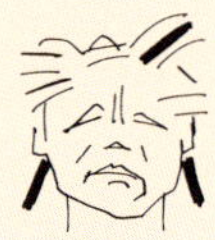	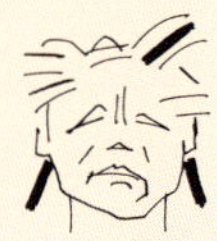
brüchige Fingernägel	Vitaminmangel, Durchblutungsstörungen, Pilzinfektionen (der Nägel, aber auch des Darms), Anämie	Sanierung der Darmflora	Vitamin A, B, C, E, H, Kieselsäure, Algen, Cystin		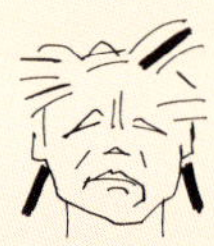	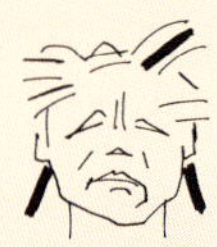
Querrillen in den Fingernägeln	Durchblutungsstörungen, Vitaminmangel, Eisenmangel, Wachstumsstörungen (bedingt durch eine Nagelbettverletzung), Folge von Krankheiten und Operationen, Vergiftung (zum Beispiel durch Schwermetalle)		Vitamine, Mineralien, Schwermetallausleitung	Teebaumöl	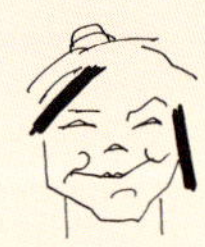	bei organischer Disharmonie 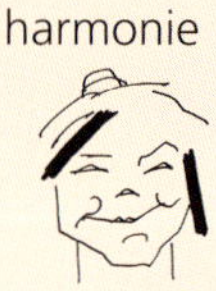

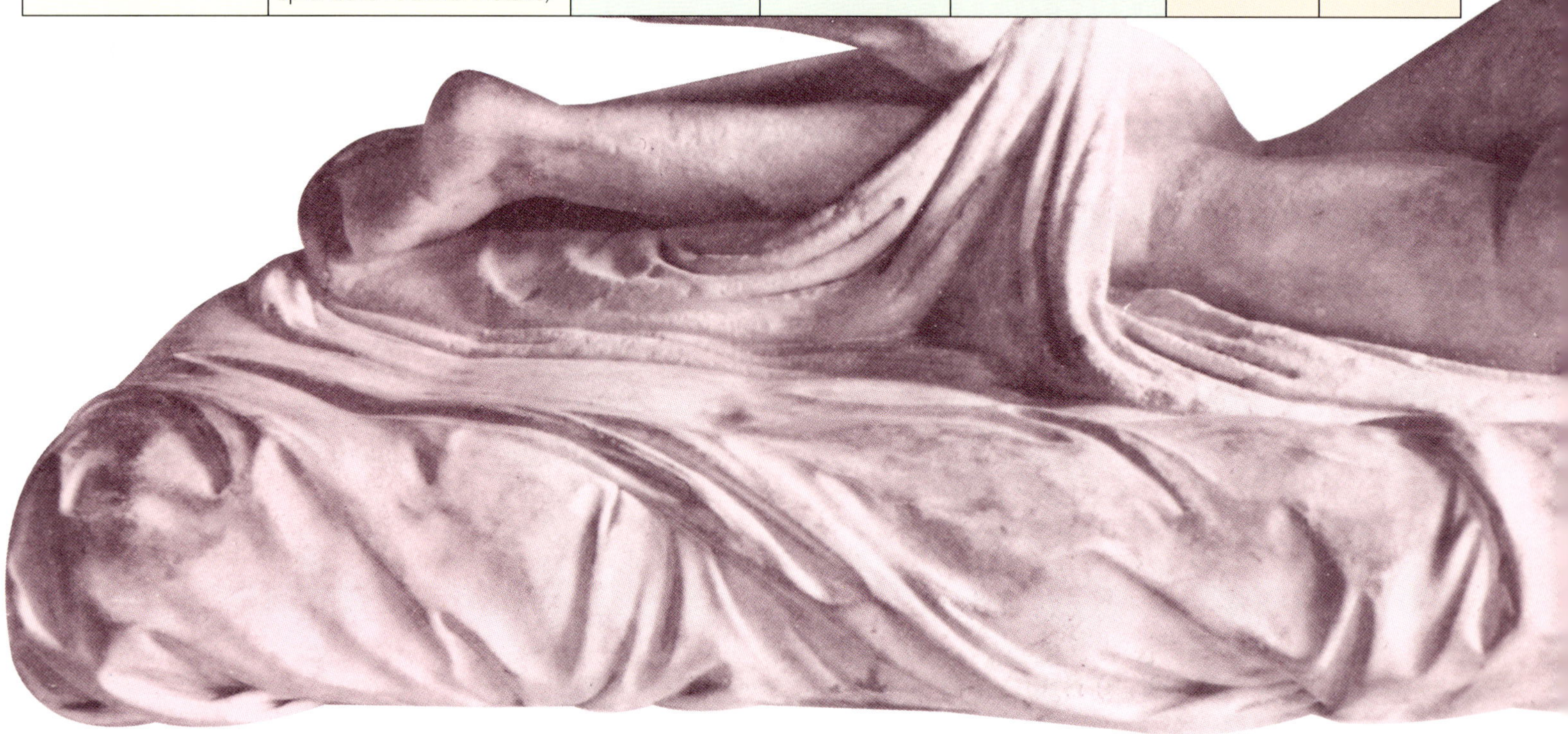

Busen

Problem	Ursache	Harmonisierung durch Eigenbehandlung			Behandlung durch Fachkräfte	
		Kosmetik Akupressur Massage	Ernährung Vitamine	Aroma-therapie	Aku-punktur	Osteo-pathie
schlaff	hormonelle Störungen, Bindegewebsschwäche, zu schnelle Gewichtsabnahme	kalte Duschen, Gymnastik, Massage mit einem Rubbelhandschuh mit Sesam- oder Hagebuttenkernöl	ausgewogene, vorwiegend vegetarische Kost, Phyto-Hormone (= pflanzliche Östrogene)		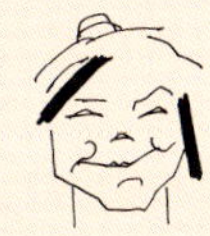	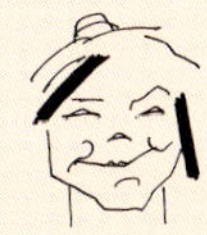
Streifen	Schwangerschaft, Bindegewebsschwäche, zu schnelle Gewichtsabnahme	Massage mit Hagebuttenkernöl		Rosenöl, Lavendelöl	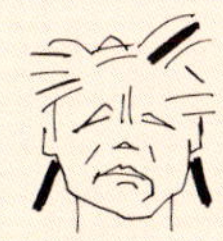	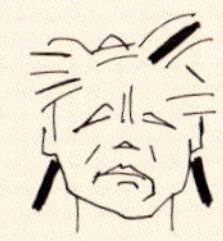
Narben nach einer Operation		Massage mit Zinksalbe, später mit Hagebuttenkernöl	Vitamin C, B-Komplex, Cystein, Rohkost (grüner Salat, Karotten), kein Alkohol	Rosenöl, Lavendelöl	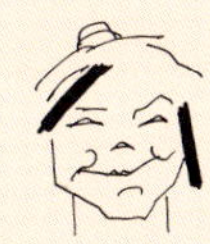	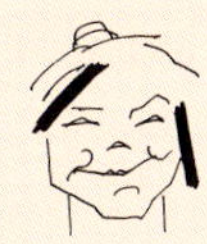

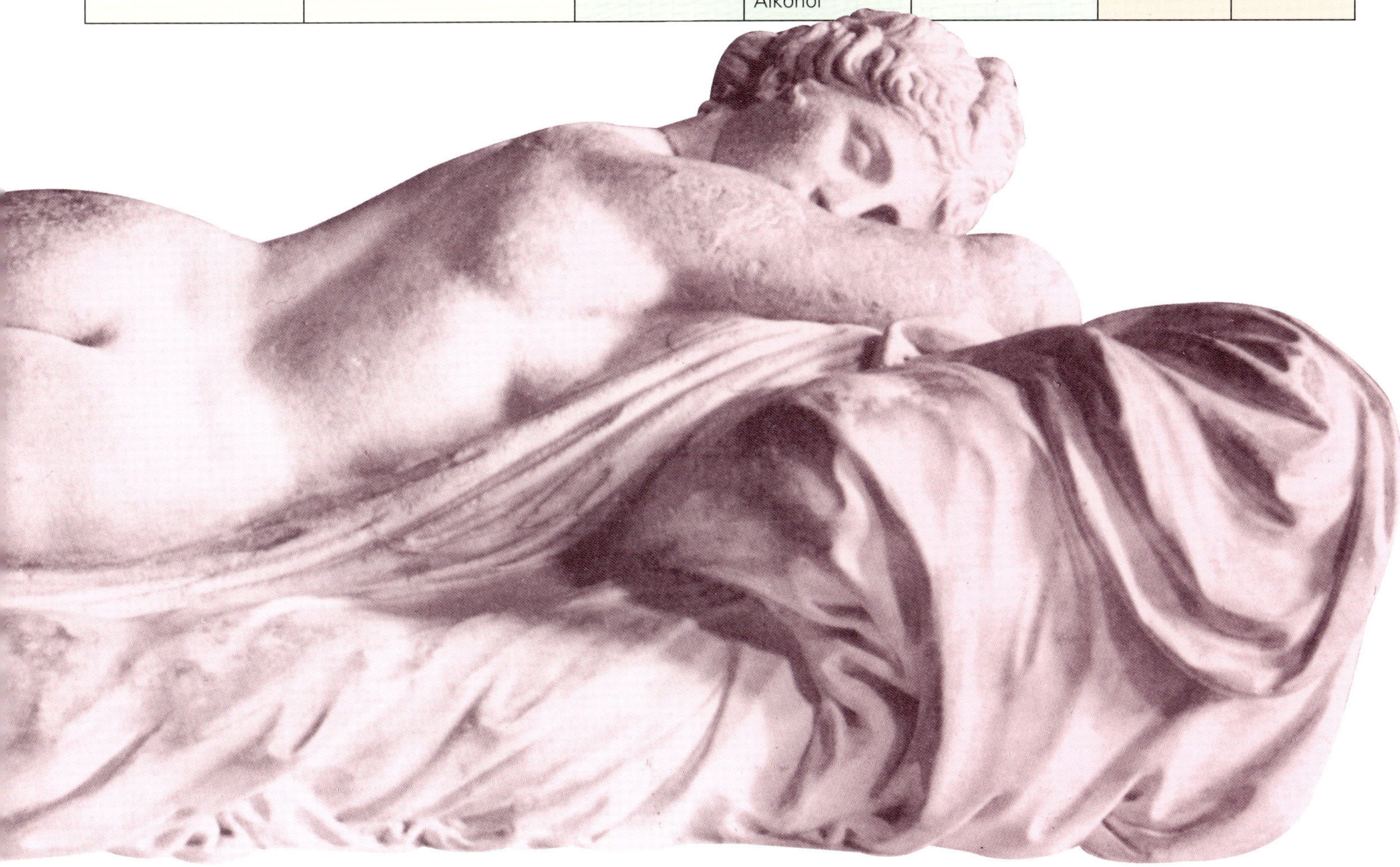

Rücken

Problem	Ursache	Harmonisierung durch Eigenbehandlung			Behandlung durch Fachkräfte	
		Kosmetik Akupressur Massage	Ernährung Vitamine	Aroma-therapie	Aku-punktur	Osteo-pathie
krumm	Haltungsschäden, zum Beispiel durch schwere Handtaschen, die immer auf einer Seite getragen werden, verkehrte Schuhe, angeborene Fehlstellung, Osteoporose	Massage, Krankengymnastik, Atemgymnastik, Bodybalance, siehe Seite 50	Vitamin B, E, Calcium, Fluor, Phosphor, Darmsanierung	Vanille oder Zitrone gegen depressive Stimmung	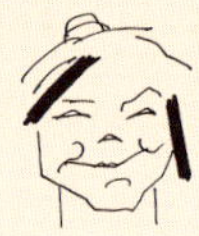	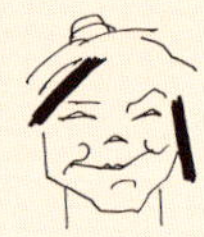 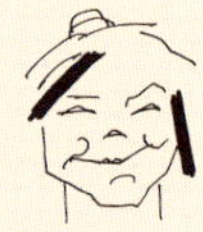
fett	Übergewicht, Bewegungsmangel	Massage, Krankengymnastik, Atemgymnastik, Bodybalance, siehe Seite 50	leichte Kost	Düfte von gewürzten Speisen	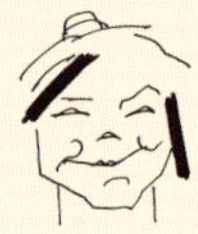	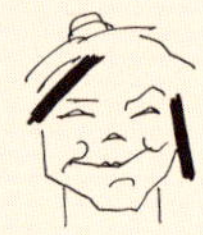
pickelig	siehe Kapitel „Unreine Haut" Seite 122	Umschläge mit Heilerde	Reinigungskuren (Seite 64)	Pickel müssen von innen gereinigt werden		
schief	Haltungsschäden durch schwere Handtaschen oder verkehrte Schuhe, angeborene Fehlstellung durch verschieden lange Beine	Einlagen, Fahrradfahren, Bodybalance, siehe Seite 50	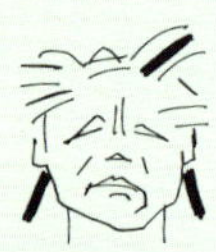	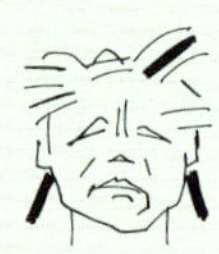	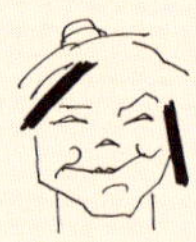 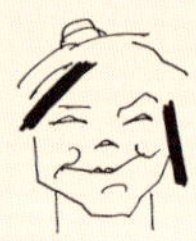	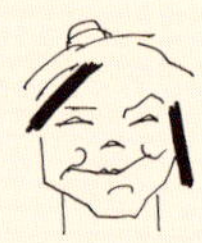 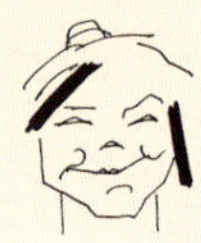

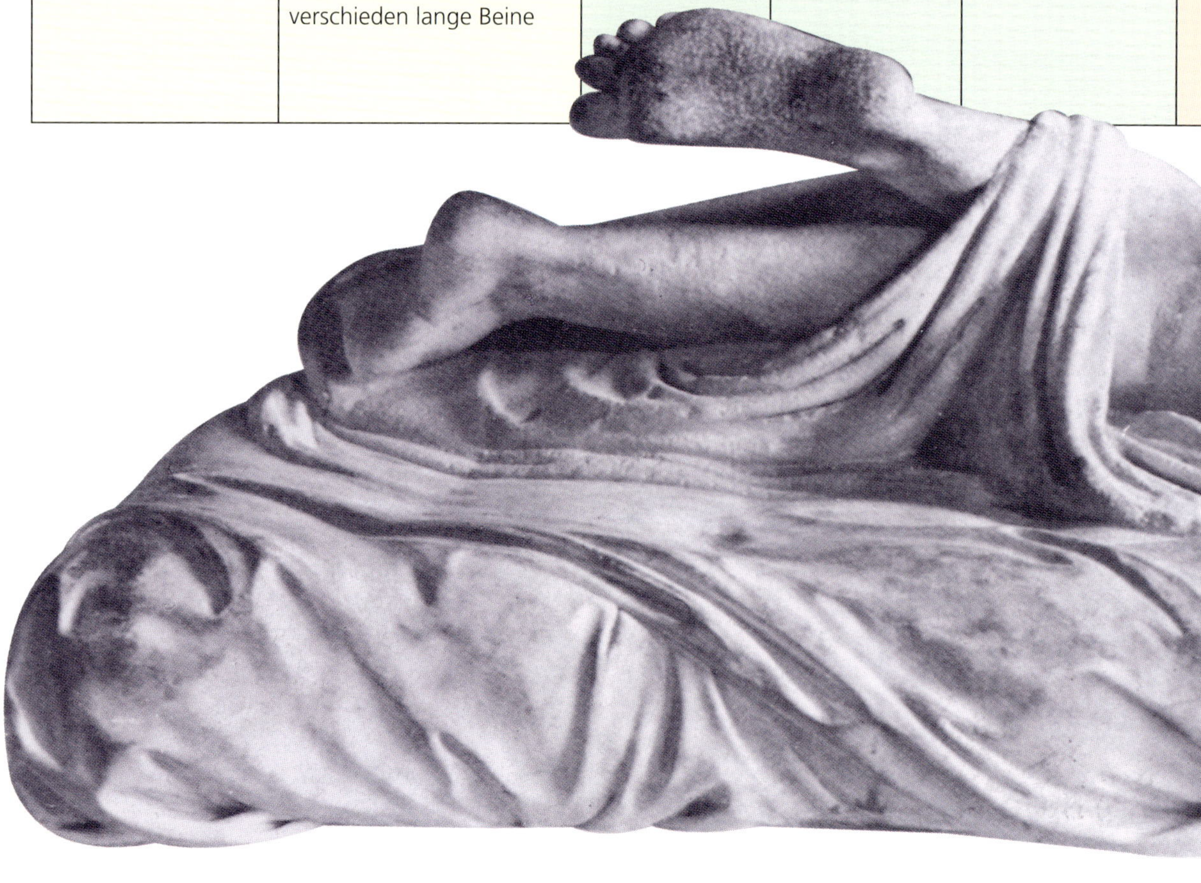

Bauch

Problem	Ursache	Harmonisierung durch Eigenbehandlung			Behandlung durch Fachkräfte	
		Kosmetik Akupressur Massage	Ernährung Vitamine	Aromatherapie	Akupunktur	Osteopathie
schlaff	zu schnelle Gewichtsabnahme, Bindegewebsschwäche, mangelndes Training nach einer Schwangerschaft	Massagen, tänzerische Atemgymnastik	Darmreinigung, kein Alkohol	Zypresse, Geranie, Wacholder, Lavendel, Zitrone, Rosmarin		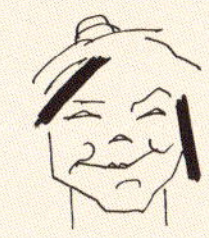
fett	Adipositas (starkes Übergewicht), zu hoher Alkoholkonsum	Lipolyse (= Auflösung der Fettzellen mit elektrischen Nadeln), Tiefenmassagen		Zypresse, Geranie, Wacholder, Lavendel, Zitrone, Rosmarin	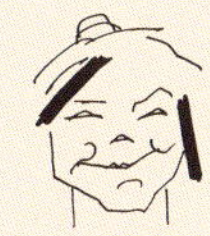	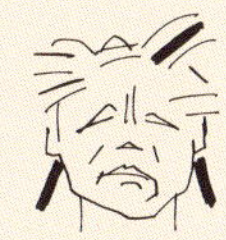
aufgebläht	Darmträgheit, falsche Ernährung, Darminfektion (zum Beispiel durch Pilze), Störungen der Magen-, Darm-, Gallenfunktion, schlaffe Bauchmuskeln	Massagen	keine blähenden Nahrungsmittel, Darmreinigung	Rosmarin, Majoran, Wacholder, Minze, Orange, Mandarine	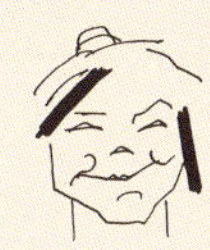	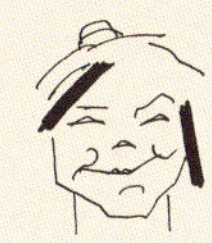

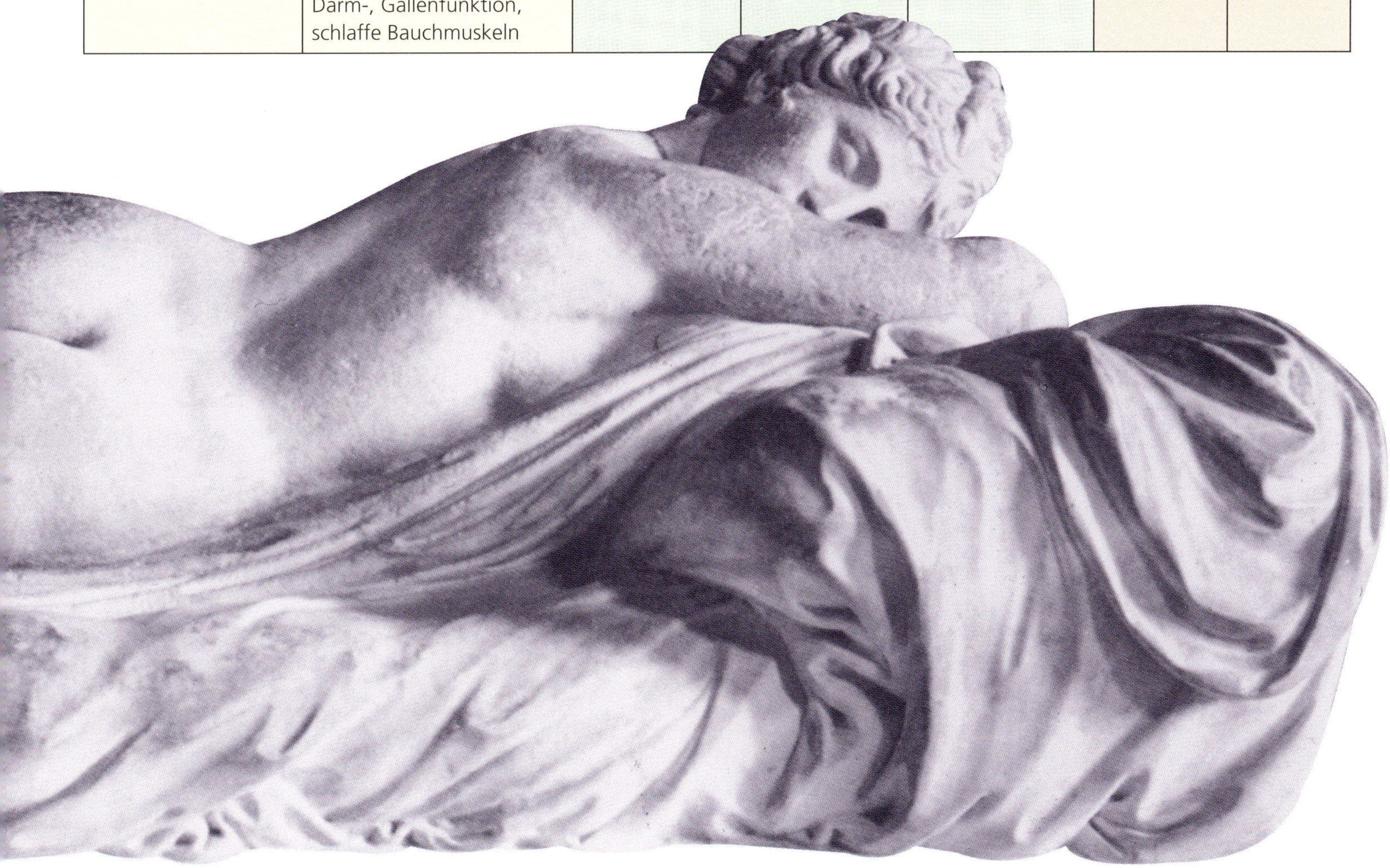

Po, Hüften, Oberschenkel

Problem	Ursache	Harmonisierung durch Eigenbehandlung			Behandlung durch Fachkräfte	
		Kosmetik Akupressur Massage	Ernährung Vitamine	Aromatherapie	Akupunktur	Osteopathie
schlaff	fehlendes Muskeltraining, zu schneller Gewichtsverlust, Tonusverlust der Haut bei Hormonstörungen, Bindegewebsschwäche	Massage mit aromatherapeutischen Essenzen	Vitamin B, C, E, Enzyme, pflanzliche Östrogene, pflanzliche Proteine	Ginseng, Efeu, Rosenwasser	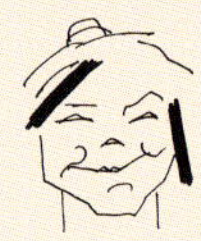	bei Neuritis (Nervenentzündung), Muskelatrophie (Muskelschwund), Nierenschädigung, Fehlstellung, Fehlhaltung 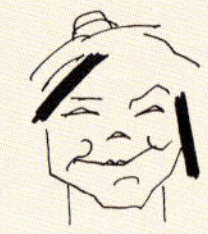
faltig	zu starke und vor allem zu plötzliche Gewichtsabnahme, Tonusverlust der Haut, Allergie			auf die feuchte Haut Mandelöl mit einigen Tropfen Rosenöl einmassieren	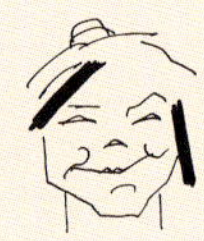	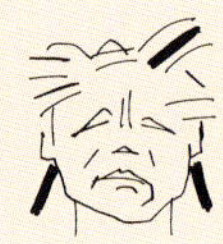

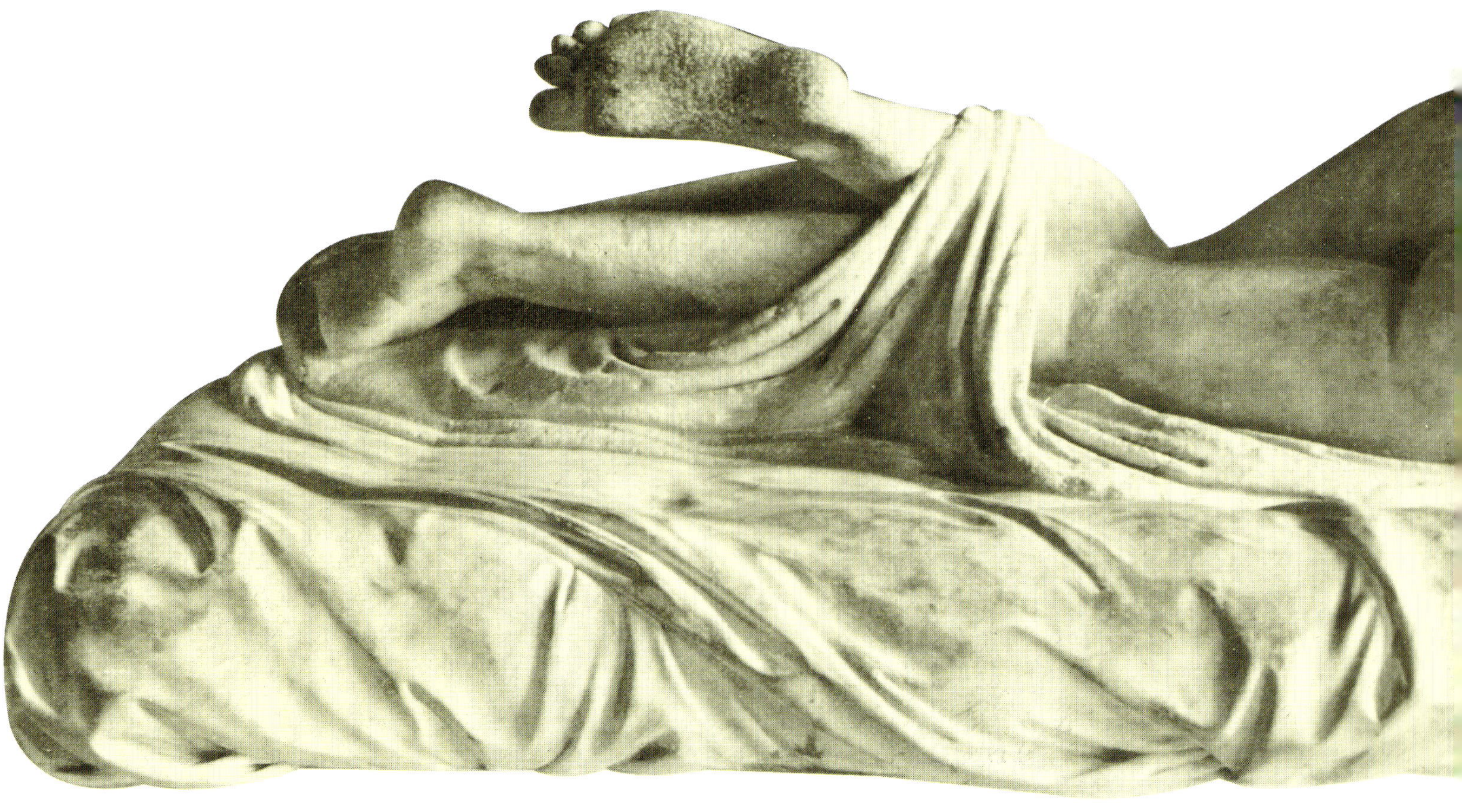

Po, Hüften, Oberschenkel

Problem	Ursache	Harmonisierung durch Eigenbehandlung			Behandlung durch Fachkräfte	
		Kosmetik Akupressur Massage	Ernährung Vitamine	Aroma-therapie	Aku-punktur	Osteo-pathie
formlos	konstitutionsbedingt – mangelnde Bewegung, hormonelle Störungen		bei Fehlernährung kann die sexuelle Lust schwinden, das kann die Haltungskraft des Beckens negativ beeinflussen		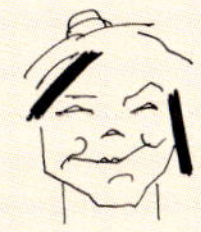	beseitigt Fehlstellungen
fett und wellig	Übergewicht, das durch mangelnde Bewegung oder eine sitzende Tätigkeit konstitutionsbedingt sein kann	gymnastische Bodybalance-Übungen, siehe Seite 50	wichtig ist das Weglassen, Reinigungskuren	alle „starken" Düfte wirken belebend und damit entschlackend	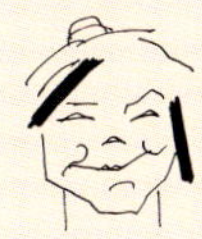	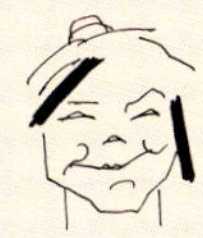

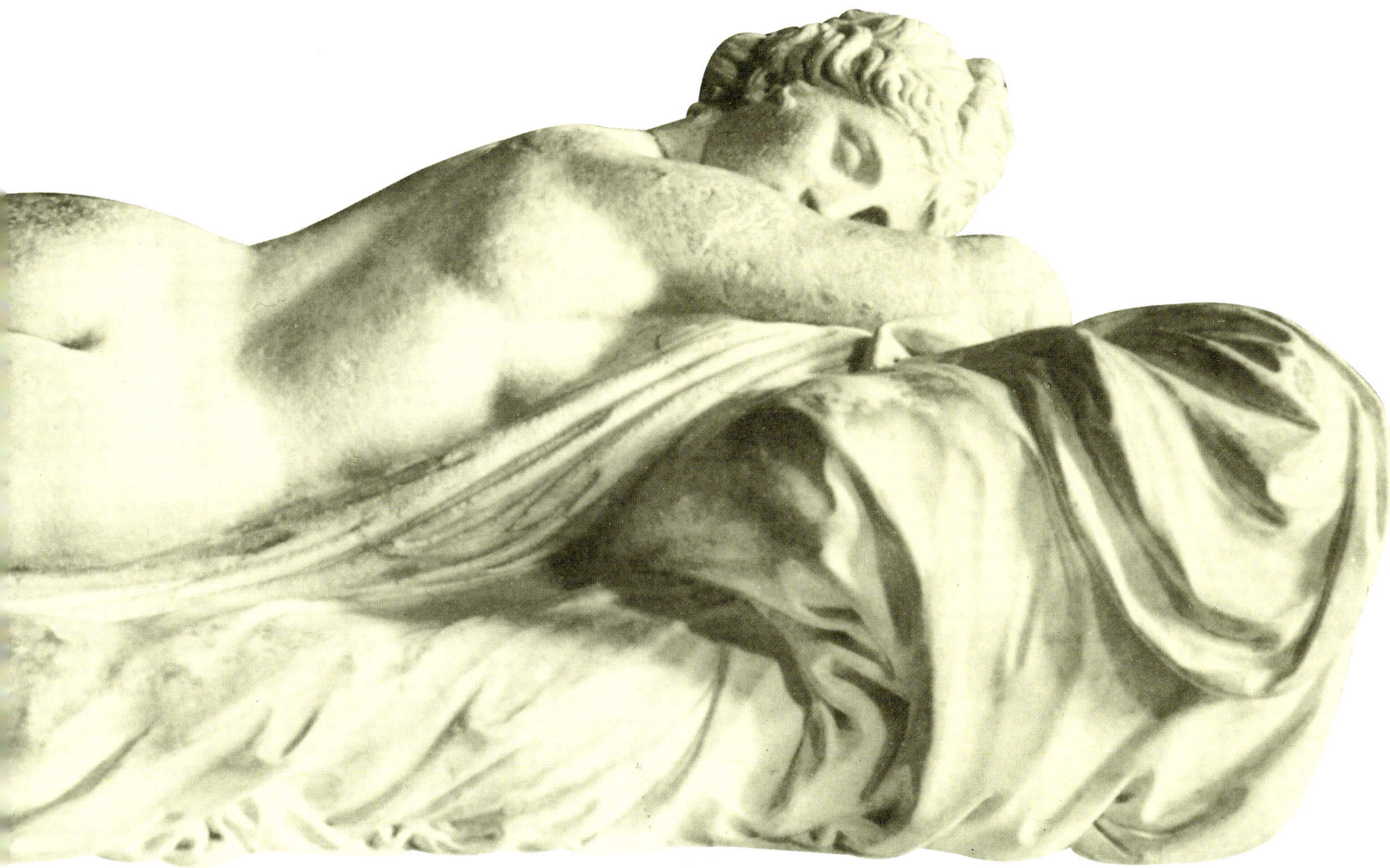

Füsse

Problem	Ursache	Harmonisierung durch Eigenbehandlung			Behandlung durch Fachkräfte	
		Kosmetik Akupressur Massage	Ernährung Vitamine	Aromatherapie	Akupunktur	Osteopathie
Hühneraugen, verdrückte Füße	falsche Schuhe, falsche Haltung durch eine schiefe Beckenanlage, es sind aber auch psychische Ursachen möglich	Fußbäder, Massagen, Gymnastik		Lavendel, Zitrone, Minze, Majoran	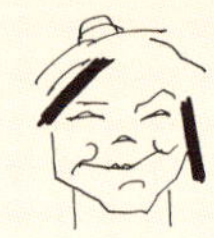	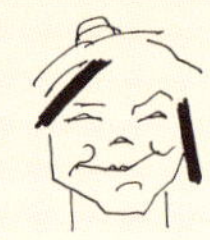
Warzen	Ansteckung, zum Beispiel im Schwimmbad, Durchblutungsstörungen	Behandlung durch eine Fachkraft	wenig Zucker, ausgewogene Kost	Zitronenöl, Teebaumöl	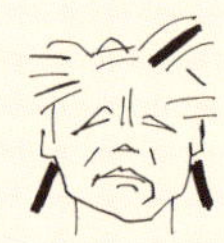	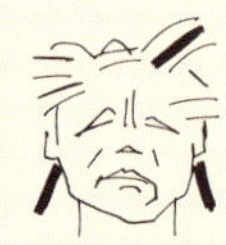
eingewachsene Fußnägel	falsche Fußnagelpflege	vorbeugend: Nägel immer gerade schneiden, keine engen Schuhe tragen, ansonsten Behandlung durch eine Fachkraft	Zink, Folsäure, Eisenmangel, Cystein (eine Aminosäure)	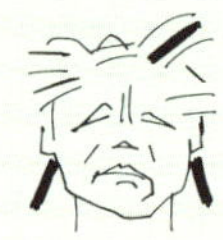	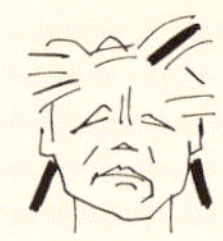	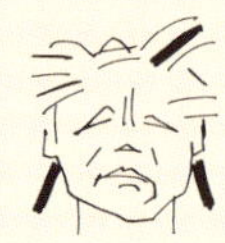
fleckige Fußnägel	Durchblutungsstörungen, Fußpilz, Ekzem, zum Beispiel Psoriasis (Schuppenflechte)	nur Behandlung durch eine Fachkraft	ausgewogene Kost	Geranie, Lavendelöl, Teebaumöl	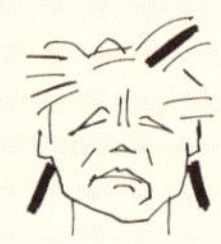	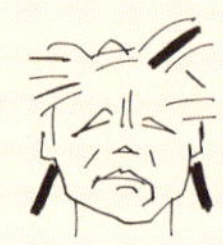

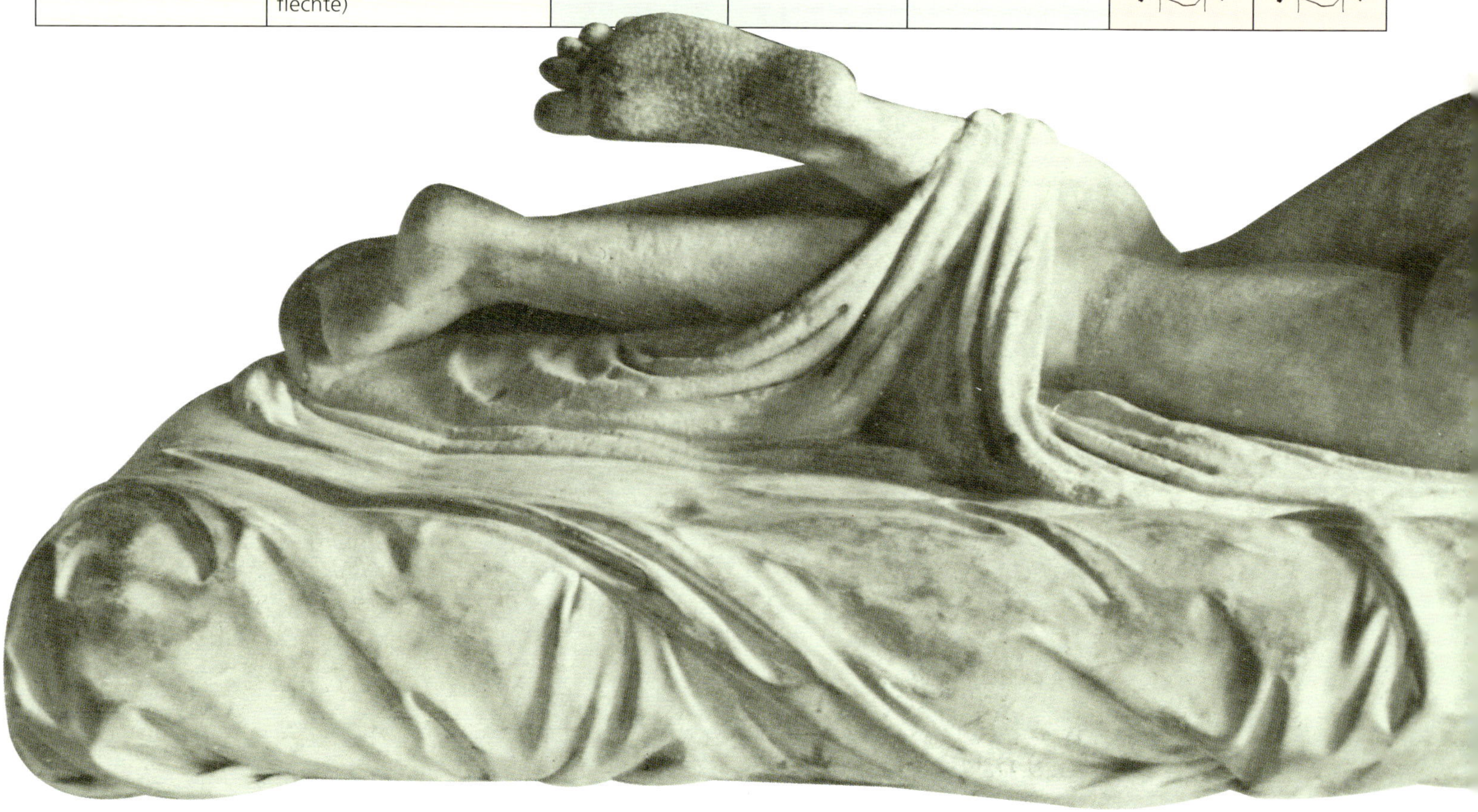

UNTERSCHENKEL

Problem	Ursache	Harmonisierung durch Eigenbehandlung			Behandlung durch Fachkräfte	
		Kosmetik Akupressur Massage	Ernährung Vitamine	Aroma-therapie	Aku-punktur	Osteo-pathie
Krampfadern	Bindegewebsschwäche, Bewegungsmangel, Übergewicht, Abflußbehinderung	Gymnastik, siehe Bodybalance Seite 50	möglichst wenig Kaffee, vitaminreiche, frische Kost	Spezialgels mit Roßkastanie	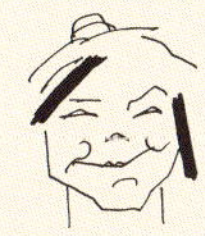	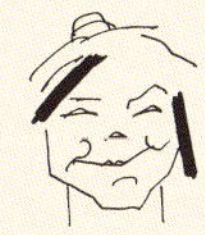
schlaff und schwach	Veranlagung, Trainingsmangel	Gymnastik, siehe Bodybalance Seite 50		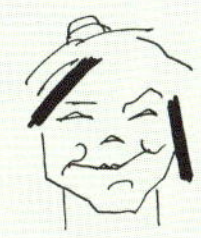	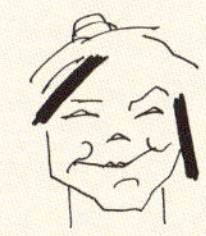	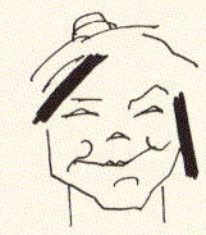
Ödeme	Bewegungsmangel, Stauungen der Lymphe oder der Venen, Herzerkrankung, Hungerödeme, vorwiegend stehende beziehungsweise sitzende Tätigkeit, Schilddrüsenunterfunktion	Radfahren, Gymnastik, siehe Atem-Acht Seite 18	Trennkost, nicht nach 18 Uhr essen	Efeu, Nasenreinigung mit einem Wattestäbchen	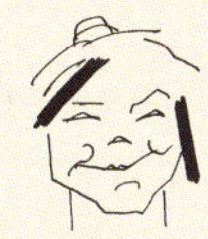 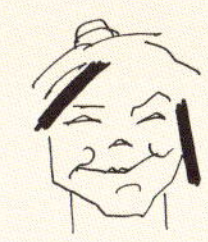	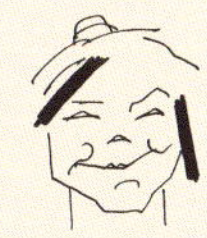 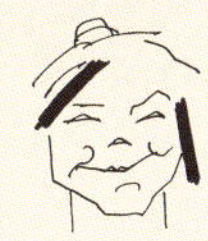

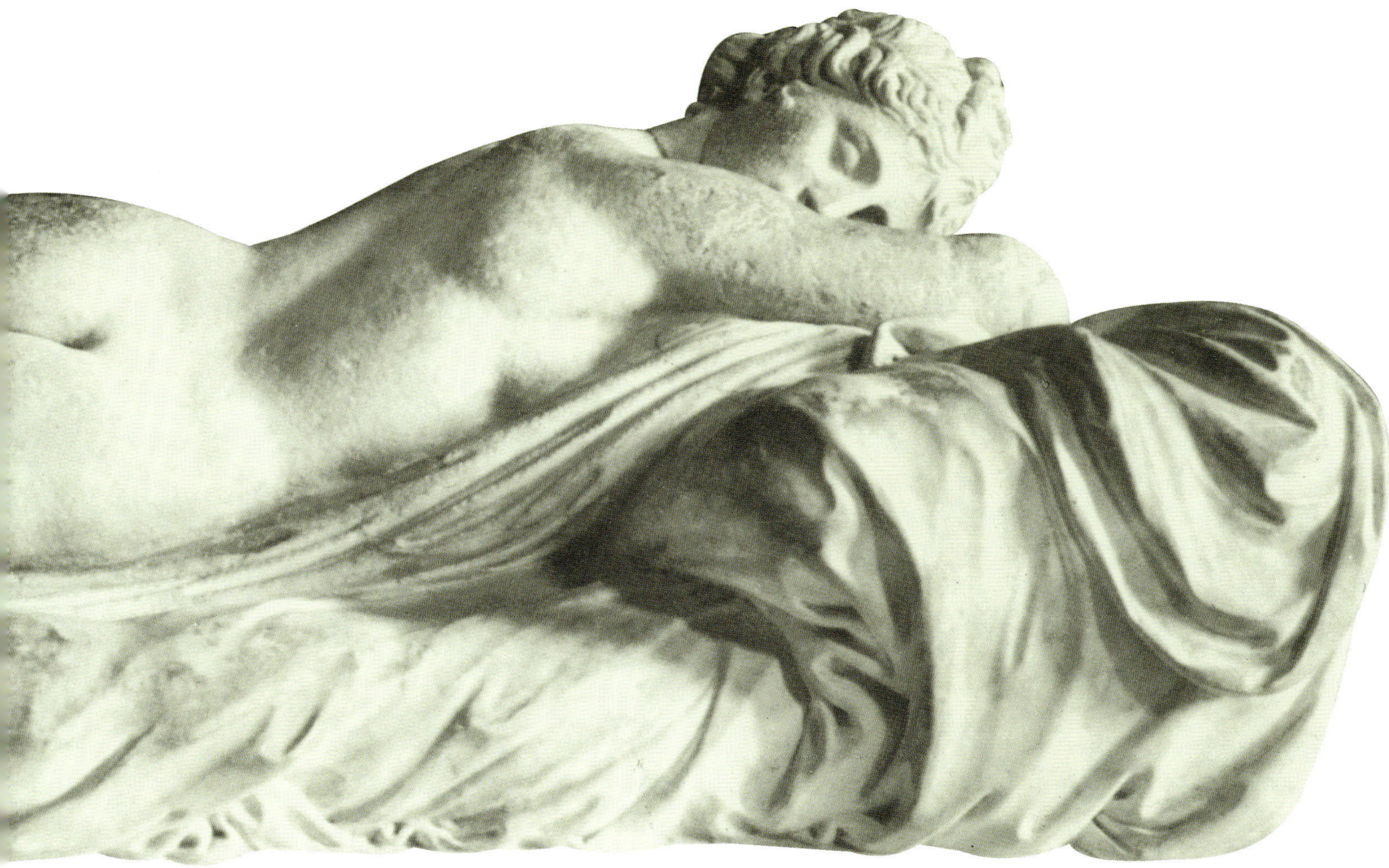

Meine persönlichen Schönheitsrituale

Vom Alltag eines „Stars“

Es gibt viele harte Jobs auf dieser Welt, aber ich kenne keinen Beruf, der auf eine so seltsame Art und Weise stressig ist wie der des „Stars“. Ob Fernsehen, Theater oder Film, es gibt sehr viele Schwierigkeiten, die zwar, einzeln genommen, lächerlich winzig sind, aber trotzdem eine gewisse Art von Kraft kosten, die ein Mensch im normalen Leben nicht braucht. Es ist ein Leben, voll mit alltäglichen Anforderungen: die Arbeit außer Haus, der Haushalt, Gesundheit und Krankheit, Kinder, Liebe, die Vergänglichkeiten im allgemeinen

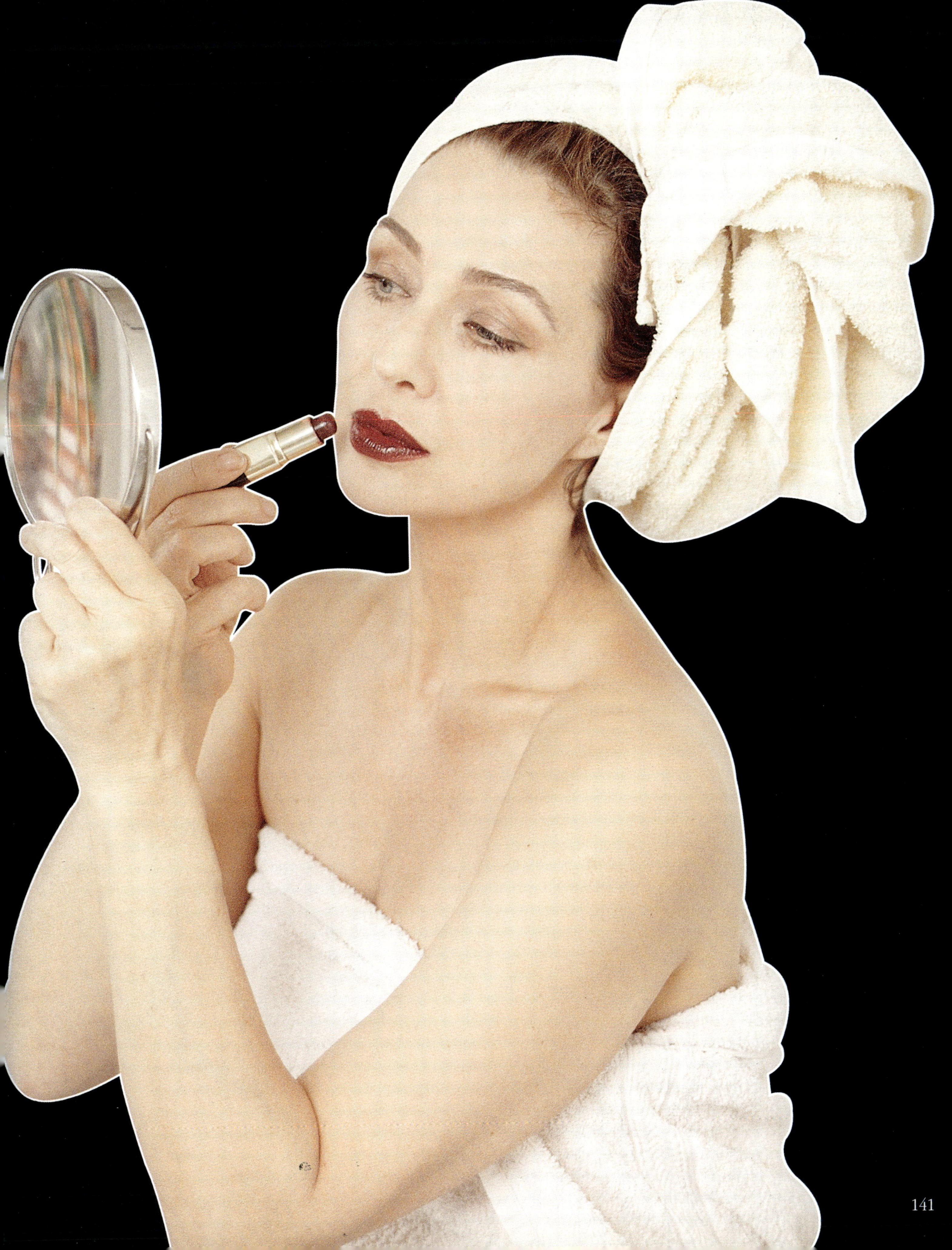

und der Tod im besonderen. Zu all diesen Dingen, die jeder kennt, kommen beim „Star" das öffentliche Auge, die Medien, in denen man gern verwurstet wird. Ganz normale Dinge, die man tut, werden wie unter einem Vergrößerungsglas betrachtet und kommentiert. Die abenteuerlichen Lügen und Ungerechtigkeiten und – auch das muß gesagt werden – die Liebe und die Zuneigung des Publikums stellen besondere Anforderungen. Vor allem letztere sind insofern ein besonders Erlebnis, da es schwer ist, spontan darauf zu reagieren.

Ich möchte an dieser Stelle etwas bemerken, das mir seit längerem unter die Haut geht. In den letzten Jahren passiert mir immer häufiger etwas, was ich früher weder bei mir noch bei anderen prominenten Persönlichkeiten gesehen habe. Es kommen mir Menschen (meist Frauen) entgegen, sagen: „Ach, Sie sind doch die Frau Soundso!" und umarmen mich kräftig. Mir sammelt sich dann immer Wasser in den Augen (was man hinter meiner Brille zum Glück nicht sieht). An sich bin ich nicht jemand, der schnell weint, nur bekomme ich in solchen Augenblicken den Ausgleich für viele schäbige Seiten des „Promi-Daseins". Es bedeutet nämlich, daß man etwas Menschliches auslöst. Daß man es geschafft hat, über die Medienhürde zu springen, hinein in das Herz von jemand anderem – und zwar als Mensch.

Die andere, unangenehme Seite ist nicht so schlimm, wie man denkt. Es ist nur etwas gewöhnungsbedürftig, daß Krankheit oder Hochzeitsmeldungen, mehr oder weniger aufwendig – lieb oder bösartig -, in den Zeitungen beschrieben werden. Das wirklich Schwierige am „Star-Sein" sind eine Vereinsamung und die Gefahr, daß man anfängt, sich selbst so wahrzunehmen, wie es in den Medien steht. Das betrifft natürlich auch das Aussehen, das Image, das Bild, das man von sich selbst schafft. Die Pflege der eigenen Schönheit, egal, wie gut sie ist, sollte nie etwas mit diesem Bild zu tun haben. Das Bild ist kein realer Maßstab (deswegen wurde es ja auch erfunden). Jedes Bild, egal, ob Höhlenmalerei oder Paßbild, hält den Fluß des Lebens auf, fängt ihn nur für einen kurzen Moment ein – aber auch das nicht wirklich. Leider läuft die Orientierung der schönheitssuchenden Menschheit über Bilder – in der Werbung oder im Film –, und das ist falsch.

Ich erlaube mir, mich bei diesem Thema als Expertin zu bezeichnen. Auch wenn ich kein Soziologie-Studium hinter mir habe. Vierzig Jahre im Showgeschäft – und dies mit ein paar blauen und kritischen Augen gesehen – lassen einen zum unfreiwilligen Experten werden. Mein bester Freund, der Maler Karl Alfred, sagt, daß ich (und natürlich jede andere Schauspielerin) in diesem Beruf drei Aufgaben zu bewältigen habe: Man ist Ware, Verkäuferin und Kaufhausdetektiv in einem!

Für mich hat die Pflege meiner Ware – oder wenn man so will: meines Besitzes – in erster Linie das Ziel, daß sich mein Körper in einem guten Zustand befindet, weil sich über diese intakte Einheit – Gesundheit-Schönheit – mein Lebensunterhalt verdienen läßt. Diese Einheit von Schönheit und Gesundheit ernährt aber mehr als nur mich: Kinder, Kindeskinder, Vermieter, Lebensmittelhändler, Bioläden, die Hunde meiner Freunde, alle profitieren mit von meinem guten Zustand.

Das gilt für alle anderen Menschen genauso. Man kann nur dann belebend auf seine Umwelt wirken, wenn man sich selbst hegt und pflegt. Nur sind bei dieser Pflege – im Gegensatz zum sich immer weiter verbreitenden äußerlichen Schönheitskult – die „Innereien" das Ziel. Man könnte sagen, der kluge Mensch brüstet sich mit einer intakten und gut funktionierenden Leber, nicht mit den äußerlichen Folgen – wie strahlenden Augen. „Ach meine Liebste, Ihre Leber scheint sich ja in einem großartigen Zustand zu befinden", könnte man beim Tee einer Bekannten als besonders wohlmeinendes Kompliment zuflüstern.

Midlife-Crisis als Chance

Als Person, deren Lebensunterhalt in hohem Maße von der „Wartung“ der Leber abhängt, habe ich (aus purer Bequemlichkeit) eine Menge Wissen gesammelt, um mich zu einem verläßlichen Partner meines Körpers zu machen. Mit 27 Jahren fing ich an, eine Routine von Tanzübungen zu entwickeln. Dies brachte mich vom Ballett über Tai Chi und Yoga zum Studium des afrikanischen Tanzes. Eines der Resultate war, daß ich mit 45 körperlich in besserer Form war als mit 25. Und dann, tja, dann holte mich eine extreme Form der Midlife-Crisis ein. Ich glaube, man könnte mich als Härtefall bezeichnen. Und die Tatsache, daß ich mich wieder ausbalanciert habe, war auch ein Grund, mich an dieses Buch zu machen.

Gelegentlich gibt einem das Leben die Chance zu überprüfen, ob man auch wirklich etwas gelernt hat. Wie in einem Domino-Spiel fällt da ein Stein und läßt alles Folgende mit wahrnehmbaren Klängen unaufhaltbar nachrutschen. So sieht man es zumindest im Nachhinein. Und das Nachhinein ist allein davon abhängig, was man gelernt hat.

Ich habe Anfang der neunziger Jahre so viele Verluste und Unfälle erlitten, daß ich sagen kann: Ich habe mich schlichtweg noch einmal auf die Welt gebracht. Ohne die Details zu beschreiben, möchte ich die Dinge auflisten, die zu einem völligen Zusammenbruch meines geistigen und körperlichen Ökosystems geführt haben. Die Rituale, die in diesem Kapitel folgen, sind das ganze Geheimnis meiner bodenständigen Wiedergeburt. Hier ein Teil meines Malheurs: Kreuzbandriß im linken Bein, ein gutartiger Knoten in der Brust, der Tod zweier geliebter, älterer Freunde, das Flüggewerden meiner Töchter (auch ein Filmstar kennt das Empty-Nest-Syndrom), ein Trümmerbruch der Nase, weil mir ein Fenster auf das Gesicht stürzte, sechs Monate später

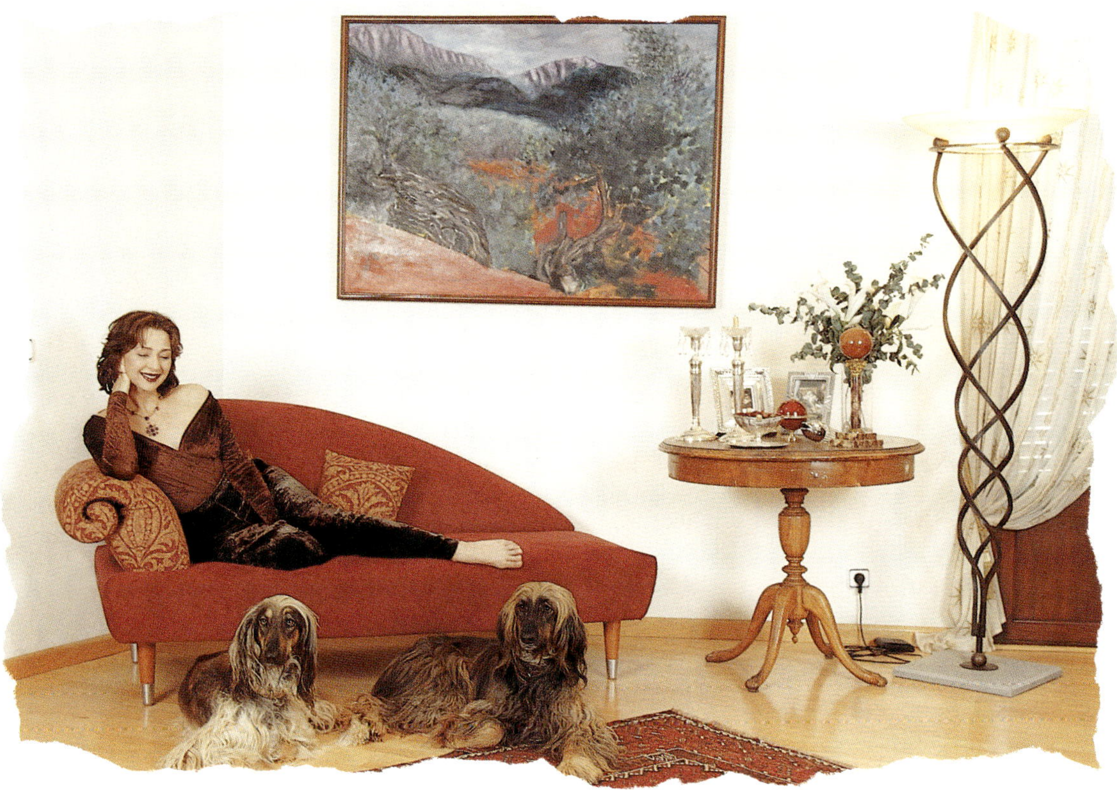

ein Splitterbruch im rechten Bein und insgesamt fünf Nachoperationen, weil ich zu sogenannten Callousbildungen, also Knochenwucherungen, neige.

Das alles in einem Zeitraum von drei Jahren. Ich nehme an, daß die meisten Menschen dies als Pechsträhne bezeichnen würden. Es mag sein, daß ich ein bißchen verrückt bin, doch ich habe in meinem ganzen Leben nicht soviel gelernt wie in dieser Zeit – und ich habe vor allem das Wichtigste gelernt: die Fähigkeit glücklich und dankbar zu sein.

Ich bin ein melancholischer Mensch, das klingt romantisch. Es gibt ja auch viel Grund für Weltschmerz. Das zu erkennen, ist nicht schwer. Doch die Welt läßt sich mit dieser Einstellung nicht verändern. Ebensowenig wie mit haltlosem Positivismus.

Meine Erfahrung mit äußerlichen Disharmonien hat ihr Fundament in einer körperlichen Voraussetzung: Meine Haut zeigt alles. Ich nenne sie „Nachkriegshaut", denn sie ist so dünn, daß sie in ihrer Durchsichtigkeit nur das nötigste an Haut bietet. Eine Art durchsichtige Hülle. Dieser Umstand hat mich von jeher dazu gezwungen, vorsichtig und aufmerksam zu sein.

Nach den Unfällen und Operationen, als ich mein gebrochenes Bein hütete, passierten zwei unerfreuliche Dinge. Mein Gesicht war sehr oft angeschwollen. Ohne Grund sozusagen, denn ich hatte ja nicht angefangen zu trinken. Und, aber das war zu erwarten gewesen, das rechte, gebrochene Bein verlor an Muskeln und gewann an Fett. Gerade das, was man sich mit 49 wünscht!

Der Arzt, der mich operiert hat, hat mein Bein buchstäblich gerettet. Der Unfall passierte nachts in einem einsamen Garten auf Mallorca, und ich lag Ewigkeiten allein im Gras: Erst nachdem ich – wie die Vereinten Nationen – mehrsprachig um Hilfe gerufen hatte, wurde ich nach etwa einer Stunde gefunden. Erst nach langem Hin und Her kam ich in die Klinik. Na ja, es war ein Splitterdrehbruch, und bei brütender Hitze war das höchst unerfreulich, doch es ist wieder angewachsen, und ich humple nicht.

Ein großes Manko dieses und fast aller Krankenhäuser ist, daß die Ärzte nicht trainiert sind, mit der Psyche ihrer Patienten, dem kranken Menschen, umzugehen. Man bekommt keine Gebrauchsanweisung für sich selbst in diesem lädierten Zustand – und man bräuchte sie so dringend. Zum ersten Mal wurde ich mit meiner eigenen Sterblichkeit konfrontiert. Es dauert nur Sekunden und auf einmal ist das, was man von sich selbst kennt, einfach nicht mehr da. Peng, ein Bein geht nicht mehr mit. Im wahrsten Sinne.

Ich war immer zäh und stark. Doch Zerbrechlichkeiten sind auch da unerwartete Lehrmeister. Die Kraft und die Fähigkeit zu laufen, werden auf einmal kostbar. Auch beim besten Willen und der wohlmeinendsten Betrachtung habe ich nicht das, was man schöne Beine nennt. Aber wenn Sie wüßten, wie schön und kostbar sie mir geworden sind! Sie bringen mich wieder überall hin.

Aber zurück zu meinem desolaten Zustand im Krankenhaus. Fatal ist, daß einem niemand erzählt, daß Narkosen natürlich auch eine Art Gift sind. Ein schönes Gift, zugegeben. Ich hätte keinen Zahn mehr im Mund ohne Betäubungsmittel, oder würden Sie sich ohne einer Kariesbehandlung unterziehen? Die Narkosen der operativen Eingriffe hatten sich so summiert, daß mein ganzer Elan dahin war. Ich war so matt, daß mir nichts mehr Freude machte. Mit mir war gar nichts anzufangen.

Bis ich mich eines Tages hinsetzte und mir kurzerhand eine Liste schrieb, was als nächstes zu tun wäre:

❍ Ich muß mich entgiften und anschließend meine Darmflora sanieren.

❍ Welche Speisen sind tabu? (Vor allem wollte ich Wein, Süßes und Weißbrot meiden.)

❍ Welche speziellen Mittel gibt es zur Wundheilung?
❍ Welche Übungen tun mir gut? (Daraus entwickelten sich die Bodybalance-Tänze.)
❍ Ich muß mich akupunktieren lassen, um meine Sinne wiederzubeleben.

Ich mußte lernen, Geduld zu üben, was ich vorher überhaupt nicht konnte. Speziell hinsichtlich dieses charakterlichen Schwachpunktes haben sich die Unfalljahre als Vorteil erwiesen. Geduld und die Fähigkeit, positive Visionen von sich selbst zu haben, sind für jeden Heilungsprozeß wichtig. Das Erkennen und das Akzeptieren einer Situation, diese Erfahrung habe ich damals gemacht, hatten für mich eine magische Auswirkung. Nämlich, daß auf realistische Weise – sobald man sich von der Einteilung in Glück und Unglück, Schwarz und Weiß löst – ein „Zwischenstadium" des Wissens entsteht, in welchem man erfährt, daß sich mit der richtigen Einstellung die meisten schrecklichen Dinge zum Vorteil verändern lassen.

Die Seele spazierenführen

Entschuldigen Sie, wenn ich so abschweife, doch es ist mir wichtig, Ihnen die mentalen Umstände zu erklären, damit Sie wissen, daß es sich in diesem, meinem ganz persönlichen Teil des Buches nicht nur um Schminktips handelt. Es geht darum, daß man das von der Natur zur Verfügung gestellte Gefäß mit Hilfe des Geistes wieder so formt, daß man seine Seele gut damit spazierenführen kann. Meine Rituale sind nicht kompliziert, doch vielleicht werfen sie ein Licht auf die Dinge, die mir wichtig sind und die aufgrund des Konsumrausches oft vergessen werden.

Mein wichtigstes Schönheitsmittel ist dieses Bild (Foto). Wenn ich verreise (was ich beruflich immer noch mehr tue, als mir lieb ist), vermisse ich dieses Bild am meisten, weil es der einzige Gegenstand ist, der nicht in meinen Koffer paßt. Und mehr als ein Koffer kommt nicht in Frage, denn ich finde, eine Frau muß so reisen, daß sie immer auch allein per pedes abreisen kann.

Das Bild habe ich gekauft, als ich neben der lädierten Nase und dem gebrochenen Bein auch noch im Hochsommer mein dunkles, weil im Umbau befindliches Haus in Palma de Mallorca hütete. Die Einstimmung auf dieses Bild hat bei mir eine Transzendenz bewirkt, das, was man sich im Idealfall wohl bei einer Meditation erhoffen kann. Meine Gedanken, die mir meist wie wilde Pferde durch den Kopf jagen, sind nur durch wenige Dinge zu bändigen. Dieses Bild gehört dazu. Wenn ich es betrachte, und das tue ich, wenn ich in Palma bin, jeden Tag mindestens eine halbe Stunde, vergesse ich das Denken, und es tritt eine friedliche Ruhe in mein Gehirn. Das war bei der Heilung meiner Brüche lebenswichtig. Sich nicht auf das Jammern einzulassen, sich ruhig zu verhalten, während auf der Zellebene Wunder vollbracht werden, ist für mich eine Art des Betens.

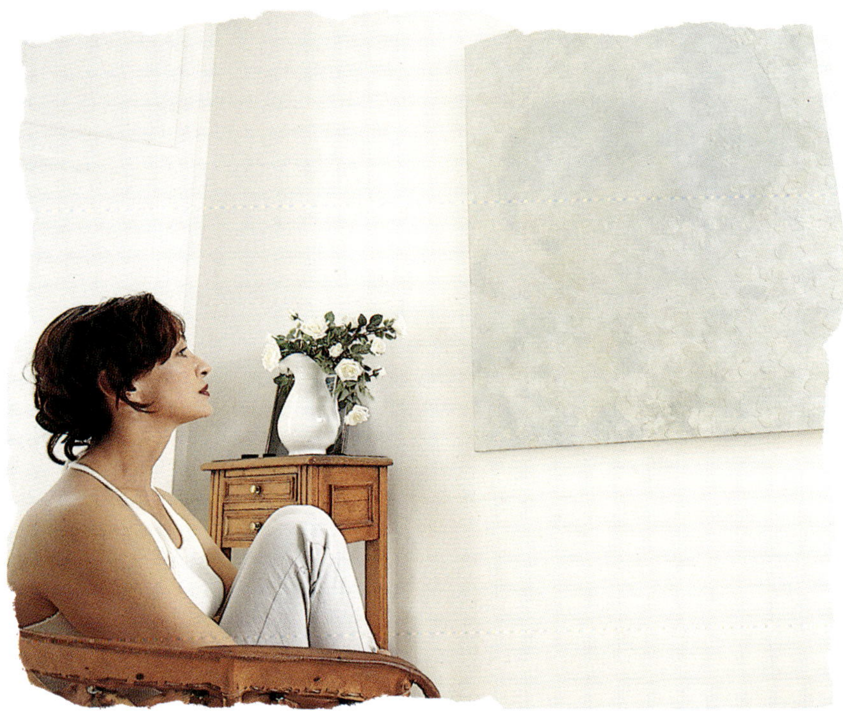

Das Foto hier zeigt eine typische Ecke in meiner Wohnkultur. Ich bin eine Nomadin (nicht immer ganz freiwillig), und wie alle Nomaden besitze ich nur wenige Dinge, die sich schlecht transportieren lassen. Menschen, denen Umziehen fremd und für die diese Art von Unstetigkeit sogar ein Grund zum Verurteilen ist, können sich nicht vorstellen, was mir mein Besitz bedeutet. Jedes Teil hat eine Geschichte, nichts liegt einfach nur rum, bei jedem Umzug bekommen meine Besitztümer einen Heiratsantrag. So gibt es zum Beispiel kleine Figuren, die ich auf einem Markt in Ghana gekauft habe. Immer wenn ich sie betrachte, spüre ich den warmen Staub unter meinen Füßen – wie damals, als ich mit einem Händler um ihren Besitz feilschte. Die Figuren sind federleicht und zeigen Dorffrauen bei der Arbeit. Leider hat der Hund meiner Tochter Allegra die Frau mit den Kokosnüssen gefressen. Ich habe geweint, weil mir – die ich fast keine greifbaren Erinnerungen habe – die wenigen Andenken an bestimmte Erlebnisse kostbar sind.

Die Farben meiner Wahl – Erdtöne und helle, freundlich strahlende Farben – haben sich nie geändert. Es gab keine Phase, in der ich die Wände plötzlich karminrot strich. Ich werde richtig krank in starken, eintönigen Räumen. Das ist eine Lehre, die mich auch mein beruflich bedingtes Wanderleben machen ließ: Eintönige Farben lassen irgendetwas in einem vermickern. Das ist, als ob man nur Pudding zu essen bekommt.

Meine kleinen Ölbilder von Chris Pink (sie hat auch das blaue Bild gemalt) passen zu meinen afrikanischen Statuen. Ich habe mich früher nie für abstrakte Kunst begeistern können, erst jetzt habe ich festgestellt, daß ihre Wirkung wohl etwas Wortloses in einem nährt. Kleine Lampen geben ein wunderbares Licht. Wohnungen sollte man am besten mit verschiedenen, kleineren Lichtquellen erhellen. Einförmiges Licht ist anstrengend für die Augen. Auch Neonlicht im Büro kann man bekämpfen, indem man auf den Schreibtisch zusätzlich eine kleine Lampe mit einem mehrfarbigen Schirm stellt.

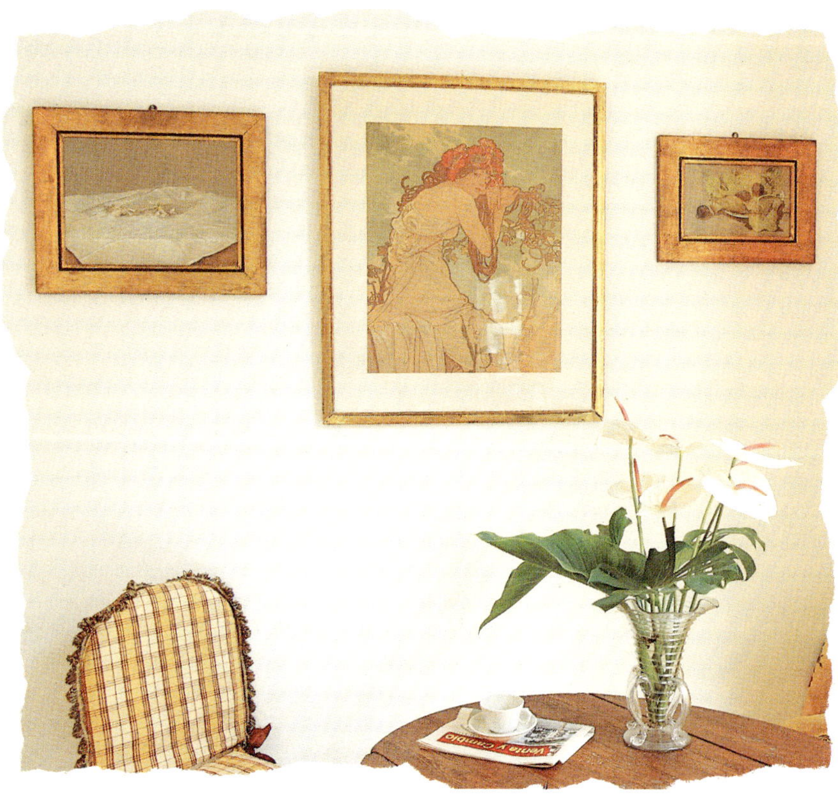

Die Kunst des Schlafens

Die Einstimmung für den nächsten Tag beginnt am Abend zuvor. Obwohl auch ich, wenn ich unterwegs bin, schwerst fernsehsüchtig bin (und in diesem Metier ja auch einen Teil meines Geldes verdiene), kann ich nur zur Dosierung dieses Vergnügens ermahnen. Auf jeden Fall sollte man sich nach dem Fernsehen noch einmal kurz abduschen. Das hat mir Franz Kohl, mein Heilpraktiker in München, empfohlen. Auch nach langen Flügen. (Ich hasse Fliegen auch wegen der Umweltzerstörung, leider hat in Europa nur Frankreich ein akzeptables Zugsystem.) Das fließende Wasser setzt negative Ionen frei. Diese enthalten sozusagen „Luft-Champagner".

Die Zeit vor dem Einschlafen ist am besten mit einem Buch zu füllen. Ich liebe alte Märchenbücher, auch wenn meine Enkelinnen nicht da sind. Die Bilder lassen mich in eine „Bindewelt“ gleiten – zwischen Hotelzimmer und meinen Träumen. Fotos meiner Kinder begleiten mich ständig, ebenso natürlich meine Lieblingsdüfte. (Zur Zeit sind das Rose, Sandelholz und Orange.)

Das Kissen auf dem Foto habe ich für meine persönlichen Bedürfnisse selbst entwickelt. Für mich ist es auch transportable Heimat. Die normale mitteleuropäische Kissenform ist zum Schlafen nicht wirklich geeignet. Schlafstörungen und eine gewisse „Kreuzlahmheit“ am Morgen kommen schließlich nicht von ungefähr. Ich will damit nicht sagen, daß mein Kissen das alleinig seligmachende ist. Im Gegenteil, was für mich bequem ist, muß es deshalb für Sie noch lange nicht sein (obwohl ich natürlich mein Kissen für das beste der Welt halte). Ich möchte Sie dazu auffordern, selbst herumzuprobieren, bis Sie die für sich optimale Kissenform gefunden haben.

Ich schlafe seit 30 Jahren auf Futons. In Los Angeles, wo ich damals lebte, gab es ein japanisches Stadtviertel, in dem man diese speziellen Matratzen bereits kaufen konnte, als in Deutschland noch kaum jemand das Wort Futon kannte. Leider sind die teuersten in der Regel auch die besten. Wenn man wirklich gut zu sich sein möchte, kann man etwas tun, was mir meine Freunde Comte

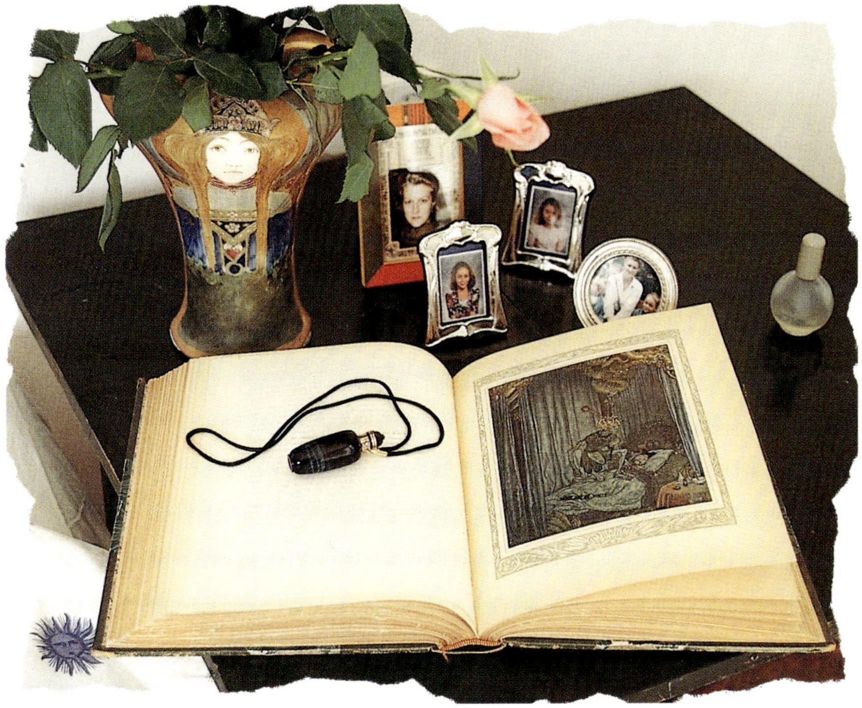

und Comtesse Du Bary im Rahmen eines Besuchs beigebracht haben. Als ich sie in ihr Zimmer führte und ihnen ihre Schlafgelegenheit zeigte, rümpfte er ein wenig die Nase und meinte: „Ich habe blaues Blut und kann auf so etwas Hartem nicht schlafen!“ Diese Aussage brachte mich kurzerhand dazu, einen zweiten Futon darüberzulegen. Es war phantastisch. Graf und Gräfin konnten schlafen, und ich konnte es kaum erwarten, daß sie abreisten, obwohl die beiden die reizendsten und witzigsten Gäste der Welt sind. Aber das Schlafen auf zwei Futons ist der Himmel auf Erden.

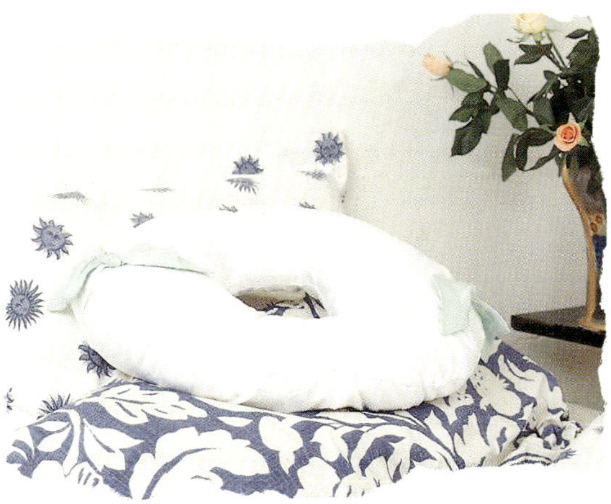

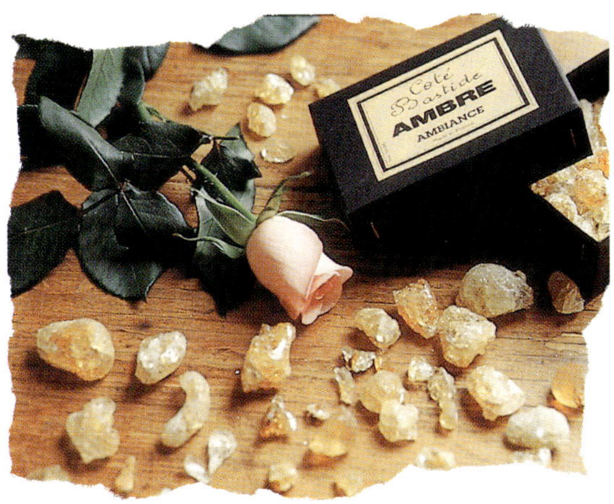

Ein neuer Tag fängt an

Am nächsten Morgen beginnt der Tag, egal, wo ich mich befinde, mit einem Luft- und Lichtbad. Meine Zimmer sind hell, ich verabscheue dunkle Vorhänge.

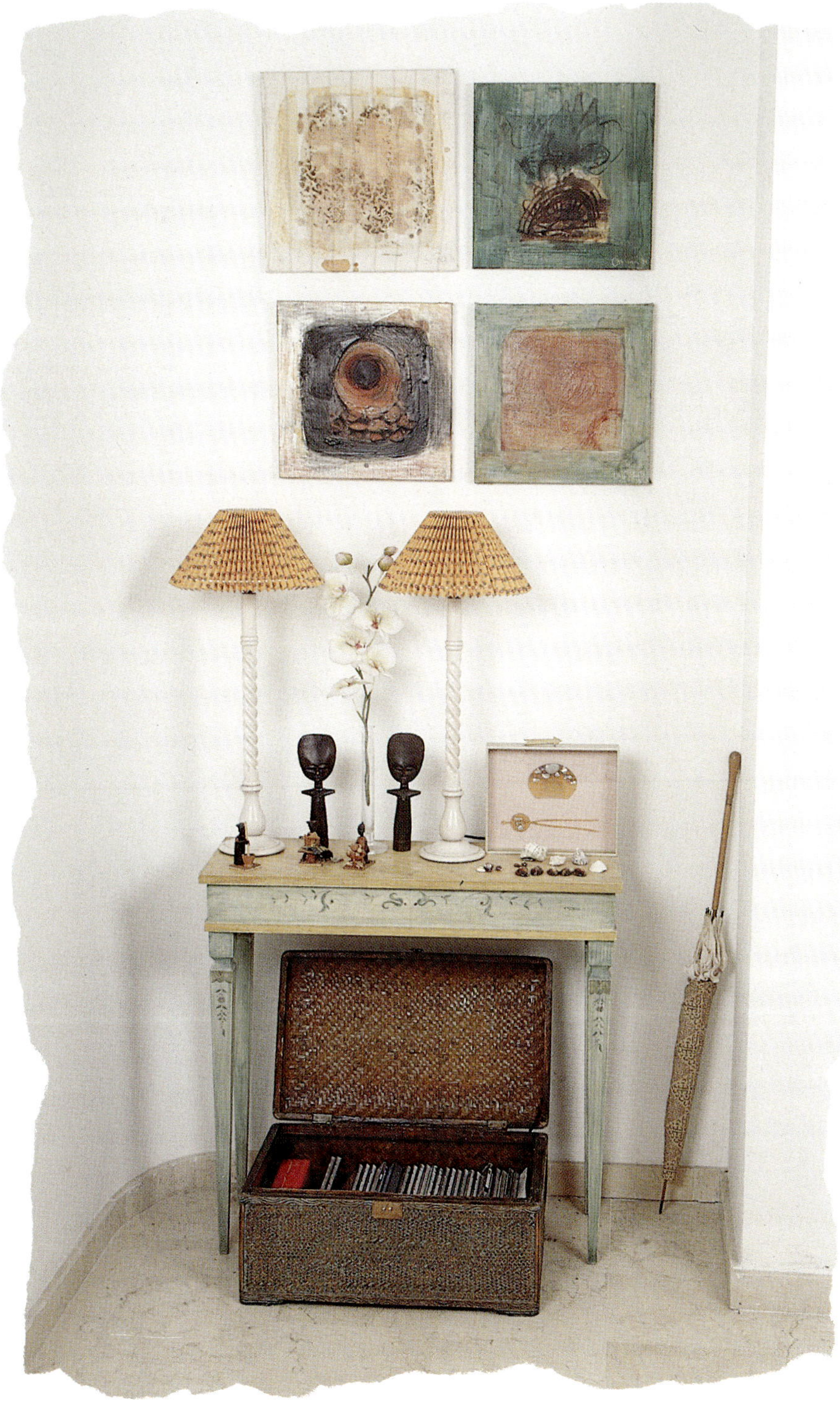

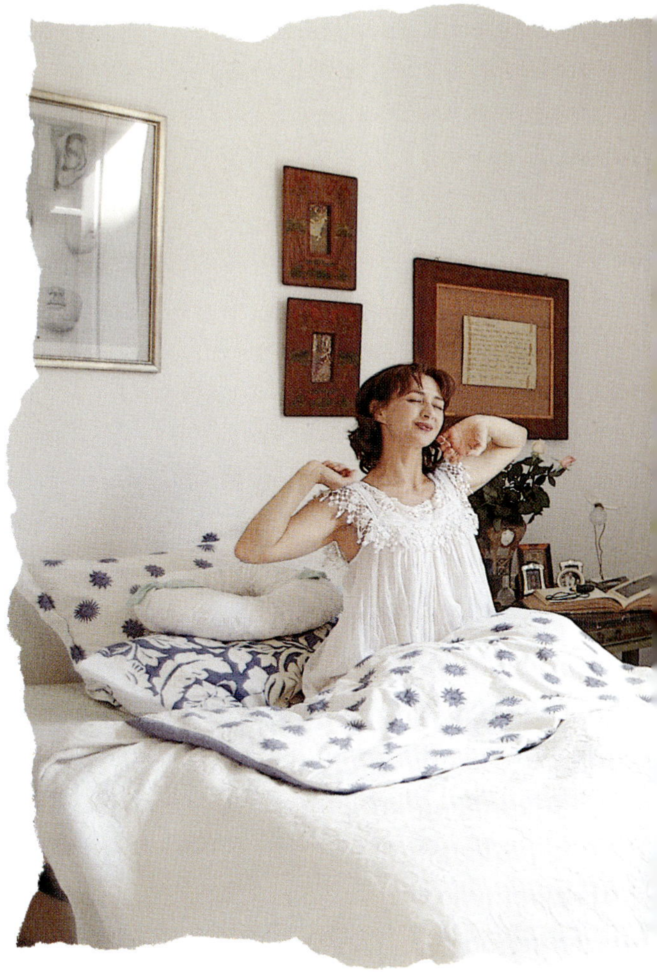

Bevor ich mein himmlisches Bett verlasse, massiere ich mir die Kopfhaut mit meinen Aromaessenzen. Am besten ist es, wenn ich das bei meinem Mann mache und umgekehrt.

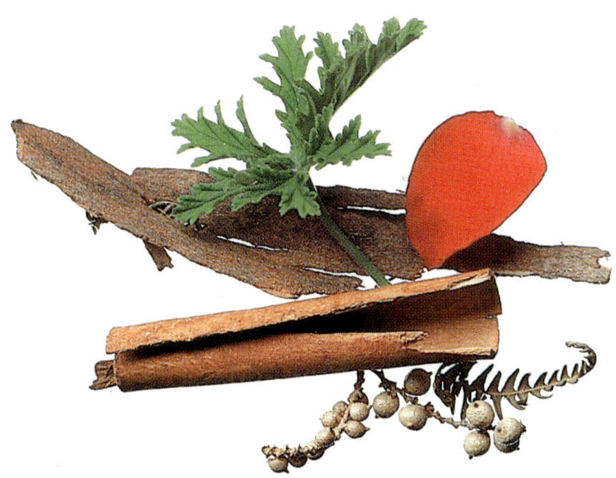

Man gibt je einen Tropfen Öl auf die höchste Stelle des Kopfes und massiert in kleinen Kreisen einmal Richtung Stirn und dann zu den Ohren.

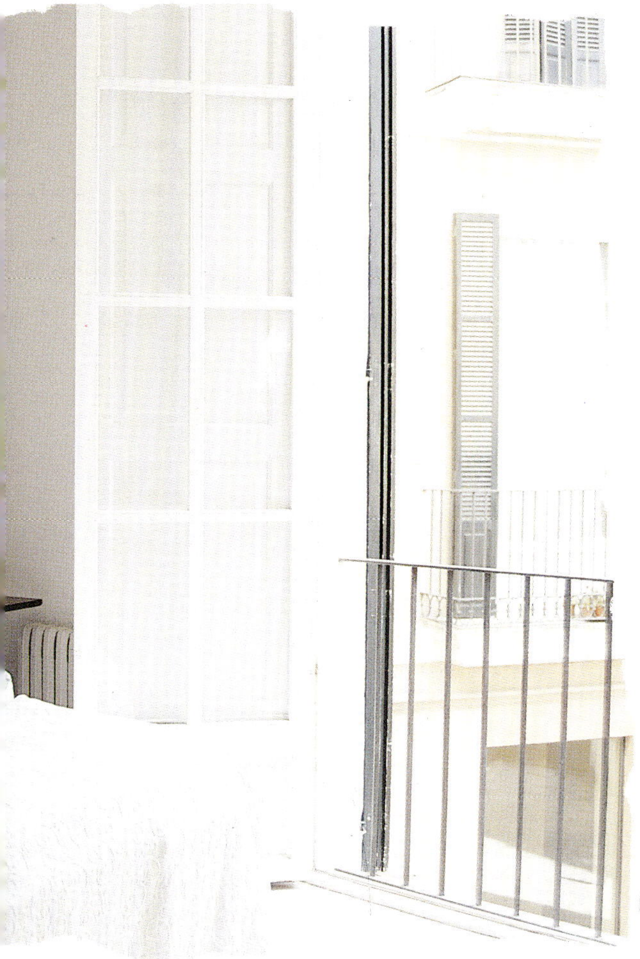

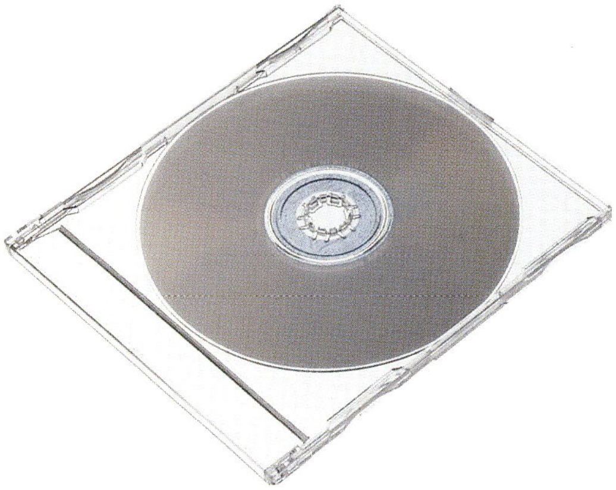

Aber viel wichtiger als Essen und Trinken ist für mich die Musik am Morgen. Mein Reisegepäck enthält immer einen kleinen, transportablen CD-Spieler. Ohne Musik und mein morgendliches „Bodytuning“ bleibt mein Kreislauf im Keller, mein Blutdruck sinkt auf Werte zwischen 60 und 90 – und ich bekomme schlechte Laune. Schlechte Laune verabscheue ich, am meisten an mir selbst. Das Tanzen am Morgen gibt mir die Möglichkeit, unter allen Umständen aus dem „Ich“ ins „Selbst“ zu schlüpfen.

Wann immer es möglich ist, trinke ich zu einem heißen Morgengetränk – am liebsten Kaffee oder Earl Grey Tee (möglichst aus biologischem Anbau) – auch meinen besonderen Cocktail aus einer frischgepreßten Zitrone, einem Eßlöffel Ahornsirup und einer Messerspitze Cayennepfeffer. Das Gemisch wird mit einem Löffel kräftig verrührt und mit Quellwasser aufgegossen, es erfrischt herrlich und entschlackt den Körper wie die Seele.

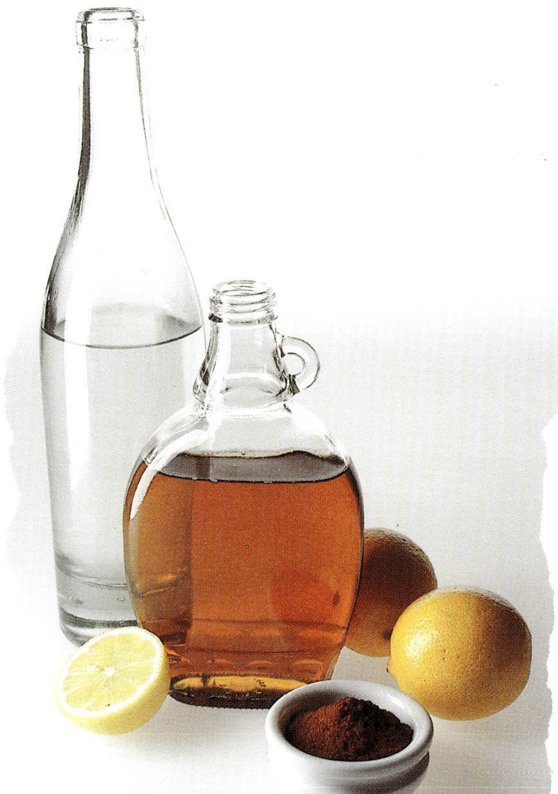

Tanzend in den Morgen

In den ersten Kapiteln dieses Buches habe ich unter dem Sammelbegriff „Die Klugheit der Sinne“ versucht, Ihnen etwas zu beschreiben, was sich eigentlich nur natürlich „erfahren“ läßt. Vergleichen läßt sich meine hoffentlich nicht ganz vergebliche Mühe nur mit dem Versuch, Kindern etwas beizubringen. Ich kann Ihnen nur den Schlüssel geben, aufsperren müssen Sie die Tür schon selbst… Der Erfahrungsraum ist Ihr ganz persönlicher. Was den Sprung vom Ich zum Es ausmacht (Sie erinnern sich an mein Beispiel mit dem Atmen: Sie beginnen, bewußt zu atmen, bis der Atem die Kontrolle übernimmt und durch Sie atmet), spiegelt sich im Körper in tausend kleinen und großen Erlebnissen. Wenn man zum Beispiel Filme über Surfer sieht, wie sie ganz klein, in eine große Welle gehüllt, in den Gewalten der Natur reiten und dann hört, was die waghalsigen Wellenreiter über ihre Erfahrungen berichten, bekommt man eine Ahnung davon, was passieren kann, wenn sich der Mensch erobernd hingibt. Das gleiche passiert auch beim Tanzen im „Bodybalance“-Sinn (wenn auch nach außen hin weniger spektakulär). Ich gehe jeden Morgen das ganze beschriebene Programm durch und füge je nach Lust und Laune einige Bewegungen hinzu, die von allein kommen.

Wenn man filmt, wird man meist erbarmungslos früh aus den Federn geholt. Aber egal, ob um sechs oder acht Uhr morgens, ich stehe immer entsprechend früher auf, um eine halbe Stunde zu tanzen. Einer der Vorteile, abgesehen von der guten Laune, ist, daß die Haut gut durchblutet wird. Falls man durch zu spätes Essen Probleme mit Lymphstauungen hat (und das ist bei Dreharbeiten quasi ständig der Fall, weil das Mittagessen meistens flach fällt), hilft das Tanzen immer.

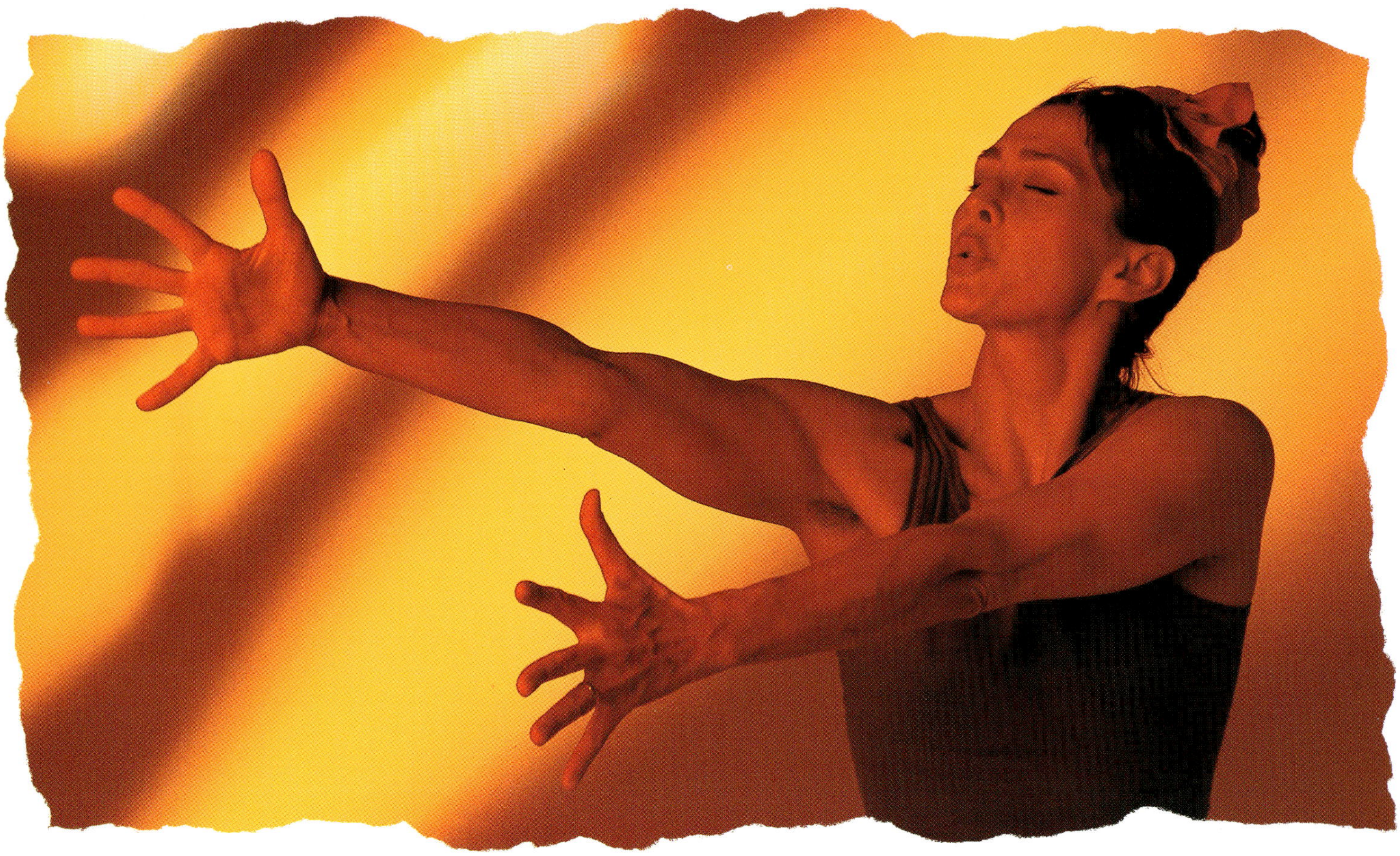

Alles in einem Waschgang

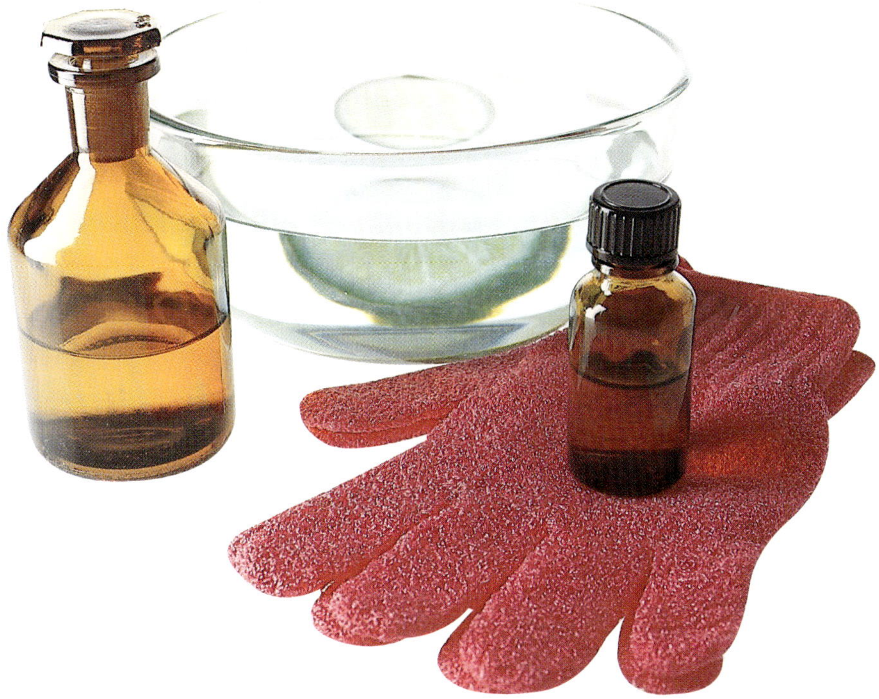

Waschen und Beleben werden von mir in „einem Waschgang" erledigt. Zu meinen wichtigsten kosmetischen Begleitern gehören ein Paar Rubbelhandschuhe, eine Olivenölseife und ein Fläschchen mit einer aromatherapeutischen Essenz. (Die Mischung wechselt, sie richtet sich ganz nach der Tagesform meiner Nase, das heißt: Ich „höre" auf sie! Zur Zeit bevorzuge ich Essenzen aus Rosenholz, Orangenblüten, Rosen, Sandelholz und Zypresse.) Zum Reinigen des Gesichtes verwende ich ein mildes Öl, anschließend trage ich eine Fett- und Feuchtigkeitscreme mit Sonnenschutz sowie eine Fettsalbe auf. Außerdem verwende ich eine Vitamin C-haltige Lotion aus Amerika.

Mein ausführliches Waschritual habe ich im Kapitel „SOS-Quick-Fix" (siehe Seite 98) genau beschrieben. Ich will hier nur noch etwas Persönliches anmerken, was mir sehr wichtig ist: Ich vermeide es, zuviel Wasser zu benutzen. Erstens brauchen wir es noch länger, und außerdem trocknet zuviel Waschen die Haut aus. Das heißt, daß ich mir oft auch einfach nur die Essenzen auf meine Rubbelhandschuhe träufle und quasi trocken entlang der Lymphbahnen Gesicht und Körper massiere.

Danach wasche ich nur die Stellen, die man auf englisch „the smelly parts" nennt.

Ich möchte hier noch einmal mein dringlichstes Anliegen unterstreichen. Verwenden Sie keine Mittel, die die Umwelt belasten. Egal, ob Sie Geschirr, Wäsche oder sich selbst waschen. Dieses Wasser kommt eines Tages wieder zu Ihnen zurück. Der Planet Erde ist unsere Heimat, der einzige Wohnort in unserer Galaxie. Gerade Frauen können in ihrem Haushalt sehr viel bewirken, schon beim Kauf der Waren. Auch jene Firmen, die das Lieblingsspielzeug der Frauen (nämlich die Kosmetik) so „schön" verpacken, daß es bald keine schöne Welt mehr gibt, in der man sich schön machen kann, würden ihre Verpackungsphilosophie ändern, wenn wir, die Konsumenten, es nur nachdrücklich genug verlangen. Die meisten Kosmetikunternehmen werden sicher auf ihre aufwendige Verpackung verzichten, wenn die Käuferinnen signalisieren, daß sie nicht willens sind, länger auf den schönen Schein hereinzufallen. Machen Sie Ihre Aussage. Lassen Sie die Verpackung im Laden zurück, mit der Bemerkung, daß Sie der Zukunft Ihrer und anderer Kinder zuliebe darauf verzichten.

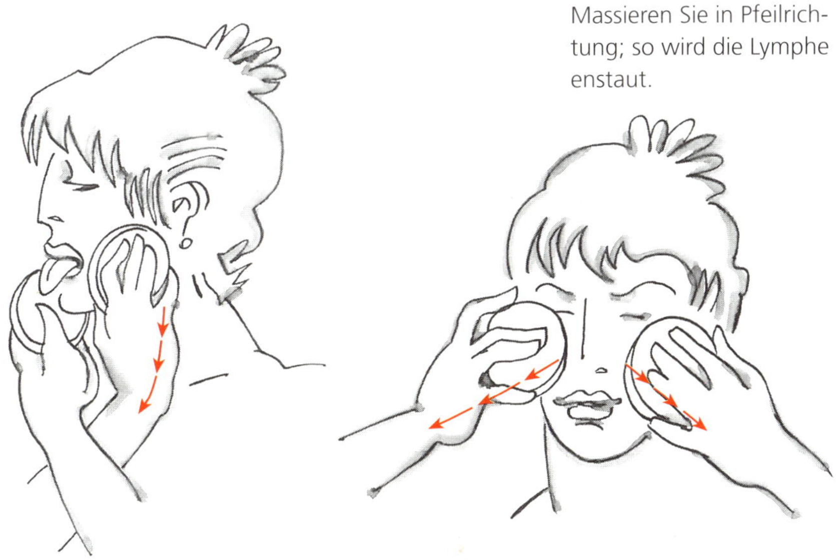

Massieren Sie in Pfeilrichtung; so wird die Lymphe enstaut.

Bin ich schön? – Make-up

In meinem Alter finde ich den Anspruch, „natürlich und ungeschminkt" schön zu sein, illusorisch. Das können höchstens ganz große Schönheiten – und zu denen gehöre ich nicht. Ich gebe aber zu, daß manche Frauen – auch meines Alters – einen Stil haben, der Make-up überflüssig macht. Zum Beispiel Frauen mit sehr dunklen Augen und weißen Haaren. Aber wenn man „zarte" Farben hat, so finde ich eine kleine kosmetische Hilfe nicht verwerflich, vor allem, solange ich noch mit Farben spielen kann.

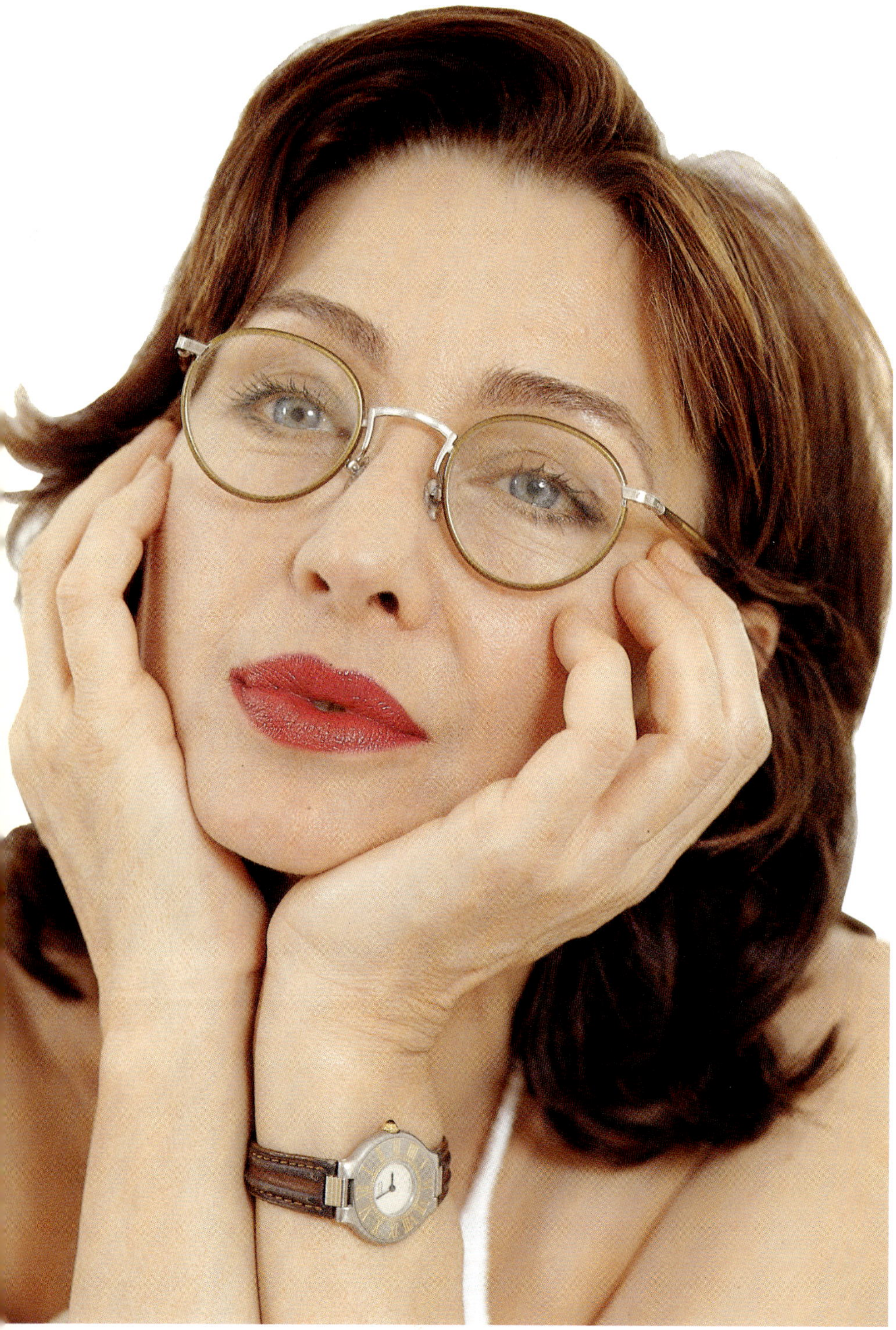

Das soll jetzt nicht heißen, daß ich Angst vor dem Alter und der Veränderung meines Aussehens habe. Im Gegenteil, seit meiner frühesten Jugend habe ich mir angewöhnt, die Zukunft positiv zu belegen. Ich bin jetzt über 50 und habe meinen Alterslook bereits in petto. (Einzelheiten verrate ich aber erst, wenn es soweit ist.)

Mein Make-up ist keines im üblichen Sinne. Seit 15 Jahren verwende ich ein System, das Wasser und Seife als Basis hat – eine Idee, die von vielen Kosmetikerinnen verabscheut wird. Meiner Haut hat es gutgetan, und obwohl ich die Produkte verschiedener Firmen mische, ändert sich das Prinzip nicht.

Eine sehr gute Seife ist die sogenannte „Savon de Marseille". In Frankreich kann man sie in jeder Apotheke kaufen, sie besteht aus pflanzlichen Ölen. Wenn ich die französische Seife nicht bekomme, benutze ich die Seifen von amerikanischen Firmen (die ihre Produkte mittlerweile auch in Deutschland vertreiben), die mit dem Wasser-Seife-Prinzip arbeiten. Sie bieten ausgezeichnete, sehr exotisch klingende Seifen an, die nur leider wahnsinnig teuer sind (50 bis 70 Mark pro Stück!).

Die einzelnen Schritte und die Wirkungsweise dieses Systems sind sehr einleuchtend. Ich beschreibe Ihnen hier, wie ich es für mich abgewandelt habe. Das haben die Firmen nicht so gern, trotzdem bin ich der Meinung, daß man sich nichts einreden lassen sollte. Erfüllen Sie nicht das, was auf der Gebrauchsanweisung steht, sondern erfühlen Sie, was für Sie persönlich stimmt, wie Sie sich wohlfühlen.

❍ Ich beginne meine Gesichtspflege damit, daß ich Hände, Hals und Gesicht mit einem Öl (am liebsten einem sehr guten Sesamöl) einreibe. (Die Augen aussparen und mit einem speziellen Make-up-Entferner reinigen.)

❍ Das Waschbecken wird mit heißem Wasser gefüllt, in das ich exakt zwei Tropfen meiner aromatherapeutischen Essenz gebe (zur Zeit benutze ich abwechselnd Zitrone, Orange oder Sandelholz). Ich benetze die Seife mit Wasser und schäume mein Gesicht damit ein (wie früher die Männer mit der Rasierseife). Bei dieser Gelegenheit mache ich meine kleine Lymphdrainage.

Das heißt, ich erledige drei Dinge auf einmal: aromatherapeutische Behandlung, Reinigung, Massage.

❍ Das so behandelte Gesicht spüle ich mit dem heißen Wasser ungefähr 30mal ab. Diese Erhitzung hat mehrere positive Folgen – deswegen finde ich das System auch so genial: 1. Die Haut wird duchblutet, also entgiftet, und durch die Anregung der Zellteilung erneuert. 2. Die Haut wird auf natürliche Weise gepeelt, sie wird gründlich gereinigt, Pickel können sich öffnen und entfleuchen.

❍ Unter kaltem, laufenden Wasser gebe ich mir dann ein paar leichte Ohrfeigen, das strafft das Gewebe. (Bitte tun Sie das nicht, wenn Sie zu Äderchen neigen.)

❍ Von den meisten Firmen gibt es normalerweise separate Feuchtigkeits- und Fettcremes. Ich benutze stattdessen ein für mich zusammengemischtes Produkt mit meinem Hauttyp entsprechenden Nährstoffen. Im Sommer trage ich zusätzlich einen Sonnenschutz auf.

❍ Jetzt kommt das für mich Unerläßliche (es läßt sich einfach durch nichts ersetzen): Statt eines Make-ups verwende ich eine „Schüttellotion"; sie strafft die Haut und verfeinert optisch die Poren. Lassen Sie sich beraten, es gibt hervorragende Produkte. Unter den Augen klopfe ich sanft eine Abdeckcreme auf und gebe über das ganze Gesicht einen Hauch Puder, denn Puder ist das einzige, was die weibliche Haut ab einem gewissen Alter samtig erscheinen läßt. Außerdem liebe ich den Geruch. Die überflüssige Menge kann man mit einer Puderbürste oder einem festen Pinsel abstreichen (in Richtung Ohren).

Damit ist die Grundierung fertig. Sie ist Pflege und Make-up zugleich. Ich verwende abschließend gern Puderrouge an der höchsten Stelle meiner Wangenknochen, um sie zu betonen. Die Wimpern tusche ich grundsätzlich mit einer möglichst naturnahen Tusche. Die altmodische Spucktusche wäre am besten, sie ist nur kaum zu finden.

Dunkles Make-up um die Augen steht mir nicht. Die kräftigen Brauen machen das auch überflüssig. Meine Lider sind noch halbwegs straff. Ich vermute, es hilft doch, Augengymnastik (Augenrollen) zu machen.

Der Yoga-Löwe ist für die Straffung des Gesichtes sehr effektiv, er ist übrigens das einzige, was ich in diesem Bereich für sinnvoll halte. Die Übung sieht so aus, daß man sie am besten nicht vor jedem macht, doch der Effekt ist phantastisch. Das Dekolleté und die Kinnlinie lassen sich damit (in Kombination mit der richtigen Schlafweise) sehr lange „körpernah" halten.

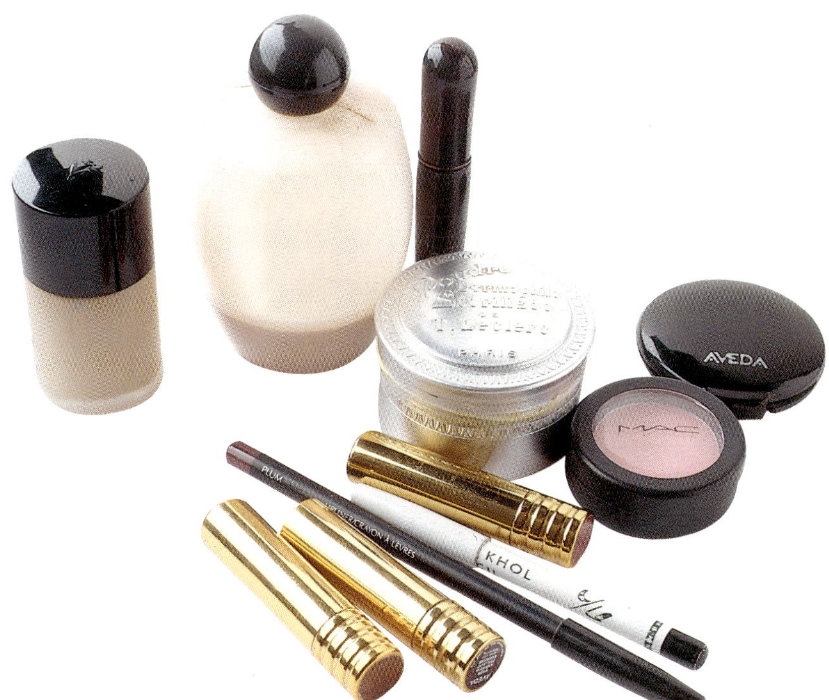

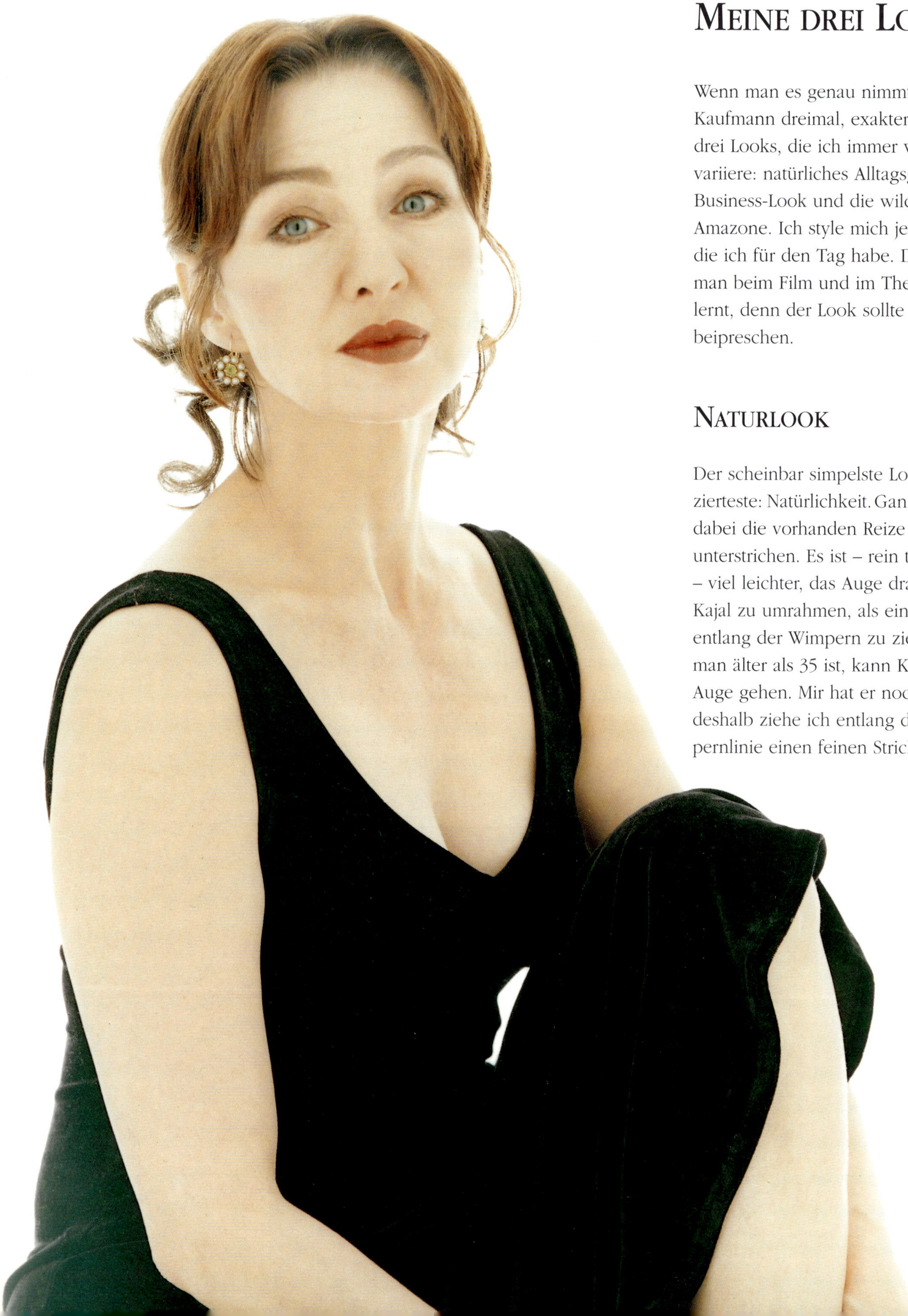

Meine drei Looks

Wenn man es genau nimmt, gibt es Christine Kaufmann dreimal, exakter gesagt, es gibt drei Looks, die ich immer wieder ein bißchen variiere: natürliches Alltagsgesicht, meinen Business-Look und die wilde, extravagante Amazone. Ich style mich je nach den Plänen, die ich für den Tag habe. Das ist etwas, was man beim Film und im Theater gründlich lernt, denn der Look sollte nicht am Ziel vorbeipreschen.

Naturlook

Der scheinbar simpelste Look ist der komplizierteste: Natürlichkeit. Ganz behutsam werden dabei die vorhanden Reize eines Gesichtes unterstrichen. Es ist – rein technisch gesehen – viel leichter, das Auge dramatisch dick mit Kajal zu umrahmen, als einen feinen Strich entlang der Wimpern zu ziehen. Doch wenn man älter als 35 ist, kann Kajal sozusagen ins Auge gehen. Mir hat er noch nie gestanden, deshalb ziehe ich entlang der oberen Wimpernlinie einen feinen Strich mit einer Art

Filzstift. Der Mund wird bei diesem Look unter dem cremigen Lippenstift mit einem speziellen Filzstift eingefärbt. Ich bevorzuge unaufdringliche Brauntöne.

Ganz Geschäftsfrau

Das Foto zu diesem Kapitel entstand, als ich mich mit Freunden in einem meiner Lieblingslokale in Palma de Mallorca traf. Meine bevorzugte Kleiderform ist schon seit Ewigkeiten das sogenannte „Etui-Kleid". Es scheint alle fünf Jahre wiederentdeckt zu werden. Die Form unterstreicht die weibliche Silhouette wunderbar.

Und nun zum Thema Hut. Ich trage schon seit einem Vierteljahrhundert mit Begeisterung ausgefallene Hüte, weil ich mich unter ihnen tatsächlich „behütet" fühle. Dieser große, extravagante Look geht aber wirklich nur, wenn man in ein elegantes Lokal geht. Viele Frauen machen bei der Hutwahl Fehler. Die Auswahl des Hutes sollte sich nach zwei Kriterien richten. Erstens: Wie lang ist der Hals? Wer einen kurzen Hals hat, sieht mit einem großen Hut aus wie ein Pilz. Hingegen unterstreichen kleine Hüte mit einer 20er-Jahre-Krempe ein sportliches, jugendliches Aussehen. Zweitens: Man muß sich gut überlegen, wo man den Hut trägt. In einem eleganten Ambiente ist ein spektakulärer Hut toll – aber nur dort!

Das Make-up unterscheidet sich nur minimal vom natürlichen Look – nur der Lippenstift ist rot. Wichtig: Rote Lippen sehen nur schön aus, wenn die Haut hell ist, dann wirken sie sehr klar und strahlend. Bei dunkler Haut wirkt es dagegen gern ein bißchen schmuddelig. Malen Sie sich bei Sonnenbräune lieber keine roten Lippen, diese Farbunterstützung braucht das Gesicht dann auch gar nicht. Gewisse Brauntöne können jetzt allerdings sehr verführerisch wirken, während eine „käsige" Frau damit aussieht, als wäre sie kurz vor dem Verenden.

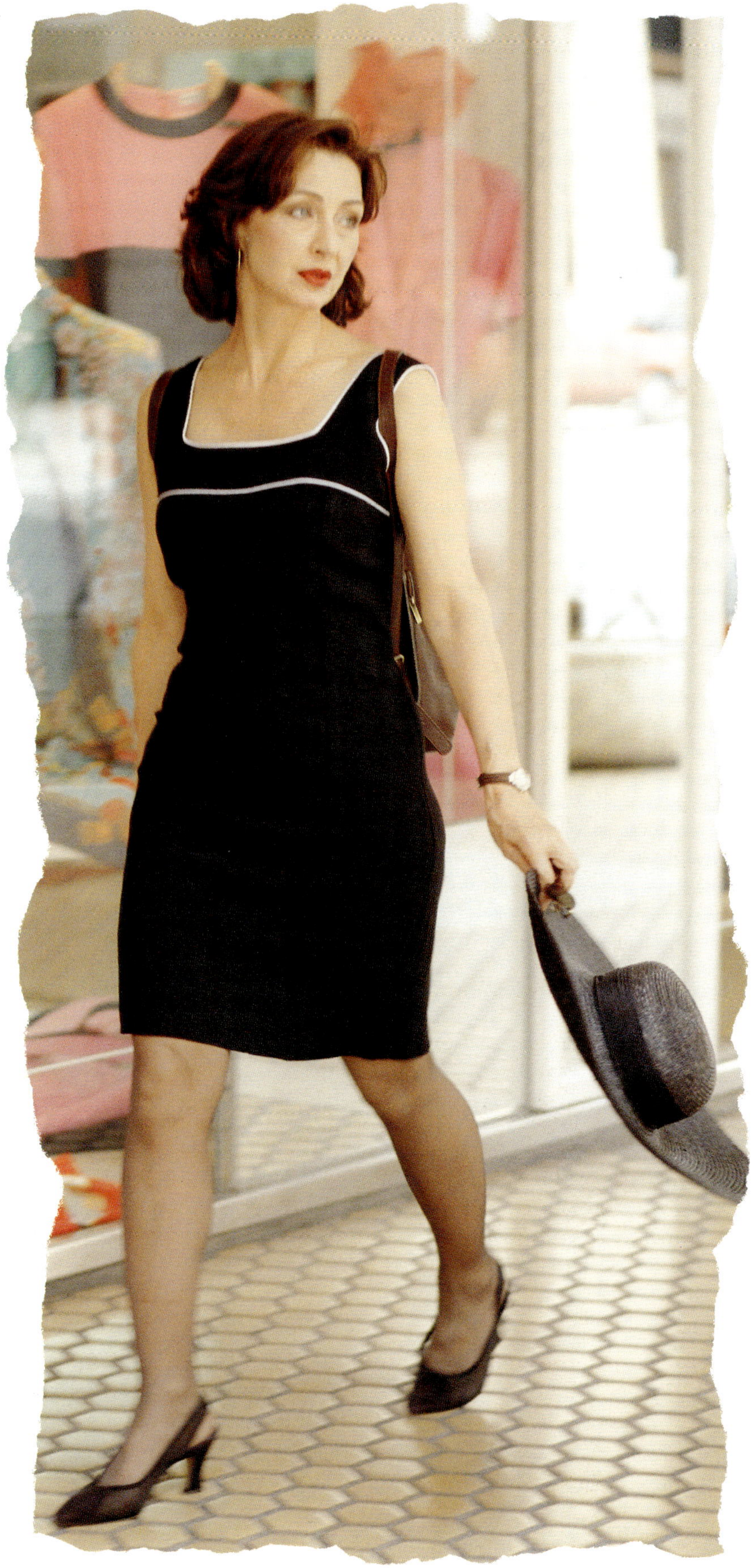

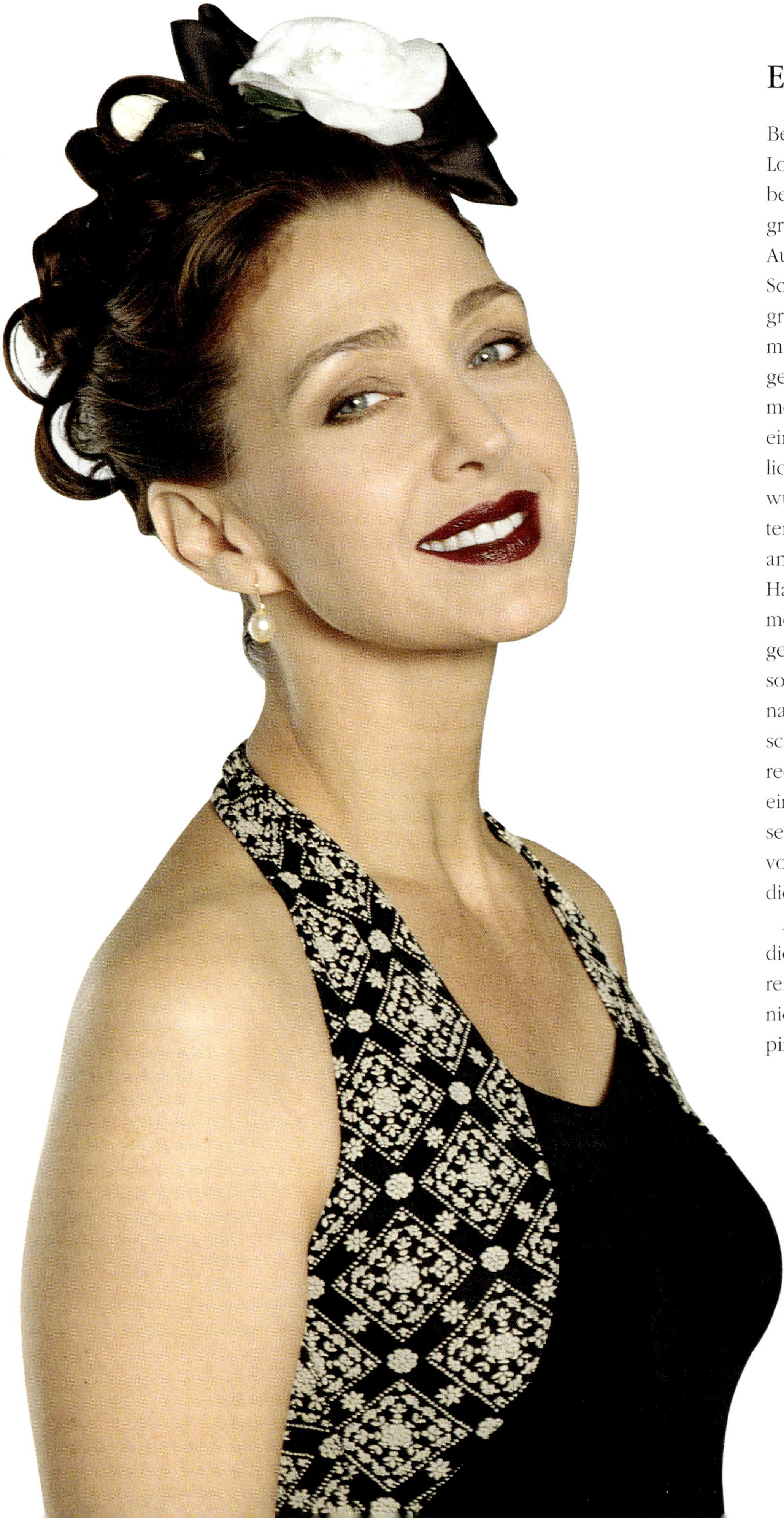

Extravagante Amazone

Beim Thema Lippen kommen wir zu einem Look, mit dem ich bei meiner Freundin Elizabeth „Hausverbot“ habe. Ich liebe dunkle, großzügig bemalte Münder in Pflaumenfarben. Auch der Fotograf dieser Look-Bilder, Jacques Schumacher, hat mich so höchst ungern fotografiert. Leider gefällt es mir besonders. Für mich ist dieser Look, die Haare streng zurückgekämmt, der Mund in dieser tiefen Farbe, meine „Amazonen-Identität“. Sie lädt nicht ein. Wer so geschminkt ist, hat nichts Liebliches an sich – und das mag ich gern. Merkwürdigerweise schreckt dieser Look meine Altersgenossen ab und zieht jüngere Menschen an. Elizabeth und ich waren in London bei Harvey Nichols einkaufen. Ich mit dem pflaumenfarbenen Lippenstift. Elizabeth hatte mir gerade ihren Unwillen signalisiert, daß ich ihr so überhaupt nicht gefalle und daß ihr ein natürlicheres Make-up lieber wäre – „und schließlich muß ich dich ja ansehen!“ (Wo sie recht hat, hat sie recht.) Kurz darauf stürmte eine junge Frau auf mich zu und wollte wissen, wo ich den „gorgeous“ (in etwa: prachtvollen) Lippenstift entdeckt hätte. Sie sehen, die Geschmäcker sind verschieden!

Aber eines ist wichtig: Wenn man sich für diesen „Dracula“-Look entscheidet, muß man reichlich Rouge auftragen, und das sollte nicht ins Orange tendieren, sondern eher pink sein.

Länger als einen Tag – Langzeit-Make-up

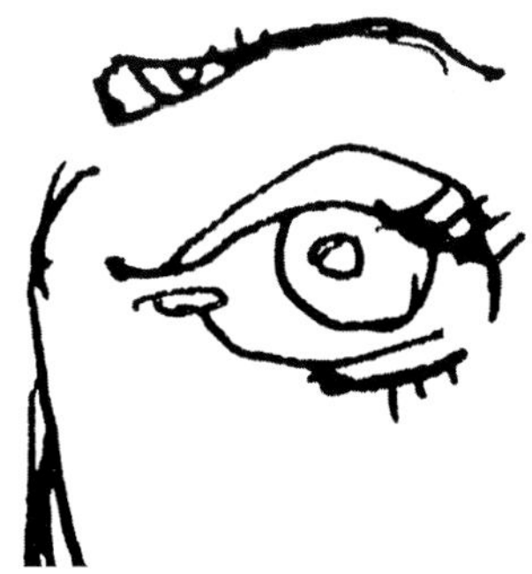

Um die natürliche Schönheit zu unterstreichen, finde ich ein geschicktes Langzeit-Make-up toll. Eine der genialsten Erfindungen im Make-up-Bereich ist das Tätowieren. Es hat eine alte, weltweite Tradition. Allerdings ist die moderne Variante, das sogenannte Langzeit-Make-up (das raffinierte Unterstreichen der natürlichen Konturen), leider oft in den Händen von Pfuschern. Deswegen sollte man sich, bevor man Augenbrauen, Lidstrich oder Lippen korrigieren läßt, sicher sein, daß man hinterher nicht etwas im Gesicht hat, über das man sich jeden Morgen aufs Neue ärgert.

Ich habe mit Augenbrauen eine negative Erfahrung gemacht. Gottlob hat mir Horst Kirchberger, der bekannte Münchner Visagist, diese „Markierungen" entfernt, indem er sie „übertätowiert" hat. Das war leider eine für mich typische Geschichte, und ich schreibe sie auf, um Sie daran zu erinnern, daß es immer besser ist, schon vorher nachzudenken als erst hinterher.

Also: Ich habe eigentlich schöne Augenbrauen. Sie sind dicht und gut geschwungen. Vor einigen Jahren war mein Haar einmal wieder besonders lang. (Es wächst bei mir ungewöhnlich schnell.) Ich hatte meine „Frida Kahlo"-Phase, trug viel schönen, ethnischen Schmuck und pflegte eine dramatische Aufmachung. Frida Kahlo ist eine mexikanische Malerin, die in leuchtenden Farben immer sich selbst porträtierte und dabei vor allem ihre kräftigen Augenbrauen betonte. Ich war von ihren Bildern begeistert und meinte, auch ich könnte die Augenbrauen mehr betonen – und ließ sie mir tätowieren. Dies, so wurde mir erzählt, wäre in einem Jahr wieder verschwunden.

Vier Jahre später hatte ich diese Brauen immer noch! Aber nachdem ich in der Zwischenzeit mein Haar geschnitten hatte, wollte ich auch wieder feinere Brauen. Horst Kirchberger half und überdeckte die Einstiche mit einem Hautton, und jetzt sieht es wieder manierlich aus. Die Moral von der Geschicht'? Erstens: genau überlegen und zweitens: nicht zu x-beliebigen Leuten gehen.

Ich habe bessere Erfahrungen mit einer Betonung des oberen Wimpernrandes gemacht. Das Tätowieren dort betont das Auge „natürlich" und läßt vor allem das Färben der Wimpern überflüssig werden.

Für Frauen, die sich zu grauen Haaren entschlossen haben, kann jedoch eine Betonung der Augenbrauen ideal sein. Diese Art von Langzeit-Make-up ist für sie besser als alles andere. Die Augenbrauen geben einem Gesicht immer Kontur und verhindern, daß man „verwaschen" aussieht. Ob Sie zu brauner oder noch dunklerer Farbe greifen wollen, sollten Sie sorgfältig prüfen und mit einem Augenbrauenstift vorher ausprobieren.

Wie schön übrigens kräftige dunkle Augenbrauen mit weißen Haaren aussehen, kann man bei Hildegard Hamm-Brücher sehen. Sie ist für mich eine der schönsten Frauen überhaupt. Sie braucht auch keine kosmetische Hilfe. Sie ist wohl einfach so – und noch dazu auch klug – auf die Welt gekommen.

Ein zweiter Anziehungspunkt im Gesicht ist der Mund, und bei gepflegten, möglichst echten Zähnen ist seine leichte Betonung wirklich von Vorteil.

Ein Langzeit-Make-up korrigiert Unregelmäßigkeiten aller Arten – nicht nur im Gesicht. Das Wichtigste, was sich mit dieser Dauerfärbung erreichen läßt, sind Dinge, die weit über das normale kosmetische Problem hinausreichen: Nicht nur lassen sich Narben mildern oder sogar unsichtbar machen, es ist sogar möglich, nach einer Brustoperation die Brustwarze neu zu schaffen. Sie sehen, diese Art von Make-up ist eine Investition, die sich durchaus lohnen kann.

Der ganz persönliche Duft

Was Sie auf den Fotos nicht sehen können, ist das Parfüm. Es ist wohl irgendwie schicksalhaft – Stichwort „Rosen-Resli“ –, aber ich liebe Rosen und ihren verführerischen Duft. Es gibt so unendlich viele verschiedene Richtungen. Meine Mischungen sind immer etwas schwer, das paßt zu meinem Charakter.

Verwenden Sie keine „allgemeingültigen“ Düfte, wählen Sie sorgfältig Ihren persönlichen Lieblingsgeruch aus. Es geht hier nicht um irgendetwas Unwichtiges, sondern um ihre ureigene „Duftnote“. Ich benutze schon länger keine fertigen oder synthetischen Düfte mehr (ich esse ja auch keine Plastiktüten), denn es gibt Untersuchungen, die darauf hinweisen, daß gewisse synthetische Geruchsstoffe zu organischen Disharmonien, also Krankheiten führen können.

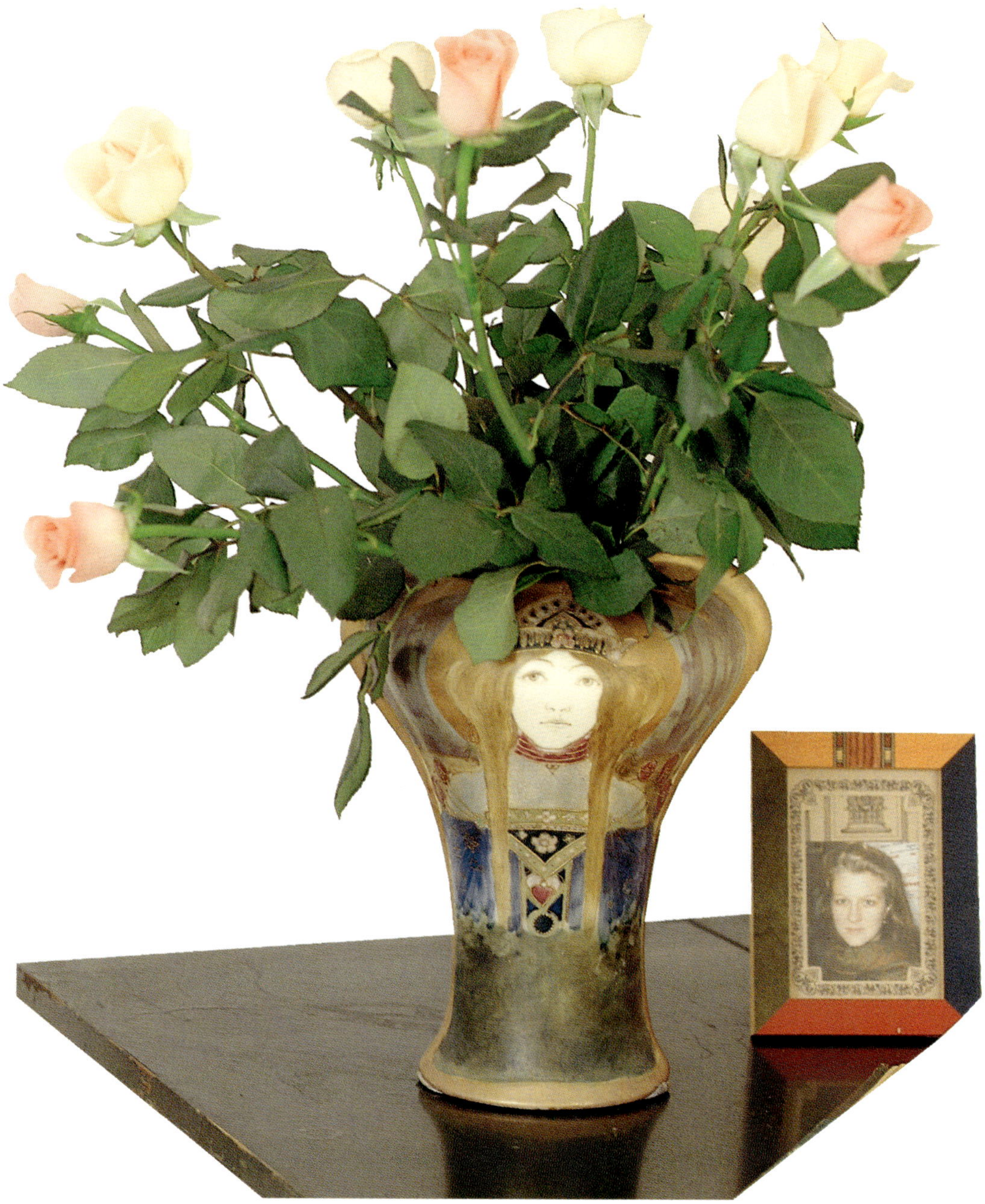

Ich liebe Rosen und ihren verführerischen Duft.

Wobei allerdings auch nicht alle Gerüche im Bioladen echt sind. Informieren Sie sich genau, ob die Essenzen aus ungespritzten Blumen gewonnen wurden. Nur wenn Sie organische Produkte kaufen, unterstützen Sie deren Produktion. Auch hier haben Sie einen Einfluß auf den ökologischen Zustand unserer Heimat.

Vitamine – Rettungsanker auf Reisen

Die von mir in diesem Buch aufgestellten Ernährungsrichtlinien halte ich selbst mit dem allergrößten Vergnügen ein. Schließlich ist Kochen eine meiner ergiebigsten Meditationsformen. Sie können sich jedoch vorstellen, wie wenig Gelegenheit ich dazu habe. Jemand, dessen Hauptarbeit daran geknüpft ist, auf Reisen zu sein, in seltsamen Gegenden nebst noch seltsameren Hotelzimmern zu wohnen, kommt nur selten zum Schwingen des Kochlöffels.

Zum Beispiel auf Theatertourneen. Für mich ist Theater die einzige Art der Schauspielerei, die mir wirklich Freude bereitet, besonders, wenn ich mit einem Stück auf Tournee gehe. Nie ist man so intensiv mit dem Publikum verbunden, nie kann man dessen Freude so unmittelbar erleben. Es klingt kitschig, aber es ist so: Im Theater findet ein großer emotionaler Austausch statt. Im Idealfall wird eine große Menge Freude hin- und herverströmt.

Der große Nachteil dieser Arbeit ist das Essen. Ich hatte immer vor, Fatima, die gute Seele meines Hauses in Tanger, mitzunehmen und sie für unsere Theater-Truppe kochen zu lassen. Leider ist das bis jetzt ein Traum geblieben. Nach jeder Tournee komme ich zwar belebt und angeregt zurück, doch meine Haut wird trocken, und die Augen brennen fast immer. Das, was einem – auch wenn es noch so gut schmeckt – als normales Essen serviert wird, ist eben oft bar jeden Nährwertes. Salate sind nie wirklich frisch, es wird Essig statt (wie es gesünder wäre) Zitrone verwendet. Das vegetarische Essen ist häufig wertlos, da gerade dieses sehr sorgfältig gekocht oder gedünstet werden muß.

Vor allem in diesen – ernährungstechnisch schwierigen – Tourneezeiten behelfe ich mir mit einer sorgfältigen Auswahl von Vitaminen. Die Dosierung ist dabei nicht immer ganz einfach, schließlich schwanken die persönlichen Bedürfnisse zum Teil ganz erheblich – auch mit der Jahreszeit. Es gibt aber bereits Firmen, die dem Rechnung tragen und spezielle Winter- beziehungsweise Sommer-Vitaminkombinationen anbieten.

Immer wieder hört man, daß zusätzliche Vitamine überflüssig sind, so lange man sich „normal" ernährt. Aber was bitte heißt „normale Ernährung"? Ist normal das, was ein Teil der Jugend regelmäßig zu sich nimmt? Cola, Hamburger und Pommes? Leider ist der Ernährungsstandard bei uns ziemlich erbärmlich. Hier sehe ich auch Handlungsbedarf für unser Gesundheitsministerium. Was sich die Regierung in Sachen Vorbeugen – also Informieren über gesunde, schmackhafte Ernährung – leistet beziehungsweise nicht leistet, ist ein Skandal.

Solange „normale" Ernährung so aussieht wie heute, bleibe ich lieber bei meinen Vitaminen. Allerdings schraube ich meinen täglichen Vitamintabletten-Cocktail auf ein Minimum herunter, wenn ich mich selbst bekoche. Ich nehme sie trotzdem ziemlich regelmäßig – aber nicht unbedingt täglich: eine Kombination aus Nachtkerzenöl, Selen, Zink, Vitamin B-Komplex und Coenzym cq10 (eine Art Katalysator für alle anderen Vitamine und Mineralien). Ich habe das Gefühl, daß mir diese Kombination einen Extra-Schwung verpaßt. Im Winter trinke ich (vor allem unterwegs) frischen Zitronensaft.

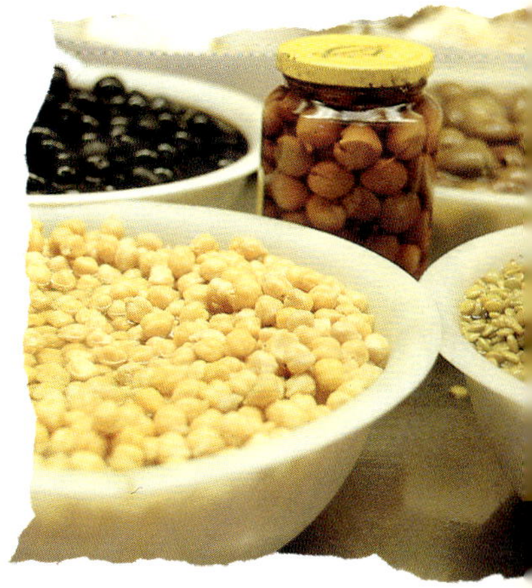

Vitamine für die Jahreszeiten des Lebens

Zum Thema Wechseljahre habe ich eine ganze Menge zu sagen, denn es macht mich wütend, wie in den Medien das „Drama Meno-Pause" aufgebauscht wird. Erst einmal hat nur ein geringer Prozentsatz aller Frauen die besagten Probleme: Schwitzen, Stimmungstiefs, Gewichtszunahme – all diese Dinge sind nur dann ein Teil des Lebensprozesses, wenn man diesen Abschnitt unnötig dramatisiert. Der Gipfel der Lächerlichkeit ist aber, wenn eine Frau, nur weil sie nicht mehr einmal im Monat blutet, das Gefühl hat, keine „Frau mehr zu sein". Das würde ja bedeuten, daß viele interessante Männer keine Männer mehr sind, nur weil sie impotent sind. Und das stimmt eben auch nicht. Katastrophal ist es in diesem Stadium der Menschheitsgeschichte nur, wenn sich Fruchtbarkeit lediglich aufs Reproduzieren begrenzt. Sicher sind Menschen beiderlei Geschlechts nicht nur als Reproduktionsstätte wichtig und interessant.

Frauen, die wenig nach außen, sondern mehr nach innen (Haushalt und Kinder) geleistet haben, wird der Übergang von der gebärfähigen Frau zu der im Wechsel nicht leicht gemacht, weil die moderne Zeit für die weise und wissende Frau keinen Platz mehr hat oder glaubt, diese Art von Menschen nicht mehr zu brauchen. Obwohl die Verachtung des Alters und damit der Erfahrung ein zu weites Feld ist, um es hier mal eben abzufertigen, ist es wichtig für Frauen, die in diesem Alter sind, sich darüber Gedanken zu machen.

Ich selber bin – laut Hormonbefund – nicht in den Wechseljahren, aber das letzte, was ich mir wünschen würde, ist die Art Fruchtbarkeit, die die Jugend auszeichnet. Es gibt Signale, die als allgemeines Nachlassen einer gewissen Begeisterungsfähigkeit sehr wohl in das Areal der Wechseljahre gehören, ohne daß es nun hormonell bedingt ist. Das haben viele Menschen, denn die Zeit bringt natürlich Erfahrungen, die einen lakonischer werden lassen. Der Körper „brennt" nicht mehr so wie früher. Aber, Hand aufs Herz, ist eine gewisse Art von Weisheit nicht „cooler", als ständig erregt und aufgeregt zu sein wegen Dingen, die sich im nachhinein als Nichtigkeit herausstellen? Irgendwie ist Älterwerden tatsächlich „cool", und es gibt keinen Grund, das als schrecklich hinzustellen.

Es ist eine Frage der inneren Haltung. Meine Enkel halten es für selbstverständlich, daß sie mit ihrer Großmutter abenteuerlichste Turnübungen verrichten. Sie mögen mich besonders in schmalen, schwarzen Kleidern und knallroten Lippen. Auf der anderen Seite erzählen wir uns aber auch, wann immer wir zusammen sind, Märchen – und zwar in Etappen, das heißt, einer fängt an, und die anderen müssen weitermachen. Die Geschichten werden frei erfunden. Die Vorstellung der im Abendkleid märchenerzählenden „Oma" ist eine Errungenschaft. Sie irritiert auch.

Ich trage keine Minis oder Schleifen im Haar, um jung auszusehen. (Das Bewußtsein für Gestaltung wird im Laufe der Jahre immer wichtiger. Auch das ist ein Ausdruck von Erfahrung.) Mein Körper ist durch meine Übungen beweglich, die Haut immer noch weich und geschmeidig, weil ich auf die Ernährung achte. Diese zwei Gewohnheiten sind die Ursache für viele wohlmeinende Komplimente. Ich wäre froh, wenn sich jemand für den allgemeinen Sprachgebrauch eine Bezeichnung für die erwachsene, wissende Schönheit einfallen lassen würde. Jung oder jugendlich treffen es nicht.

Es gibt natürlich auch einige Mittel für Frauen, die einen kleinen Anstoß brauchen, die weder Hormone enthalten noch negative Folgen haben. Östrogene sind nicht jederfraus Sache. Die Pflege der Figur durch tägliche Gymnastik bringt in jedem Fall viel mehr für die Lebendigkeit als überflüssige Pillen.

Meine Freundin Karla, die in Tanger lebt, mußte eines Tages feststellen, daß sich ihre Stimmung verändert hatte. Sie war plötzlich „nah am Wasser gebaut". Nachdem sie immer gesund war, ein Ausbund an Vitalität und gleichzeitig eine Gegnerin von Hammermedikamenten, ließ sie sich ganzheitlich beraten. Folgende Mischung hat sie von ihren Problemen befreit: Sie nimmt Nachtkerzenöl, eine homöopathische Spezialmischung und ißt dreimal die Woche den Sojä-Käse Tofu. Soja soll mitverantwortlich dafür sein, daß die Frauen in Japan wesentlich weniger an „typisch weiblichen" Erkrankungen leiden als ihre westlich ernährten Artgenossinnen.

Tofu ist etwas Wunderbares, denn es schmeckt nach nichts. Klingt vielleicht nicht verlockend, doch durch seinen neutralen Geschmack läßt er sich mit fast allem kombinieren. Sie können mit dem empfohlenen „Wasserlos-Topf" folgendes Gericht blitzschnell zubereiten:

Schneiden Sie Frühlingszwiebeln in dünne Scheiben, geben Sie einen vegetarischen Brühwürfel und zwei Eßlöffel Wasser in den Topf und lassen Sie alles etwa zehn Minuten auf mittlerer Hitze köcheln. Schneiden Sie den Soja-Käse in Würfel, geben Sie ihn mit einer kleinen Packung Tiefkühlerbsen zu den Zwiebeln und bestreuen Sie alles nach Geschmack mit Curry. Lassen Sie alle Zutaten weitere fünf Minuten köcheln. Geben Sie vor dem Servieren einen Teelöffel Butter darauf und würzen Sie diese kleine Mahlzeit nach Gusto mit Salz und Pfeffer.

Ein Abend mit Freunden

Warum um Gottes Willen, denken Sie vielleicht, sollte man nach einem arbeitsreichen Tag auch noch Leute einladen? Ganz einfach, weil es kaum etwas Gesünderes und Bekömmlicheres gibt, als sich durch Kochen (der eßbaren Meditation) aus dem negativen Streß in die positive Kreativität zu begeben. (Aber: Essen am Abend muß trotzdem die Ausnahme sein!) Essen, den Tisch decken, sich mit geliebten Freunden treffen, das ist immer noch das, was uns am einfachsten und gleichzeitig am kultiviertesten genießen läßt. Für mich ist das ein so hochgeschätztes Vergnügen, daß ich, während ich in Wien am Theater in der Josefstadt engagiert war (meine Wohnung lag direkt neben dem Theater), folgendes Kunststückchen fertig brachte: Direkt nach dem Theaterstück (etwa 20 Minuten nach dem Schlußapplaus) lud ich Freunde zum Essen ein und zwar zu einem Menü mit drei Gängen. Von mir gekocht!

Solche Zaubereien sind lediglich eine Frage der Planung. In diesem Fall deckte ich den Tisch, bevor ich das Haus verließ und bereitete alle Speisen vor, soweit es ging. In der Pause huschte ich mit Kleid und Krinoline in meine Wohnung, setzte das Essen auf den Herd, das dann während des letzten Aktes seelenruhig vor sich hin köchelte, um dann, als ich abgeschminkt aus der Theatergarderobe kam, serviert zu werden. Nun ist so etwas zwar auch für mich eine Ausnahme (während Dreharbeiten wäre das nicht möglich), doch es war ein gutes Training, die Koordination solcher Geselligkeiten aus dem FF zu lernen.

Sich selbst und das Essen (und zwar ohne Streß) vorzubereiten, haben eine wichtige Basis: Freude daran zu haben – und einen guten Zeitplan. Als erstes muß so ein Menü im Ablauf geplant sein, es hat keinen Sinn, ein aufwendiges Soufflé servieren zu wollen oder

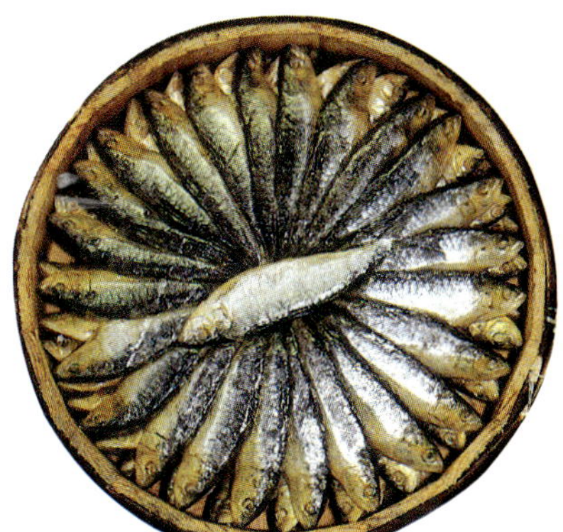

eine flambierte Nachspeise, wenn man sich nicht konzentrieren kann. Die Fotos zu diesem Kapitel sind übrigens nicht gestellt, ich habe tatsächlich für diese Bekannten gekocht. Ich mußte durch die Anwesenheit des Fotografen sogar noch wesentlich mehr organisieren als für ein normales Abendessen.

Meine Abfolge ist so:

❍ Menü planen und Essen am Vortag besorgen,

❍ Blumen, Wein und Musik sorgfältig bereitlegen,

❍ Kleidung auf dem Bett ausbreiten,

❍ Nahrungsmittel, Schüsseln und Töpfe übersichtlich in der Küche aufstellen.

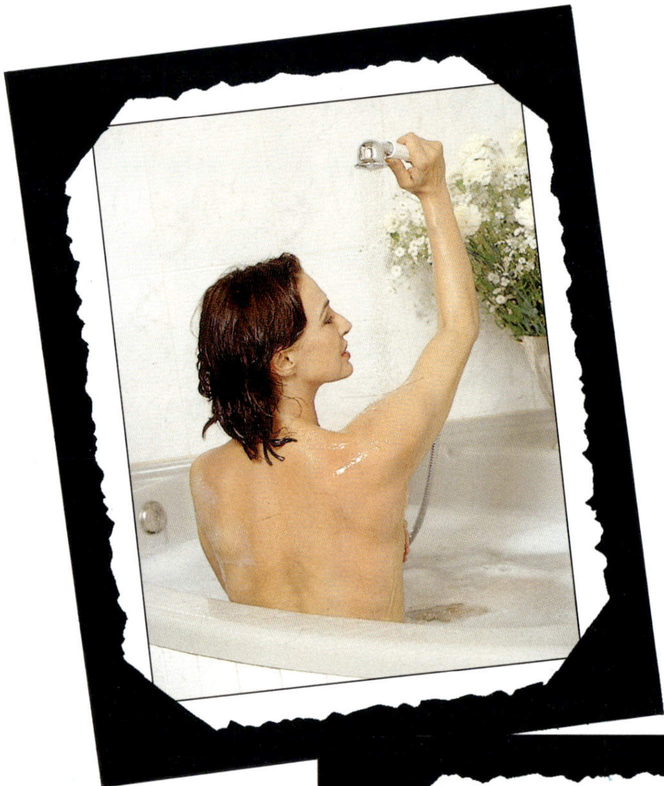

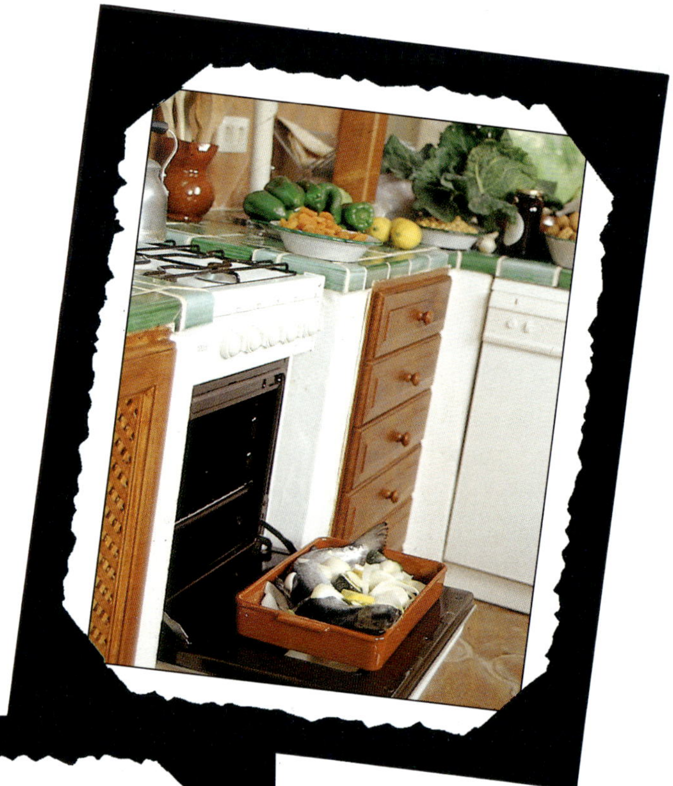

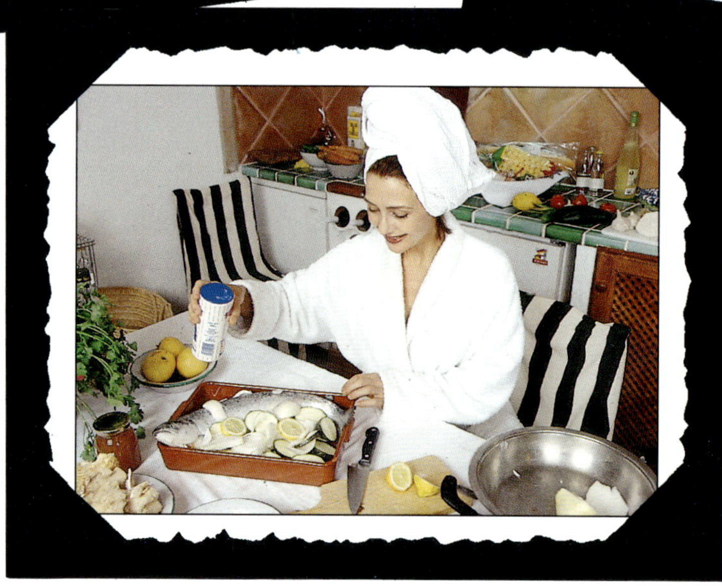

Ein streßloser Abend mit Freunden und einem selbstgekochten Menü ist nur eine Frage der Organisation.

Jetzt kann es losgehen:

1. Baden oder duschen Sie ausgiebig, geben Sie belebende aromatische Öle ins Wasser, spielen Sie Gute-Laune-Musik. Wickeln Sie die frischgewaschenen Haare in ein Handtuch, damit kein Haar in die Suppe fällt. Geben Sie eine Ampulle mit besonders wirksamen Stoffen auf die Haut.

2. Jetzt wird das Essen vorbereitet: Schneiden und würzen Sie die Zutaten, geben Sie sie in den Topf oder Backofen. Im Falle des abgebildeten Menüs sind zum Beispiel die Äpfel als erstes zubereitet worden (siehe Rezept „Pomme Christine", Seite 77), da diese in aller Ruhe abkühlen und schon in Servierschälchen gelegt werden können. Man braucht sich also um die Nachspeise keine Sorgen mehr zu machen. Die Hauptspeise, der Fisch mit dem Gemüse, wird in einen Topf gegeben und, kurz bevor die Gäste kommen, aufs Feuer gestellt.

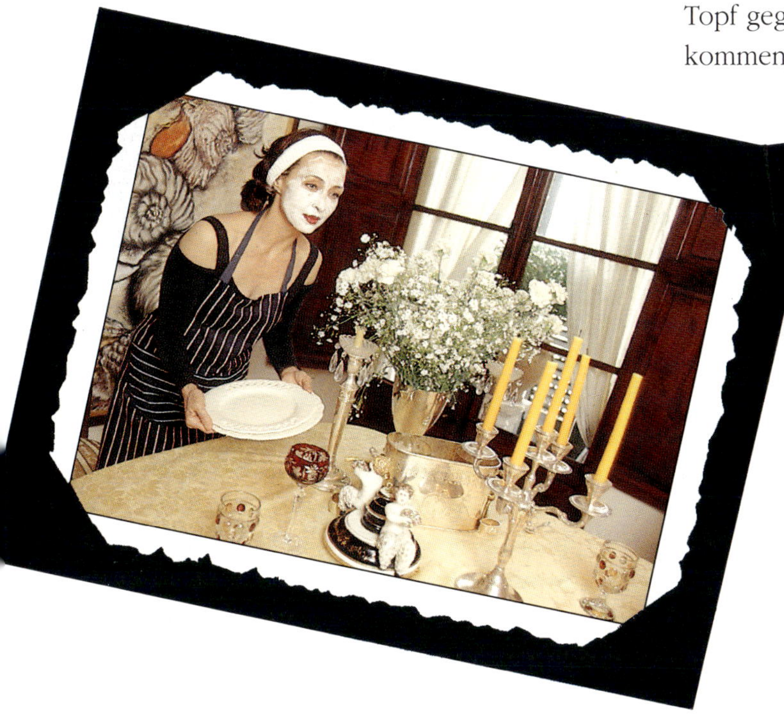

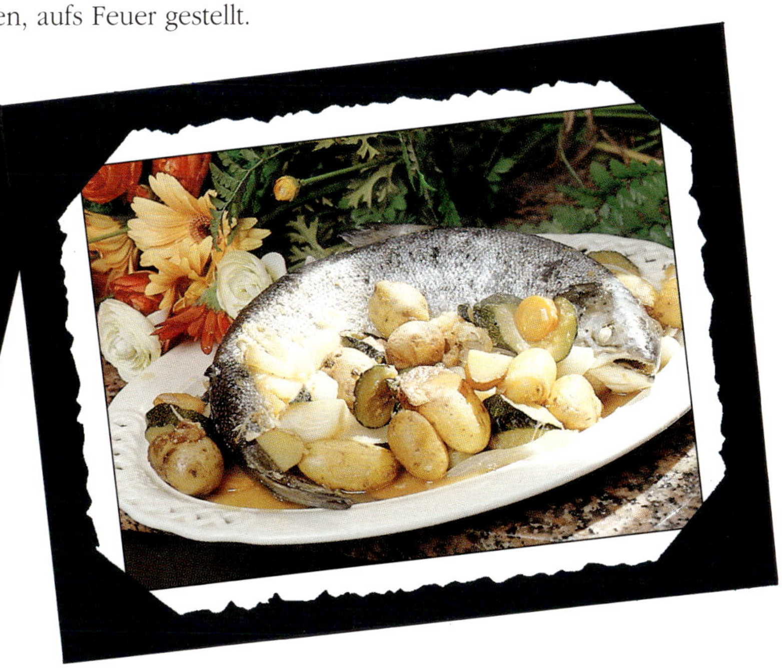

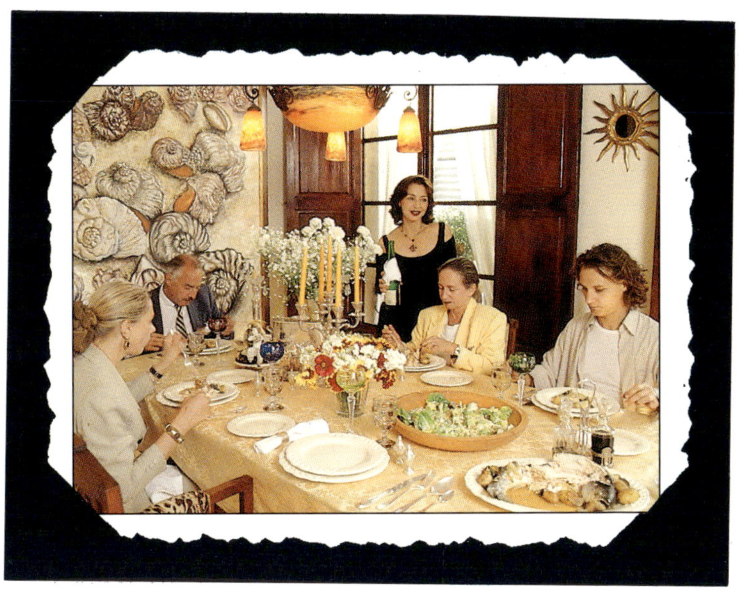

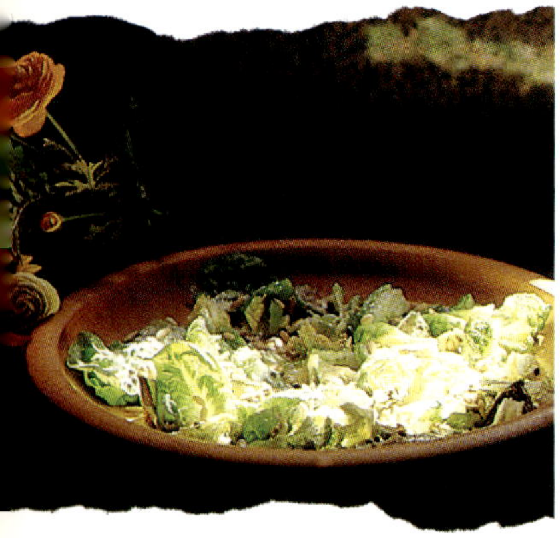

3. Wenn alles vorbereitet in der Küche steht, ziehe ich mich an. Gelegentlich lege ich mir dann noch eine Gesichtsmaske auf, sie kann einziehen, während ich den Tisch decke. Das Tischdecken ist eine vernachlässigte Kunst, die – wie überhaupt das Kochen als weibliche Kunst – nicht so kultiviert wird, wie es sich eigentlich gehört. Sicher, weil einem selbst die Idee des Weibchens am Herd nicht „schmeckt“. Doch nur, weil man nicht immer kochen will, muß das nicht bedeuten, daß man die Kunst des Kochens und die Kunst des Gastgebens verlernt. Schönes Geschirr muß nicht teuer sein, und einen Tisch mit Kerzen und Blumen zu versehen, macht das Essen erst wirklich zu einem bekömmlichen Ritual, was es sein kann und soll. Wenn Sie keine Blumen haben, läßt sich der Tisch auch mit Blättern originell dekorieren. Die schönsten Kerzen sind für mich ganz einfache. Decken Sie den Tisch mit Gefühl, Sie müssen nicht kompliziert denken. Ich finde dieses Ritual meditativ und erholsam.

4. Sobald der Tisch fertig ist, schminke ich mich, bis dahin sind auch die Haare getrocknet. (Sie denken vielleicht nicht daran, aber für die Haare ist Föhnen nicht besonders gesund.)

5. Der Tisch ist gedeckt, ich selbst – in einem einfachen Kleid, doch mit meinem Lieblingsschmuck „aufgebrezelt“ – kann mich nun mit meinen Leihhunden amüsieren. Sie sind auf dem Foto zu sehen. Ich habe es leider noch nicht zu mehr als zu einer Besuchshundemutter gebracht, weil mein Leben so mit Umzügen und Reisen gespickt ist, daß ein Hund wahrscheinlich schlecht damit umgehen könnte. Meine Leihhunde liebe ich dafür um so mehr, und ich bin auch der Meinung, daß sie mich friedlich stimmen. Stundenlange Spaziergänge mit Shira und Ganda, in Begleitung meines Freundes und Hundebesitzers Frank, sind für mich das ultimative Regenerationserlebnis.

6. Etwa zehn Minuten, bevor die Gäste kommen, stelle ich den Fisch aufs Feuer.

Noch ein Wort zum Thema „Make-up und Essen“. Dicke Schichten sind natürlich überhaupt nicht angebracht, das gleiche gilt für Lippenstift, der mit dem Essen schwindet. Der beste Trick ist (wenn man sich nicht ohnehin für ein Langzeit-Make-up entschieden hat), die Lippen mit einem speziellen Filzstift einzufärben. Darüber gebe ich nur noch etwas losen Puder, der alles fixiert.

Was ich ebenfalls wichtig finde, ist die Koordination von Tisch und Kleidung. Schwarze Kleider sind natürlich immer elegant, doch gerade im Sommer, wenn man Farben trägt, ist es schade, wenn man den Tisch und sich selbst nicht farblich verbindet.

Alles in allem ist die Eßkultur, vor allem bei uns, wo so viel Überfluß herrscht, sträflich vernachlässigt. Ab einem gewissen Alter gibt es kaum ein besseres Kommunikationsforum (Sie merken schon, ich empfinde das Älterwerden immer noch als positiv). Das gemeinsame Kochen mit Freunden empfinde ich wirklich als Luxus. Viel mehr als ein exklusives Dinner in einem Dreihundert-Sterne-Restaurant, wo mir vor lauter Vornehmheit die Suppe im Hals steckenbleibt. Doch mir scheint, daß sich auch da neue Atmosphären bilden. Es wird entspannter gegessen, und das Elegante wird nonchalanter gehandhabt. (Unter uns gesagt, das ist es ja auch, was wirkliche Eleganz ausmacht.)

Ein Wort zum Schluss

Wenn ich mit diesem Buch ein Anliegen hatte, dann ist es dies: Wie man durch Wissen entspannt wird. Daß kosmetische Handlungen keine Aufgaben sind, die sich nur keuchend bewältigen lassen. Die Dinge leicht zu nehmen, ohne dabei leichtfertig zu sein, scheint mir ein gutes Ziel fürs Leben und für die aus der Harmonie gebildete Schönheit.

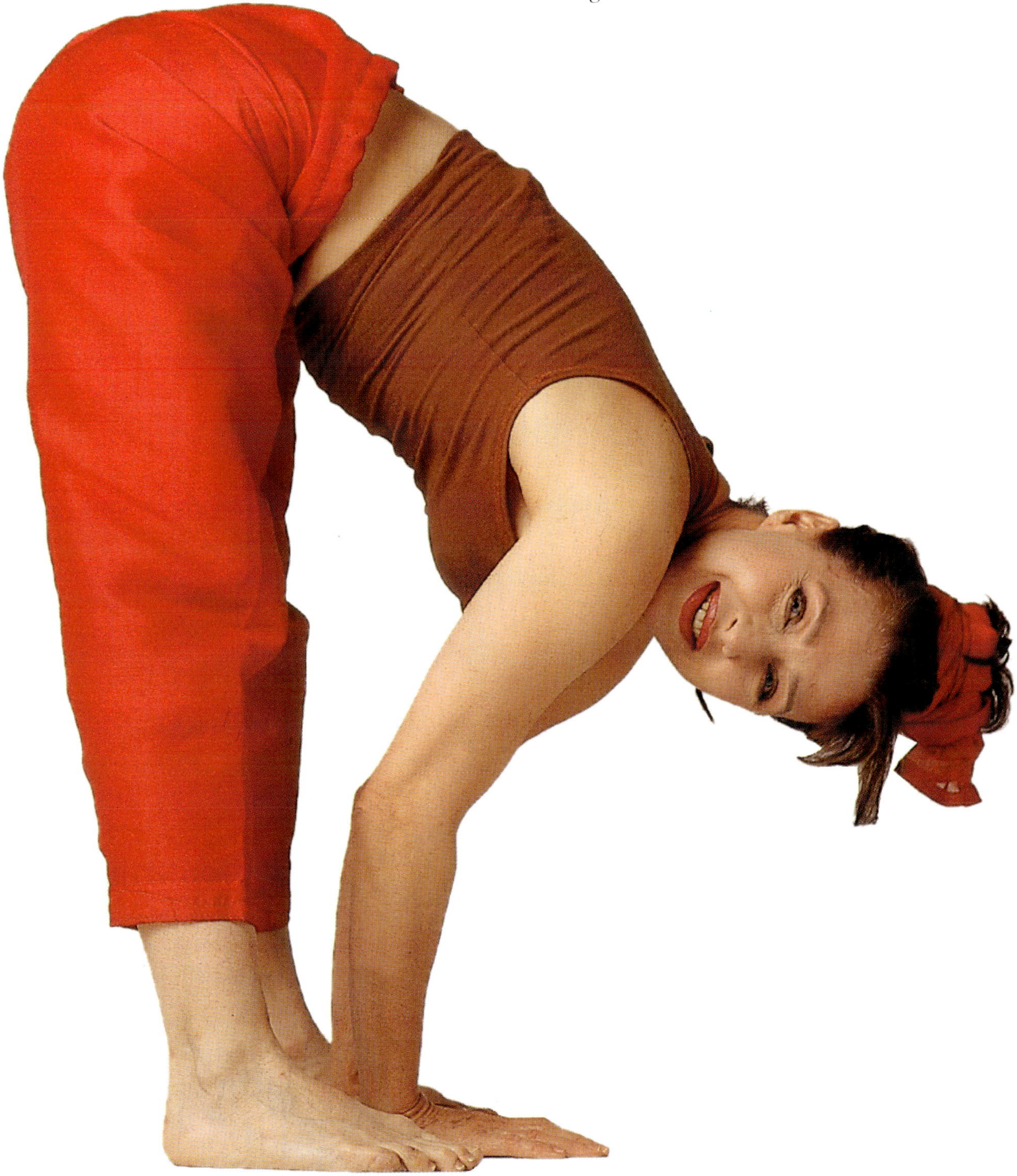

Meine Empfehlungen

Primavera Life GmbH
Duftende Essenzen und feine Körperöle
D-87475 Sulzberg
Telefon 0 83 76 / 808-0

Neumond
Naturreine, ätherische Öle (in Reformhäusern erhältlich)

artemis
Naturkosmetik ohne Tierversuche
Ätherische Öle
Rosa Moscea, Hagebuttenkernöl, (auch in Apotheken erhältlich)
Räucherwerk
Parfums, Seifen, Badezusätze
Geschenke
Gabriele Hildebrandt
Kurfürstenstraße 45
D-80801 München
Telefon 0 89 / 2 72 50 54
Telefax 0 89 / 2 71 18 56

Carole Frank
Spezielle, auf die Bedürfnisse des Verbrauchers ausgerichtete Produkte mit Kabinenbehandlung
COWECO
Postfach 70 01 71
D-81301 München
Telefon 0 89 / 7 14 96 65
Telefax 0 89 / 7 14 89 32

Piroche Cosmetiques
Cosimex
Leinsweilerstraße 4
D-76831 Ilbesheim/Landau
Telefon 0 63 41 / 32 16 07
Telefax 0 63 41 / 3 36 91

Aveda
Kosmetische Produkte, vor allem das Haar betreffend
Exklusivvertrieb Aveda Deutschland
Ulrich Graf
Hans-Sachs-Straße 10
D-80469 München
Telefon 0 89 / 2 60 70 67
Telefax 0 89 / 26 90 60

Medisana Elektro-Akupunktur
Sanitätsgeschäfte (mit einer Fachkraft besprechen, nicht einfach „vor sich hin nadeln", auch nicht mit Strom)

Eugalan Töpfer
Darmflora (Apotheke)

Auro Soma
Behandlung mit Farbölen
Wenn ich spüre, daß etwas hilft und es nicht nur glaube, dann ist es gut. Die Auro-Soma-Behandlung ist spürbar gut, also empfehle ich sie.
Anja Senser
Sommerstraße 3b
D-82234 Weßling
Hanni Reichlin Meldegg
Silberstraße 4571
A-1190 Wien
Chrüter-Drogerie Egger
Unterstadt 281
CH-Schaffhausen

St. Johanser Wildkräuteröl
Nasenöl
Naturheilmittelvertrieb GmbH
Postfach 14 62
D-82119 Gauting

Dominion Vertriebs GmbH
Christine-Kaufmann-Kissen
Max-Planck-Straße 34
D-61184 Karben
Telefon 0 60 39 / 9 99 17

Long-Time-Liner
Conture-Make-up GmbH
Langzeit-Make-up
Tal 18
D-80331 München
Telefon 0 89 / 2 28 58 52
Telefax 0 89 / 29 16 04 65

Arbeitsgemeinschaft Ökologischer Landbau
Anerkannte Verbände der ökologischen Landwirtschaft:

Demeter
Forschungsring für biologisch-dynamische Wirtschaftsweise e.V.
Baumschulenweg 11
D-64295 Darmstadt
Telefon 0 61 55 / 26 74
Telefax 0 61 55 / 57 74

Bioland – Verband für organisch-biologischen Landbau e.V.
Barbarossastraße 14
D-73066 Uhingen
Telefon 0 71 61 / 3 10 12
Telefax 0 71 61 / 3 78 19

Biokreis Ostbayern e.V.
Theresienstraße 36
D-94032 Passau
Telefon 08 51 / 3 16 96
Telefax 08 51 / 3 23 32

Naturland
Verband für naturgemäßen Landbau e.V.
Kleinhaderner Weg 1
D-82166 Gräfelfing
Telefon 0 89 / 8 54 30 71
Telefax 0 89 / 85 59 74

ECO VIN Bundesverband Ökologischer Weinbau e.V.
Obergasse 9
D-67308 Ottersheim
Telefon 0 63 55 / 12 85
Telefax 0 63 55 / 15 29

Das Buch widme ich Genevieve,
die maßgeblich an allen
meinen Werken beteiligt ist.

Die Deutsche Bibliothek – CIP-Einheitsaufnahme

Christine Kaufmann:
Meine Schönheitsgeheimnisse
Körper und Seele im Einklang
Christine Kaufmann
Weltbild edition im Weltbild Verlag GmbH,
Augsburg, 1997
ISBN 3-89604-210-6

Fotos: Jacques Schumacher, Holger Rauner und Susie Knoll
Alle Fotos entstanden 1996.
Foto Seite 126–136:
Archiv für Kunst und Geschichte Berlin

Einbandgestaltung: Steinkaemper/Lohmann, Igling (unter Verwendung von zwei Fotos von H. Rauner)
Layout: Anton Walter, Gundelfingen
Satz: Gesetzt aus 11 Punkt ITC Garamond in QuarkXPress von DTP-Design Walter, Gundelfingen
Reproduktion: Repro Ludwig, A-Zell am See
Druck und Bindung: Appl, Wemding

Printed in Germany
ISBN 3-89604-210-6